Das wissenschaftliche Werk des Arztes und Zahnarztes Carl Röse (1864-1947)

AF884328

MARBURGER SCHRIFTEN ZUR MEDIZINGESCHICHTE

HERAUSGEBER:
ARMIN GEUS UND IRMGARD MÜLLER

BAND 31

PETER LANG
Frankfurt am Main · Berlin · Bern · New York · Paris · Wien

THOMAS NICKOL

DAS WISSENSCHAFTLICHE WERK DES ARZTES UND ZAHNARZTES CARL RÖSE (1864-1947)

PETER LANG
Frankfurt am Main · Berlin · Bern · New York · Paris · Wien

Die Deutsche Bibliothek - CIP-Einheitsaufnahme

Nickol, Thomas:

Das wissenschaftliche Werk des Arztes und Zahnarztes Carl Röse : (1864 - 1947) / Thomas Nickol. - Frankfurt am Main ; Berlin ; Bern ; New York ; Paris ; Wien : Lang, 1992
(Marburger Schriften zur Medizingeschichte ; Bd. 31)
Zugl.: Leipzig, Univ., Diss., 1991
ISBN 3-631-45115-6

NE: GT

ISSN 0721-3859
ISBN 3-631-45115-6

© Verlag Peter Lang GmbH, Frankfurt am Main 1992
Alle Rechte vorbehalten.

Das Werk einschließlich aller seiner Teile ist urheberrechtlich geschützt. Jede Verwertung außerhalb der engen Grenzen des Urheberrechtsgesetzes ist ohne Zustimmung des Verlages unzulässig und strafbar. Das gilt insbesondere für Vervielfältigungen, Übersetzungen, Mikroverfilmungen und die Einspeicherung und Verarbeitung in elektronischen Systemen.

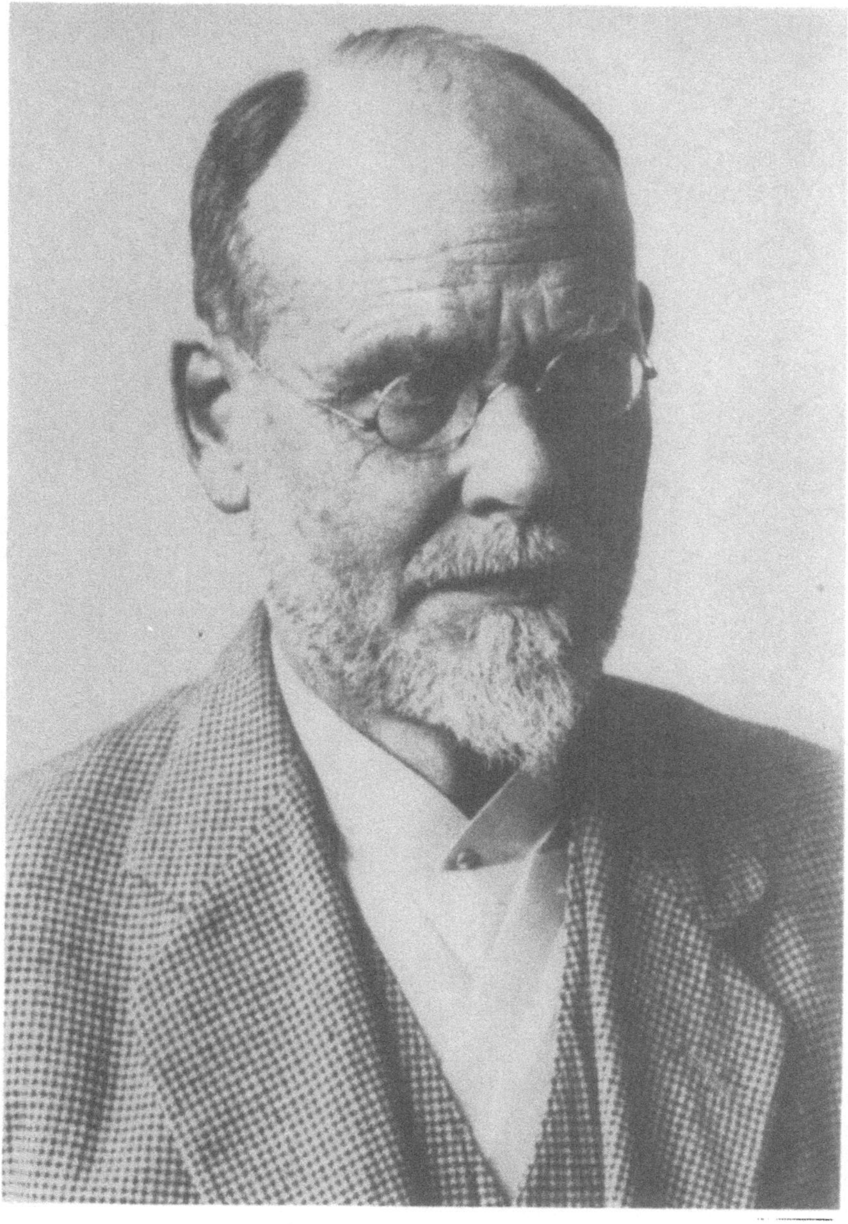

Dr.med. CARL RÖSE (1864 - 1947)

Inhaltsverzeichnis

Hinweise zur Benutzung

Im Text und im Anmerkungsteil der Arbeit ist die Herkunft der Zitate jeweils durch eine in Klammern gesetzte verkürzte Literaturangabe, einschließlich Erscheinungsjahr und Seitenzahl, hinter der betreffenden Passage bezeichnet, z.B.: "(vgl. Abderhalden 1915, S. 1384)".

Die Kurzform der Angabe wird im Literaturverzeichnis aufgelöst. Bei wörtlichen Zitaten steht kein "vgl." vor der verkürzten Literaturangabe.
Für die Trennung von Primär- und Sekundärliteratur wurde als formale Grenze das Todesjahr von RÖSE, 1947, gewählt. Sämtliche bis einschließlich 1947 erschienenen gedruckten Quellen sind im Abschnitt 'Primärliteratur' (S. 196 - 217) verzeichnet, die späteren im Abschnitt 'Sekundärliteratur' (S. 218 - 221).
Zitierte Originalien sind durch selbstgewählte Siglen bezeichnet, die im Abschnitt 'Dokumente und Archivalien' des Literaturverzeichnisses (S. 193 - 196) aufgelöst werden.
Die Hervorhebungen (Unterstreichungen, gesperrter Satz u.ä.) bei wörtlichen Wiedergaben entsprechen den Originalvorlagen.

Vorwort

Unter Ärzten und Zahnärzten ist der Name von CARL RÖSE (1864 - 1947) heute kaum noch bekannt. Nach RÖSE sind keine Straßen benannt, keine Therapieverfahren und keine gebräuchlichen medizinischen Instrumente. Nur wer sich eingehender mit der Geschichte der Zahnheilkunde, der Geschichte der Naturheilkunde oder der Geschichte der Rassentheorie im ausgehenden neunzehnten und beginnenden zwanzigsten Jahrhundert beschäftigt, wird mitunter auf Arbeiten dieses eigenwilligen Menschen stoßen.
Am meisten hat sich seiner die Geschichtsschreibung der Zahnheilkunde angenommen, die RÖSE in mehr oder weniger großen zeitlichen Abständen für sich wiederentdeckt. Der Kanon der Würdigungen begann schon in RÖSEs letzter Lebensphase, als die Angehörigen der "Deutschen Zahnärzteschaft" im nationalsozialistischen Deutschland in RÖSE einen lebenden Zeitzeugen der von ihnen beanspruchten Tradition ehrten, der Tradition einer biologisch - und aus heutiger Sicht biologistisch - intendierten Zahnheilkunde. In RÖSEs wissenschaftlichen Arbeiten aus der Zeit um die Jahrhundertwende fanden sich 'ganzheitliche' Vorstellungen zur Kariesätiologie, die zu den in den dreißiger und vierziger Jahren vertretenen Theorien paßten, wie auch die wohl frühesten öffentlichen Bekenntnisse eines Zahnarztes zum Ideal einer 'nordischen Rasse'. - In der neueren zahnheilkundlichen Geschichtsschreibung wird RÖSE hauptsächlich als origineller Denker in Fragen der Kariesprophylaxe und als Pionier der sozialen Zahnheilkunde behandelt.
Gibt es einen Bruch, der das wissenschaftliche Werk RÖSEs als Vertreter einer dem Gemeinwohl dienenden Zahnheilkunde trennt von demjenigen des "Judengegner/s/ aus Instinkt", wie der Reichszahnärzteführer ERNST STUCK (1893 - ?) ihn anerkennend nannte? Oder gibt es eine Kontinuität in der wissenschaftlichen Entwicklung von RÖSE, welche die verschiedenen von ihm behandelten Themen untereinander verbindet? Diesen Fragen soll im folgenden nachgegangen werden.

Die Antwort kann dem Rahmen der Aufgabenstellung der Arbeit entsprechend nicht vollständig sein, da der biographische Aspekt kaum Berücksichtigung findet. Eine in dieser Hinsicht wünschenswerte Ergänzung werden in Kürze zwei weitere Dissertationsschriften bringen. Die von Herrn Prof.Dr.med. EDUARD SEIDLER am Institut für Geschichte der Medizin der Albert-Ludwigs-Universität Freiburg betreute Arbeit von Frau UTE HOPFER-LESCHER ist wesentlich RÖSE als Zahnarzt und Vertreter der zahnärztlichen Wissenschaft gewidmet. Frau CAROLA SCHWENKE arbeitet am Institut für Geschichte der Medizin der Medizinischen Akademie "Carl Gustav Carus" in Dresden unter Leitung von Herrn Prof.Dr.med. GÜNTHER HEIDEL an einer Studie über RÖSEs Tätigkeit an der "Centralstelle für Zahnhygiene". Die drei AutorInnen haben sich so abgestimmt, daß sich die Arbeiten untereinander ergänzen werden. Für diese Art des Vorgehens gibt es in der neueren Geschichtsschreibung der Zahnheilkunde kein vergleichbares Beispiel, und erst nach der Fertigstellung der Arbeiten wird sich zeigen, ob der Aufwand gerechtfertigt war. Zu erhoffen ist ein umfassendes Gesamtbild von RÖSEs Persönlichkeit und Wirken.

Zur vorliegenden Untersuchung des wissenschaftlichen Werdegangs von RÖSE hat Herr Dr.med.dent. DIETRICH ROMEICK die wichtigste Vorarbeit geleistet. Für seine beispielhafte Studie über Erfurter Zahnärzte hatte er auch eine größere Menge von Material zu RÖSE zusammengetragen, darunter mehrere Manuskripte, Sonderdrucke der wichtigsten Arbeiten von RÖSE, sowie Briefe und Karten, besonders Glückwunschschreiben zu den von RÖSE in den dreißiger und vierziger Jahren begangenen Jubiläen. Waren diese inhaltlich auch von unterschiedlichem Wert, so gaben sie doch Hinweise auf Beziehungen zu Personen und Einrichtungen, die aus dem gedruckten Werk RÖSEs nicht zu erschließen gewesen wären. Diese wertvolle Sammlung hat Herr Dr. ROMEICK großzügig und vertrauensvoll zur weiteren wissenschaftlichen Auswertung zur Verfügung gestellt.

Die Existenz einer zweiten Sammlung von Zeugnissen zu Leben und Werk von RÖSE ist dem Autor zwar bekannt geworden, jedoch gelang es trotz mehrmaliger Bemühungen nicht, von den Besitzern etwas über den Inhalt der Kollektion zu erfahren.
Einige aussagefähige Dokumente fanden sich im Archiv der Friedrich-Schiller-Universität zu Jena, im Bestand des dortigen Ernst-Haeckel-Hauses und im Archiv der Deutschen Akademie der Naturforscher Leopoldina in Halle. Im wesentlichen basiert diese Arbeit jedoch auf den Materialien aus der Sammlung von Herrn Dr. ROMEICK und auf der Auswertung zeitgenössischer Druckschriften und entsprechender Sekundärliteratur.
Jedem thematischen Abschnitt der Arbeit sind Bemerkungen vorangestellt, welche diejenige Linie in der historischen Entwicklung des von RÖSE bearbeiteten Problems verfolgen, die ihn besonders beeinflußt hat. Diese Bemerkungen sind also kein Abriß der gesamten Geschichte des jeweiligen Problems. Im übrigen orientieren sich die Einführungen an den verfügbaren Vorarbeiten. Sie sind ausführlicher für den Abschnitt über die Gebißmorphologie im Zusammenhang mit der DARWINschen Entwicklungslehre, weil dieses Gebiet in der geschichtlichen Betrachtung bislang nicht berücksichtigt worden ist. Dagegen gibt es beispielsweise eine Vielzahl von Untersuchungen über die Geschichte der Rassentheorie und des Biologismus und deren Einfluß auf die zeitgenössische Medizin, so daß in diesem Fall die Einführung eng auf die Vorgänger der von RÖSE vertretenen Auffassungen beschränkt ist.
Ziel der Arbeit ist es weniger, ein eventuell vorhandenes 'RÖSE-Bild' zu korrigieren, als ein auf den ersten Blick heterogenes Gesamtwerk vor einem Hintergrund von Zusammenhängen zu untersuchen, die der zeitgenössische Biologismus geprägt hat.

I. Biographischer Abriß

Am 17. April 1864 wurde RÖSE im Schwarzburg-Sondershausischen Marktflecken Klingen (später Clingen) an der Helbe als ältestes Kind des Ölmühlenbesitzers BRUNO RÖSE und seiner Frau FRIEDERIKE geb. SCHERZBERG geboren. In der Taufe am 1. Mai 1864 erhielt er die Vornamen CARL HERMANN. (Slg. R. 239)

Nach dem Besuch der Volksschule in Clingen und darauf der Lateinschule im benachbarten Greußen bezog RÖSE 1877 das Gymnasium in Sondershausen. Das am 24. März 1884 ausgestellte Maturitätszeugnis bescheinigte RÖSE ein "sehr anständig/es/" Betragen bei "hervortretendem Selbstgefühl". Er galt als "gut bewandert" in der Nationalliteratur und als "wohlbelesen". Guten Leistungen in Mathematik, Physik, Geschichte und Religion stand das Prädikat "genügend" in den Sprachen Lateinisch, Griechisch und Französisch gegenüber.[1] (Slg.R. 1)

RÖSE hatte sich zum Arztberuf entschlossen. Für das erste vorklinische Semester, das SS 1884, ging er an die medizinische Fakultät der Universität Jena. Gleichzeitig mit dem Studienbeginn mußte er die erste Hälfte eines sog. einjährig-freiwilligen Militärdienstes ableisten. (Slg.R. 3)

RÖSE zog sich bei der Dienstausübung einen chronischen Mittelohrkatarrh (vgl. Röse 1892, S. 172) zu, der eine "hochgradige Schwerhörigkeit beiderseits" (Slg.R. 2) verursachte.

Nachdem RÖSE für das SS 1885 nach Heidelberg gewechselt war, kehrte er im WS 1885/86 wieder nach Jena zurück. Er zeichnete sich durch besonderen Fleiß in der Anatomie aus, so daß er OSCAR HERTWIG (1849 - 1922) als Assistent bei den Präparierübungen zur Seite stehen durfte. (UA Jena, WS 1885/86 Best. G I, Nr. 291) In Jena übte ERNST HAECKEL (1834 - 1919) großen Einfluß auf RÖSE aus. RÖSE hörte HAECKELs berühmte zoologische Vorlesungen und nahm auch an seinem zoologischen Praktikum teil.[2] (UA Jena, WS 1885/86, Best. G I, Nr. 290, 293) - Am 3. März 1886 wurde RÖSE ein

glänzendes Zeugnis für die ärztliche Vorprüfung ausgestellt. Bis auf die guten Kenntnisse in der Physik wurden die Leistungen in allen anderen zum Tentamen physicum gerechneten Fächern (Anatomie, Physiologie, Chemie, Zoologie und Botanik) als sehr gut bezeichnet. (Slg.R. 4)
RÖSE setzte sein Medizinstudium in Heidelberg und München fort.[3] Er wurde am 16. Mai 1888 "cum laude" zum doctor medicinae promoviert (Slg.R. 5) und erhielt am 11. Januar 1889 die ärztliche Approbation (vgl. Romeick 1968, S. 103).
Nach kurzer Zeit als Assistent an einer Münchener Augenklinik ging RÖSE als Stadtarzt nach Bechtheim/Rheinhessen. (vgl. Romeick 1968, S. 106) Da ihn die Schwerhörigkeit bei der Ausübung der ärztlichen Praxis behinderte, entschloß er sich, zur Zahnheilkunde zu wechseln.
Als approbierter Arzt genügten RÖSE dazu nach den damaligen Anforderungen zwei weitere Studiensemester. Für das erste begab er sich im WS 1890/91 nach Berlin. Das Berliner zahnärztliche Institut hatte den besten Ruf, denn dort "... waren alle damaligen Teilgebiete der Stomatologie /chirurgische, konservierende und prothetische Zahnheilkunde, der Verf./ durch wissenschaftlich ausgewiesene und praktisch erfahrene Vertreter repräsentiert." (Zuhrt 1986, S. 8) Von seinen Berliner Lehrern blieb RÖSE besonders dem Chirurgen FRIEDRICH BUSCH (1844 - 1916) und dem Kariologen WILLOUGHBY DAYTON MILLER (1853 - 1907) lange Zeit wissenschaftlich verbunden.
Mit großem Eifer ergriff RÖSE in Berlin die Möglichkeiten zu wissenschaftlicher Arbeit. Dabei beschäftigte er sich nicht mit der praktischen Zahnheilkunde, sondern mit morphologischen Untersuchungen der menschlichen Zahnentwicklung. Er hatte erkannt, daß er in diesem Thema seine alten Interessen - schon seine Dissertationsschrift (vgl. Röse 1888) und eine erste größere Veröffentlichung (vgl. Röse 1889) waren morphologischen Fragen gewidmet - mit dem neuen Arbeitsgebiet verbinden und eine offensichtliche Lücke im zahnheilkundlichen Grundlagenwissen schließen konnte. Diese Arbeit fand die Unterstützung seines früheren Jenenser Leh-

rers O. HERTWIG, der seit 1888 als o. Professor für vergleichende Anatomie das zweite anatomische Institut in Berlin leitete, sowie des Direktors des ersten anatomischen Instituts, HEINRICH WILHELM GOTTFRIED WALDEYER (1836 - 1921). Beide hatten selbst Fragen der Zahnentwicklung bearbeitet und grundlegende Erkenntnisse auf diesem Gebiet veröffentlicht. - Die Ergebnisse der intensiven und gewissenhaften Studien am zweiten anatomischen Institut wurden die Grundlage für RÖSEs spätere Habilitationsschrift. (vgl. Röse 1891, S. 447)
Das zweite Semester des zahnheilkundlichen Studiums verbrachte RÖSE in Erlangen, wo FRIEDRICH WILHELM SCHNEIDER (1844 - 1899) eine private Zahnklinik leitete. Bei der offenbar geringen Belastung durch den Studienbetrieb konnte RÖSE im anatomischen Institut in Erlangen seine Untersuchungen zur Zahnentwicklung vervollständigen. (vgl. Röse 1891, S. 447)
RÖSE legte 1891 in Straßburg das zahnärztliche Staatsexamen ab. Er heiratete noch im gleichen Jahr die damals einundzwanzigjährige ELSE LÜDERS (vgl. Romeick 1968, S. 104) und ließ sich als Zahnarzt in Freiburg i.Br. nieder (vgl. Hertelendy-Michel 1963, S. 65). Mit einer Arbeit "Ueber die Entwicklung der Zähne des Menschen" (vgl. Röse 1891) habilitierte er sich an der medizinischen Fakultät der Albert-Ludwigs-Universität als erster Privatdozent für Zahnheilkunde.
In den folgenden Jahren bestand RÖSEs wissenschaftliche Tätigkeit hauptsächlich in umfangreichen morphologischen Untersuchungen, die er am Freiburger anatomischen Institut ausführte. Der Anatom ROBERT WIEDERSHEIM (1848 - 1923) förderte die Interessen des jungen Forschers und stellte ihm günstige Arbeitsmöglichkeiten zur Verfügung. - In Freiburg begann RÖSE auch mit kariesstatistischen Erhebungen. Anregungen zur statistischen Arbeit dürfte er von OTTO AMMON (1842 - 1916) erhalten haben, der dort kurz zuvor anthropologische Messungen an Mittelschülern und Wehrpflichtigen vorgenommen hatte.[4] (vgl. Röse 1906, S. 2)

Auf Grund von Auseinandersetzungen mit dem ihm übergeordneten Ordinarius der Chirurgie (vgl. Hertelendy-Michel 1963, S. 373) nahm RÖSE im Dezember 1894 für ein Jahr Urlaub von den Lehrverpflichtungen (vgl. Universitätsnachrichten 1894, S. 499) und ging im Jahre 1896 nach München, ohne die Stelle in Freiburg noch einmal anzutreten. Die Übergangszeit nutzte RÖSE für ein dreisemestriges Studium der systematischen Geologie in Freiburg und München. (vgl. Röse 1902 I, S. 4) Außerdem ließ er sich von dem Münchener Anthropologen JOHANNES RANKE (1836 - 1916) in anthropologische Meßverfahren einweisen. (vgl. Röse 1905/06, S. 3)

In zweierlei Hinsicht war München für RÖSE attraktiv: Dort bestand unter dem Geologen KARL ALFRED VON ZITTEL (1839 - 1904) die damals bedeutendste paläontologische Sammlung, und außerdem war die Gründung eines zahnärztlichen Universitätsinstituts geplant, auf dessen Leitung RÖSE reflektierte.

VON ZITTEL zollte den Arbeiten RÖSEs große Anerkennung. Er ließ ihn in seiner Sammlung arbeiten und nahm RÖSE 1897 mit nach Petersburg zum VII. Internationalen Geologenkongreß.[5] (vgl. Escher 1938, S. 374) Trotzdem blieben RÖSEs Anstrengungen auf paläontologischem Gebiet letztlich ohne den gewünschten Erfolg. Obwohl sich so anerkannte Wissenschaftler, wie der Zoologe und Anatom CARL WILHELM VON KUPFFER (1829 - 1902) für ihn verwendeten (Slg.R. 7), erlangte RÖSE nicht die Mittel, um andere paläontologische Sammlungen in Europa und Amerika auswerten zu können, wie es für die Vollständigkeit der geplanten Odontographie der Wirbeltiere wünschenswert gewesen wäre. Das Geld reichte nicht einmal für die Anfertigung von Zeichnungen zu dem bereits bearbeiteten Material.[6] (vgl. Escher 1938, S. 374)

Auch hinsichtlich der erhofften Fortsetzung der akademischen Laufbahn erfüllten sich RÖSEs Hoffnungen in München nicht. Obwohl seine Bewerbung um die Leitung des zahnärztlichen Universitätsinstituts von der medizinischen Fakultät unterstützt wurde, lehnte der bayerische Kultusminister den Antrag ab.[7] (vgl. Escher 1938, S. 374)

In dieser Situation kam es RÖSE, der sich mehr zur Wissenschaft als zur zahnärztlichen Praxis berufen fühlte, sehr gelegen, daß ihm der Dresdener Industrielle KARL-AUGUST LINGNER (1861 - 1916) die Leitung einer geplanten "Centralstelle für Zahnhygiene" antrug. LINGNERs Reichtum gründete sich auf das Mundwasser "Odol", das mit seiner antiseptischen Wirkung der Kariesentstehung vorbeugen sollte. Solche Mundwässer waren in der Gunst des Publikums gestiegen, seit sie durch MILLERs Kariestheorie als naturwissenschaftlich begründetes Prophylaktikum angesehen wurden. LINGNER hatte die Chance erkannt und "Odol" mit einem für die damalige Zeit ungewöhnlichen Werbefeldzug auf den Markt gebracht.[8]

Die "Centralstelle" sollte "... einestheils die rein wissenschaftliche Forschung auf zahnhygienischem Gebiete betreiben, anderntheils nach Kräften die praktische Durchführung zahnhygienischer Massnahmen fördern." (Röse 1902, S. 520f.) Die erste Aufgabe wollte RÖSE als Fortsetzung der in Freiburg begonnenen Arbeiten durch eine umfangreiche statistische Erhebung zur Kariesepidemiologie lösen, die er zu einem Teil selbst auszuführen und zum anderen von der "Centralstelle" aus zu koordinieren gedachte.

RÖSE ging im Jahre 1900 nach Dresden und übernahm am 1. Oktober die Leitung der "Centralstelle". (vgl. Röse 1904 I, S. 130) In der folgenden Zeit machte RÖSE häufig Reisen in verschiedene deutsche und europäische Länder. So führte er beispielsweise im Jahre 1901 Untersuchungen in Schweden durch (vgl. Röse 1904 II, S. 1), wohin ihn auch eine weitere Exkursion im folgenden Jahr führte, die er gemeinsam mit dem englischen Zahnarzt GEORGE CUNNINGHAM (? - ?) unternahm (vgl. ebenda, S. 12). Die starke Arbeitsbelastung in den ersten drei Jahren des Bestehens der "Centralstelle" griff RÖSEs Gesundheit so sehr an, daß MILLER ihn wohlwollend ermahnte, mit seinen Kräften hauszuhalten. (vgl. Röse 1902, S. 4)

Nachdem die umfangreichen kariesstatistischen und anthropometrischen Materialien ausgewertet und die Ergebnisse in

mehreren Zeitschriftenaufsätzen veröffentlicht waren, bemühte sich RÖSE um ein mustergültiges Beispiel für die praktische Umsetzung des Schulzahnpflegegedankens. Es gelang ihm, von LINGNER die notwendigen Mittel zu erwirken, und im Sommer 1907 konnte im Zusammenhang mit der in diesem Jahr in Dresden stattfindenden 45. Jahresversammlung des Centralvereins Deutscher Zahnärzte eine hinsichtlich materieller und personeller Ausstattung vorbildliche Schulzahnklinik eröffnet werden. (vgl. Köhler; Schaeffer-Stuckert 1906, S. 587) Da sich die Stadt Dresden nicht zur Unterhaltung dieser Einrichtung bereit fand, mußte die Klinik kurze Zeit später die Tätigkeit einstellen.
Ausgehend von seiner Theorie zur Kariesätiologie konzentrierten sich RÖSEs wissenschaftliche Interessen in diesen Jahren immer mehr auf das Gebiet der Ernährungsphysiologie. LINGNER sah jedoch keine Veranlassung, Forschungen in dieser Richtung zu finanzieren und die "Centralstelle für Zahnhygiene" in eine solche für Ernährungsforschung umzuwandeln. Nach dem endgültigen Zerwürfnis zwischen RÖSE und LINGNER wurde die "Centralstelle" im Jahre 1909 aufgelöst. (vgl. Röse 1925, S. 10)
RÖSE sah sich genötigt, "... von neuem den Kampf mit dem Elende eines verhaßten Brotberufs ..." (Röse 1925, S. 10) aufzunehmen, also den Lebensunterhalt für seine Familie durch praktische zahnärztliche Tätigkeit zu verdienen. Nach einem ersten Versuch in Dresden, den er krankheitshalber schon nach einem Jahr abbrechen mußte (vgl. Escher 1938, S. 374), eröffnete RÖSE am 9. Dezember 1911 in Erfurt eine Praxis, die jedoch fast ausschließlich von seiner Frau betrieben wurde (vgl. Romeick 1968, S. 103f.). RÖSE selbst zog sich zur Landarbeit, die ihm gesundheitlich zustatten kam, auf das väterliche Grundstück in Clingen zurück. (vgl. Escher 1938, S. 374) Daneben begann er mit ernährungsphysiologischen Experimenten, in denen er sich anfangs mit der Wirkung natürlicher Mineralwässer beschäftigte. Diese Arbeiten standen im Zusammenhang mit RÖSEs Versuch, aus der merkantilen Nutzung zweier in seinem Besitz befindlicher

Mineralquellen ein festes Einkommen zu erzielen.
Auch diese Hoffnung erfüllte sich nicht. Durch mehrere private Spenden war es RÖSE jedoch möglich, sich weiterhin mit ernährungsphysiologischen Fragen zu befassen.[9]
Im Jahre 1912 gelang es RÖSE, die Erben des LAHMANNschen Sanatoriums auf dem Weißen Hirsch in Dresden für die Finanzierung eines umfangreichen ernährungsphysiologischen Forschungsvorhabens zu gewinnen, das ihn und den befreundeten Chemiker RAGNAR BERG (1873 - ?), mit dem er schon an der "Centralstelle" gemeinsam gearbeitet hatte (vgl. Röse 1925, S. 8), für längere Zeit beschäftigen sollte. Das bewirkte zusammen mit der schwer empfundenen Enttäuschung über das Ausbleiben der erhofften Ehrung mit dem MILLER-Preis[10] (vgl. Hertelendy-Michel 1963, S. 101), der höchsten Auszeichnung, welche die Fédération Dentaire Internationale zu vergeben hatte, RÖSEs deutlichen Rückzug aus der zahnärztlichen Wissenschaft.
In den folgenden Jahren widmete er sich dem Aufbau und der Bestellung einer großen Obstplantage, für die er mit finanzieller Unterstützung eines im Ausland lebenden entfernten Verwandten im Herbst 1913 ein Grundstück in Schmira bei Erfurt erworben hatte. (vgl. Escher 1938, S. 374) Daneben führte er mehrere Serien ernährungsphysiologischer Selbstversuche an wissenschaftlichen Einrichtungen in Dresden, Halle und München durch.
Noch einmal kam es zu einer grundlegenden Änderung in RÖSEs Lebensumständen. Nach der Scheidung von seiner ersten Frau heiratete er im April 1918 die damals erst neunzehnjährige ELSE ABEL. (vgl. Romeick 1968, S. 108) Ein Jahr später veräußerte er das Grundstück in Schmira (vgl. Escher 1938, S. 374) und suchte während einer viermonatigen Reise durch die Schweiz, Vorarlberg und Liechtenstein nach Möglichkeiten für eine neue Existenz.[11] (vgl. Romeick 1968, S. 108) Aber entsprechende Pläne ließen sich nicht verwirklichen.
In einer Übergangszeit von sieben Monaten war RÖSE 1920 als Landarbeiter auf der Staatsdomäne in Clingen tätig. (vgl. Escher 1938, S. 374) Noch im gleichen Jahr (vgl. Rom-

eick 1968, S. 108) konnte er von der halbstaatlichen Siedlungsgesellschaft "Sachsenland" als Teil eines aufgelösten Ritterguts in Gebesee bei Erfurt ein Rentengut (Slg.R. 116b v) von 38 Morgen Größe erwerben, das durch weiteren Landkauf auf 43 Morgen erweitert wurde. Die Verpachtung des größten Teils dieses Landes verschaffte RÖSE ein kleines festes Einkommen. Er nutzte nur 7 Morgen selbst, teils zum Vermehrungssamenanbau, teils als Obst- und Gemüsegarten. (vgl. Romeick 1968, S. 108) Bis zu seinem Lebensende blieb der Gartenbau auf diesem Grundstück die einzige Einkommensquelle für RÖSE und seine beständig wachsende Familie.[12]

In den zwanziger Jahren ließ RÖSE nur wenige Veröffentlichungen erscheinen. Die Vielzahl der persönlichen Niederlagen und Schicksalsschläge wirkten sich in dieser Zeit aus: "Früher ein sehr schreibfreudiger Schriftsteller auf mehreren ärztlichen Sondergebieten, empfinde ich heute geradezu einen Ekel davor, überhaupt noch die Feder anzurühren. Wozu auch? Alle früheren arischen Kulturideale liegen zerschlagen am Boden. Glühende nordische Idealisten können nur noch mühsam ihr Dasein fristen. Materialistischer, minderrassiger Menschenpöbel aber wuchert üppig empor." (Röse 1925, S. 3) RÖSE flüchtete sich in seiner offenbaren Verzweiflung zu dem schon früher beschworenen "nordisch-germanische/n/ Kulturideal" als "Wesen .../seiner/ innersten Religionsanschauung" (Röse 1905/06, S. 174), das er mit seinem Siedlerleben in die Praxis umzusetzen meinte.

Im Jahre 1929 nahm RÖSE eine Veröffentlichung zur Kenntnis, deren Autor bezweifelte, daß ein Mensch längere Zeit mit geringen Eiweißmengen auskommen könnte. RÖSE empfand das als Angriff auf die von ihm seit den ersten Experimenten mit BERG geübte Ernährungsweise. Als Gegenbeweis führte er 1930/31, 1935/36 und 1938 noch einmal Serien von Selbstversuchen durch, in denen sich RÖSEs bis ins Greisenalter erhaltene Energie deutlich zeigte.

Im Zusammenhang mit der Wertschätzung, welche die Naturheilkunde durch die nationalsozialistische Gesundheitsführung erfuhr, wurden RÖSEs ernährungsphysiologische Arbeiten endlich so gefördert und gewürdigt, wie er es sich lange gewünscht hatte. Die "Forschungsgemeinschaft für Roggenvollkornbroternährung (Forrog)" wurde durch ALFRED KUNERT (1871 - 1945) darauf aufmerksam gemacht, daß sich RÖSE schon um die Jahrhundertwende für ähnliche Ziele eingesetzt hatte, wie sie durch diese hauptsächlich aus Zahnärzten bestehende Gruppe seit Anfang der dreißiger Jahre vertreten wurden.[13] (vgl. Kunert 1935) Wenig später konnte der Präsident der Deutschen Gesellschaft für Zahn-, Mund- und Kieferheilkunde HERMANN EULER (1878 - 1961) RÖSE über den auf dem VII. Deutschen Zahnärztetag[14] gefaßten Beschluß in Kenntnis setzen, ihm "... in Anerkennung der außerordentlichen Leistung, die in Ihren /,RÖSEs, der Verf./ jahrzehntelangen Forschungen auf dem Gebiete der Ernährungsphysiologie, der Rassenkunde und vielen anderen enthalten ist ..." (Slg.R. 277) den zweiten MILLER-Preis zu verleihen. Ein Jahr darauf erhielt RÖSE eine Verdienstmedaille der Deutschen Gesellschaft für Zahn-, Mund- und Kieferheilkunde und 1941 wurde er zum Ehrenmitglied der Deutschen Zahnärzteschaft ernannt. (vgl. Romeick 1968, S. 109) Die größte Ehrung empfing RÖSE jedoch 1944 zu seinem 80. Geburtstag mit der Goethe-Medaille für Kunst und Wissenschaft.

RÖSE mußte den Zusammenbruch des Nationalsozialismus noch miterleben, des politischen Systems, in dem er viele seiner Ideale verwirklicht glaubte. Er verstarb am 9. März 1947, im Alter von fast 83 Jahren, im thüringischen Gebesee.

II. RÖSEs Beiträge zur Morphologie und Abstammungswissenschaft

II.1. Die Abstammungswissenschaften in Jena in der zweiten Hälfte des 19. Jahrhunderts.

II.1.1. Die Begründung der Abstammungswissenschaften durch CHARLES DARWIN

Die Frage nach der Herkunft der Welt, der unbelebten wie der belebten, ist eine der ältesten in der Geschichte des menschlichen Denkens.
Die Antwort wurde anfangs im Mythos gesucht; erste materialistische Erklärungsansätze gab es im alten Griechenland.
Wie die Vorstellungen zu verschiedenen Zeiten aussahen, hing von allgemeinen kulturellen Voraussetzungen und vielen anderen Einflüssen ab. Trotz aller Unterschiede gibt es einen Maßstab, der an alle diese Antworten gelegt werden kann, ob nämlich die Urheber bewußt die Natur befragt haben und hauptsächlich danach strebten, daß ihre Äußerungen entsprechende Erscheinungen der objektiven Wirklichkeit möglichst genau widerspiegelten und deuteten, oder ob sie von gedanklichen Verknüpfungen ausgegangen sind, mit denen die Naturvorgänge nur in mittelbarem Zusammenhang standen. (vgl. Zimmermann 1953, S. 4) Beide Herangehensweisen haben zum Erkenntnisfortschritt beigetragen.
Die Idee von der Entwicklung der Welt aus eigenen natürlichen Kräften wurde in der Neuzeit auf immer mehr Gebiete des menschlichen Wissens übertragen, schließlich auch auf die Beschäftigung mit den organischen Formen.
CHARLES DARWIN (1809 - 1882) hat in der Mitte des 19. Jahrhunderts die wichtigste Anregung für eine "bewußte Abstammungswissenschaft" (Zimmermann 1953, S. 2 u.ö.) gegeben, indem er bestehende Strömungen des Evolutionsgedankens zusammenfaßte und auf die kritische Auswertung eines umfangreichen empirischen Materials anwandte. Nach jahrelangen sorgfältigen Vorarbeiten veröffentlichte er 1859 seine Ergebnisse in dem Buch: "On the origin of species by means

of natural selection, or the preservation of favoured races in the struggle for life.". Darin behandelte DARWIN weniger den historischen Ablauf der Stammesgeschichte als die Frage nach den Ursachen der Evolution. Für die treibende Kraft der Entwicklung hielt er gerade das Prinzip, mit dem THOMAS ROBERT MALTHUS (1766 - 1834) eine natürliche Begrenztheit des menschlichen Fortschritts zum allgemeinen Wohlstand beweisen wollte: die Konkurrenz um die Nahrungsgrundlage. Anfangs stieß die Entwicklungslehre auf breite, hauptsächlich weltanschaulich begründete Ablehnung. So äußerte z.B. kurz nach dem Erscheinen von DARWINs Buch der Geologe ADAM SEDGWICK (1785 - 1873): "Man mag sie beschönigen, ..., aber die Transmutationstheorie endet mit neunzig Prozent Wahrscheinlichkeit in krassem Materialismus." (Sedgwick zit. nach Mason 1961, S. 485) Unter den Gegnern, die fachwissenschaftliche Argumente anführten, gab es solche, die ihre biologischen Spezialgebiete betont empirisch bearbeiteten. Sie befürchteten ein Wiederaufleben der gerade überwunden geglaubten romantischen Naturphilosophie. Die unter diesem Begriff zusammengefaßten idealistischen Betrachtungsweisen der Natur waren in Deutschland "... in unmittelbarem Anschluß an K a n t bzw. an die mit der klassischen Dichtkunst blühende idealistische Philosophie ..." entstanden (Zimmermann 1953, S. 363), und sie übten besonders hier bis in die dreißiger Jahre einen starken Einfluß aus.

II.1.2. Die naturphilosophische Tradition an der Jenenser Universität

Einzelne Probleme und Forschungsmethoden, die für naturphilosophisch arbeitende Biologen zu Anfang des 19. Jahrhunderts von Bedeutung waren, wurden später in die wissenschaftliche Auseinandersetzung mit DARWINs Abstammungslehre einbezogen. Ein Beispiel dafür geben die Forschungen, die auf dem Gebiet der vergleichenden Anatomie seit dem Ende des 18. Jahrhunderts an der Universität Jena ausgeführt

wurden.
Unter Anleitung von JUST. CHRISTIAN VON LODER (1753 - 1832), der bis 1803 Professor der Medizin in Jena war, hatte JOHANN WOLFGANG VON GOETHE (1749 - 1832) vergleichend anatomische Untersuchungen an Wirbeltieren vorgenommen (Goethe 1840, Bd. 36, S. 12), welche in die von ihm als selbständige Wissenschaft begründete Gestaltlehre (Morphologie) einflossen. Ein Ausgangspunkt für GOETHEs Überlegungen war die Theorie von der Zusammensetzung des Schädelskeletts aus Elementen der Wirbelsäule (Metamerietheorie).[15] Zu dieser Vorstellung war unabhängig fast dreißig Jahre später auch LORENZ OKEN (1779 - 1851) gelangt (vgl. Zimmermann 1953, S. 368f.), der seit 1807 als Professor der Medizin und von 1812 bis 1819 als Professor der Philosophie und Naturgeschichte in Jena wirkte. OKEN war Schüler und Freund von FRIEDRICH WILHELM JOSEPH SCHELLING (1775 - 1854) und einer der wichtigsten Repräsentanten der romantischen Naturphilosophie.
Der nächste Wissenschaftler, der sich in Jena mit der Metamerietheorie beschäftigte, war CARL GEGENBAUR (1826 - 1903), der von 1858 bis 1873 den dortigen Lehrstuhl für Anatomie und Zoologie innehatte. GEGENBAUR bearbeitete diese Frage schon aus der Sicht von DARWINs Entwicklungslehre, wie er überhaupt zu deren ersten Befürwortern zählte. (vgl. Mason 1961, S. 502)
Auf GEGENBAURs Veranlassung kam der junge ERNST HAECKEL (1834 - 1919) im Jahre 1861 an die Jenenser Universität. Für mehrere Jahrzehnte verband beide eine enge Freundschaft.[16] Durch HAECKEL und GEGENBAUR wurde die Jenenser Universität in der zweiten Hälfte des 19. Jahrhunderts zu einem der wichtigsten wissenschaftlichen Zentren für die Verbreitung des Darwinismus. Dabei stellte sich besonders HAECKEL ganz bewußt in die naturphilosophische Tradition dieser Bildungsstätte. (vgl. Haeckel 1905, S. 725f.) Die Arbeiten von GEGENBAUR und HAECKEL trugen dazu bei, daß sich viele Biologen in Deutschland der vergleichenden (Tier-) Anatomie zuwandten, um die Frage nach der Herkunft des Men-

schen und seiner Stellung in der Natur zu beantworten.[17]

II.1.3. Die Abstammungswissenschaften unter dem Einfluß von ERNST HAECKEL

Schon um die Mitte des Jahrhunderts hatte sich die Biologie deutlich in eine physiologische und eine morphologische Richtung geteilt. Auf institutioneller Ebene spiegelte sich diese Entwicklung in der Gründung eigenständiger Lehrstühle wider. Die Physiologie verdankte ihre wichtigsten Fortschritte der Einführung physikalischer und chemischer Untersuchungsmethoden. Im Bewußtsein der Unvollständigkeit ihrer empirischen Grundlagen stand diese Wissenschaft weitreichenden Verallgemeinerungen zurückhaltend gegenüber und konnte in der Anfangsphase des Darwinismus kaum zu dessen Stützung herangezogen werden. Außerdem führte der Gegenstand der Physiologie nicht derart zwangsläufig zur Beschäftigung mit Problemen der Abstammung der Lebewesen, wie es bei den morphologisch-anatomischen Disziplinen der Fall war.

Als sich HAECKEL auf das Gebiet der Morphologie begab, hatte er den Vorsatz, mit deren "dualistischer Vergangenheit" zu brechen und sie, wie die Physiologie, auf den "mechanisch-causalen Standpunkt der anorganischen Naturwissenschaft" zu führen (Haeckel 1866, Bd. 1, S. XIII), sie aber gleichzeitig als wesentliche Stütze seiner Vorstellung von einer "natürlichen Schöpfungsgeschichte" zu verwenden.

Rückblickend auf sein Vorgehen bei der "wissenschaftliche/n/ Erklärung von der Entstehung des Menschengeschlechtes" schrieb HAECKEL: "... ich war dabei stets bemüht, alle drei empirischen Urkunden, die P a l ä o n t o l o g i e, O n t o g e n i e und M o r p h o l o g i e (oder vergleichende Anatomie), möglichst gleichmäßig und im Zusammenhange zu benutzen." (Haeckel 1920, S. 89) Die Verbindung dieser "empirischen Urkunden" basierte auf dem von HAECKEL formulierten "biogenetischen Grundgesetz".

Paläontologie

Schon seit dem Altertum wurden versteinerte Überreste von Tieren und Pflanzen gesammelt. Ihre zunehmend methodische Vergleichung mit rezenten Arten trug im 18. Jahrhundert wesentlich zum Fortschritt der Paläontologie, der Lehre von den alten Lebewesen, bei. (vgl. Giebel 1852, S. 8ff.) Sie wurde zu einem Bindeglied zwischen den Geo- und Biowissenschaften, indem sie mit der Kenntnis charakteristischer Fossilien Anhalt für die Unterscheidung von Erdschichten und zur Auffüllung von "Lücken" der natürlichen Systeme bot, in denen die Lebewesen angeordnet wurden. Letzteres Ziel verfolgte am Beginn des 19. Jahrhunderts auf dem Gebiet der vergleichenden Zoologie besonders intensiv und erfolgreich GEORGE CUVIER (1769 - 1832). Mit seiner Kenntnis homologer Organe (vgl. Anm. 20) und formverändernder Korrelationen der Teile des Organismus rekonstruierte er aus wenigen knöchernen Überresten oder aus einzelnen Zähnen den ganzen Vertreter einer ausgestorbenen Art. (vgl. Gesch. der Naturwissenschaften 1983, S. 355)
Im Zeichen von DARWINs Abstammungslehre wurde das Spektrum der Aufgaben und Möglichkeiten der Paläontologie umfangreicher. Es hieß in einer zeitgenössischen Definition: "Sie /die Paläontologie, der Verf./ beschäftigt sich mit allen Fragen, welche die Eigenschaften, die systematische Stellung, die Verwandtschaft und Abstammung, die einstige Lebensweise, die räumliche Verbreitung und die zeitliche Aufeinanderfolge jener alten Wesen betreffen, sowie mit den Folgerungen, welche sich aus diesen Untersuchungen für die Entwickelungsgeschichte der Organismen und der Erde überhaupt ergeben." (von Zittel 1895, S. 1) Indem sie die zunehmende Komplikation der äußeren und inneren Organisationen verfolgte, kam der Paläontologie ein wichtiger Anteil bei der Beantwortung der Frage nach Entstehung, Abstammung und Entwicklung der Lebewesen zu. Die Paläontologie wurde so zur eigentlichen Stammesgeschichte, zur Phylogenie.[18] (vgl. Gegenbaur 1874, S. 2)

Entwicklungsgeschichte (Ontogenie[18], Embryologie)

Die treibende Kraft bei der Auseinandersetzung mit embryologischen Fragen war der seit dem 17. Jahrhundert geführte Streit zwischen den Vertretern der Epigenesetheorie, die das Wirken einer Lebenskraft voraussetzte und denen einer mechanistischen Präformationsvorstellung.[19]
Es waren u.a. die Schwierigkeiten bei der Betrachtung der Entwicklungsvorgänge, welche die Embryologie geradezu zwangsläufig zur komparativen Methode führten. KARL ERNST VON BAER (1792 - 1876), der zuerst zielgerichtete Vergleiche zwischen verschiedenen Wirbeltierklassen durchführte, schrieb dazu: "Erst durch die Beobachtung so verschiedenartiger Objecte ist Klarheit in viele Vorgänge gebracht worden, die ... uns in ihrem Wesen unverständlich geblieben waren. Denn erst so lernte man das Allgemeine und Wichtige vom Nebensächlichen und Unwichtigen unterscheiden und die Entwicklungsgesetze in ihrer Allgemeinheit verstehen." (von Baer zit. nach O. Hertwig 1888, S. 3) So wurde die Entwicklungsgeschichte zu einem "wahre/n/ Lichtträger für Untersuchungen über organische Körper". (ders. zit. nach O. Hertwig 1910, S. III)
Die enge Verbindung mit der vergleichenden Anatomie hob die Entwicklungsgeschichte auf das Niveau einer Naturwissenschaft im modernen Sinn. (vgl. Gegenbaur 1874, S. 7) - Andererseits war auch die vergleichende Anatomie auf die Ergebnisse der Embryologie angewiesen, die allein eine gewisse Sicherheit bei der Unterscheidung zwischen analogen und homologen Organen gewährte.[20]

Vergleichende Anatomie

Seit dem Ende des 18. und dem beginnenden 19. Jahrhundert wurde die Entwicklung der vergleichenden Anatomie besonder dadurch gefördert, daß viele Wissenschaftler, u.a. CUVIER (vgl. oben S. 14), alle Teile des Organismus in ihre Untersuchungen einbezogen.

Durch GEGENBAUR (vgl. oben S. 12) wurde DARWINs Abstammungslehre zuerst auf Probleme der vergleichenden Anatomie angewandt. Besonders durch seine Lehrbücher, beginnend mit der zweiten Auflage der "Grundzüge der vergleichenden Anatomie", Leipzig 1870, hat er viel zur Verbreitung des Gedankens beigetragen. HAECKEL würdigte an GEGENBAUR, daß dieser ein ungeheures Tatsachenmaterial nicht nur schlechthin beherrschte, sondern auch philosophisch reflektierte - ein Umstand, den nach HAECKELs Meinung nicht nur das allgemeine, noch von der Naturphilosophie geprägte geistige Klima an der Jenenser Universität, sondern auch die Bescheidenheit der dortigen äußeren Arbeitsbedingungen gefördert haben soll. [21] (vgl. Haeckel 1905, S. 725f.)
Die Aufgabe der vergleichenden Anatomie sah GEGENBAUR in "... der Erklärung der Formerscheinungen in der Organisation des Thierleibes", und er fügte dieser Definition hinzu: "Die vergleichende Methode sucht in Reihen von Organismen die morphologischen Befunde der Organe des Körpers zu prüfen, stellt als Ergebnis die gleichartigen Verhältnisse zusammen und sondert die ungleichartigen davon ab." (Gegenbaur 1874, S. 3)

Das biogenetische Grundgesetz

Paläontologie und vergleichende Anatomie waren durch die komparative Methode und deren Anwendung auf adulte Organismen oder einzelne ihrer Teile eng miteinander verbunden. Die Klammer, die alle drei morphologischen Disziplinen zu einem einheitlichen Beweisinstrument für die Abstammungslehre machen sollte, bildete nach HAECKELs Meinung das biogenetische Grundgesetz. Unter den "Thesen von dem Causalnexus der biontischen und phyletischen Entwickelung" stand im zweiten Band der "Generellen Morphologie" die epigrammatische Formulierung: "Die Ontogenesis ist die kurze und schnelle Recapitulation der Phylogenesis, bedingt durch die physiologischen Functionen der Vererbung (Fortpflanzung) und Anpassung (Ernährung)." (Haeckel 1866, Bd. 2, S. 300)

Schon Ende des 18. Jahrhunderts hatte CARL FRIEDRICH KIELMEYER (1765 - 1844) einen Zusammenhang zwischen den bei der Embryonalentwicklung durchlaufenen Formen und einer idealen Reihe der Lebewesen gesehen.[22]
Der bedeutendste Vertreter der vordarwinistischen, empirisch orientierten Embryologie, VON BAER (vgl. oben S. 15), lehnte im Ergebnis seiner Studien die Verknüpfung der Individualentwicklung mit der Reihe der Lebewesen ab. Die Theorie geriet in Vergessenheit, bis sie 1864, kurz nach dem Erscheinen von "On the origin of species", von FRITZ MÜLLER (1821 - 1897) in seiner Arbeit "Für Darwin" wieder aufgegriffen wurde.[23]
HAECKEL ging in der Behandlung des Zusammenhangs von Individual- und Stammesentwicklung einen Schritt weiter. Er sah darin nicht nur eine immer wieder empirisch bestätigte Tatsache, sondern er machte aus dieser Verknüpfung eine Forschungsmethode (vgl. Kraußе 1984, S. 68), mit deren Hilfe Lücken in der Ontogenie und in der Phylogenie jeweils mit Befunden aus der anderen Quelle geschlossen werden sollten. Damit beabsichtigte HAECKEL eine Vervollkommnung der Stammbäume, mit denen er die Grundfrage der Biologie (vgl. Anm. 17) im Sinne einer "natürlichen Schöpfungsgeschichte" monistisch beantworten wollte.

II.2. RÖSEs Arbeiten zur vergleichenden Anatomie des Herzens

RÖSE begann im SS 1888 mit den Vorarbeiten zu seiner Dissertationsschrift. An Material aus der Münchener Universitätsfrauenklinik untersuchte er makroskopisch die fötale Herzentwicklung beim Menschen. Nachdem sich RÖSE noch mit dem histologischen Aufbau einzelner Strukturen befaßt hatte, wandte er sich mit der Bitte um Unterstützung bei der Fortführung der Arbeit an GEGENBAUR (vgl. oben, S. 13 und 16) in Heidelberg.
Auf GEGENBAURs Rat ergänzte RÖSE seine Ergebnisse durch die Untersuchung früher Embryonalstadien. Da entsprechendes Material aus der menschlichen Ontogenese nicht zur Verfügung

stand, wertete er Präparate von Kaninchenembryonen aus. Die Übertragbarkeit der Ergebnisse auf menschliche Verhältnisse war innerhalb bestimmter zeitlicher Grenzen im Entwicklungsgang zulässig. Daß die hier angewandte vergleichende Methode schon seit VON BAERs (vgl. oben, S. 15) Arbeiten aus der ersten Hälfte des 19. Jahrhunderts ein anerkanntes Arbeitsmittel der Embryologen war, dürfte RÖSE aus seiner eingehenden Beschäftigung mit der Geschichte dieser Wissenschaft bekannt gewesen sein, die sich in einem historisch-kritischen Teil seiner Dissertationsschrift niedergeschlagen hat. (vgl. Röse 1888, S. 3 - 5)

Die einmal gewonnenen Einsichten reizten RÖSE, sich weiter mit der Morphologie des Herzens zu beschäftigen. Die Gelegenheit dazu fand sich während eines erneuten Aufenthalts in München im Jahre 1889. Arbeitsmöglichkeiten und Material bot ihm RICHARD HERTWIG (1850 - 1937), OSCAR HERTWIGs jüngerer Bruder und wie dieser Schüler und langjähriger Freund HAECKELs, in dem von ihm geleiteten Zoologischen Universitätsinstitut. Es entstand ein umfangreicher Aufsatz zur vergleichenden Anatomie des Herzens bei Wirbeltieren. (vgl. Röse 1889) - Auf die Morphologie des Herzens ist RÖSE später nie mehr zurückgekommen; die Vorgehensweise und auch die Zielstellung aus den ersten beiden wissenschaftlichen Arbeiten hat er jedoch auch in den weiteren anatomischen Studien beibehalten.

Den zeitgenössischen Tendenzen der Biologie entsprechend, hinterfragte er morphologische Phänomene mit den Mitteln der vergleichenden Anatomie, der Embryologie und der Paläontologie, um damit einen Beitrag zur Aufklärung der Stammesgeschichte des Menschen zu liefern. (vgl. Anm. 17) Wie sein Lehrer HAECKEL verknüpfte er die drei morphologischen Disziplinen durch das biogenetische Grundgesetz. Weil RÖSE gefunden hatte, daß sich "... auch in der Entwicklung des Herzens aufs schönste das große biogenetische Grundgesetz /bewahrheitet, der Verf./ ..." (Röse 1889, S. 91), lag für ihn keine Veranlassung vor, an der Übertragbarkeit der Methode auf andere morphologische Probleme zu zweifeln. Mit

dieser Zuversicht ging RÖSE an das Thema, das dann während der neunziger Jahre den größten Teil seiner Forscherkraft absorbierte, an die Untersuchung des Zahnsystems der Wirbeltiere.
Hauptsächlich Zoologen und Paläontologen hatten seit der Mitte des 18. Jahrhunderts auf diesem Gebiet gearbeitet, dessen Aufgaben und Wertschätzung sich im Zusammenhang mit der DARWINschen Abstammungslehre deutlich veränderten.

II.3. RÖSEs Arbeiten zur Morphologie des Zahnsystems

II.3.1. Vorbemerkung: Von der Odontographie zur Morphologie des Zahnsystems

Odontographie

Im Jahre 1771 veröffentlichte JOHN HUNTER (1728 - 1793) das Buch "The natural history of the human teeth". Mit dieser Studie, die in verschiedene Sprachen übersetzt in Europa weite Verbreitung fand (vgl. Hoffmann-Axthelm 1985, S. 249), wurde die seit dem Altertum nachweisbare Beschäftigung mit der Zahnanatomie dem zeitgenössischen Stand der Wissenschaften angeglichen. HUNTER, selbst Chirurg, befaßte sich mit der Anatomie des Kauapparats hauptsächlich, um einem Bedarf der zahnheilkundlichen Praxis entgegenzukommen.[24] Aus anderen Gründen beschäftigten sich Zoologen im 18. Jahrhundert mit den Zähnen der Wirbeltiere. Diese boten ein Merkmal zur Unterscheidung und Systematisierung der Wirbeltiere, das ohne präparatorischen Aufwand zugänglich war. Doch schon bei CARL VON LINNÉ (1707 - 1778) zeigte dieses Vorgehen seine Probleme. Er klassifizierte die Wirbeltiere nach der Form ihrer Schneidezähne und stellte daher im übrigen so verschiedenartige Lebewesen nebeneinander wie die Fledermaus und den Menschen oder den Elefanten und den Ameisenfresser. CUVIER meinte deshalb, daß die Seitenzähne ein besseres Hilfsmittel für die Klassifizierung darstellten. (vgl. Cuvier 1810, S. XIX) Zu diesem Zweck wurden offensichtliche

Korrelationen zwischen der Form der Zahnkronen und der Ernährungsweise der Tiere herangezogen. Es mußte dabei jedoch berücksichtigt werden, daß die Zähne nur eines der Elemente des Verdauungssystems waren und ihre Funktion mit derjenigen der übrigen im Zusammenhang stand. Nur ein Zoologe mit so reichen Erfahrungen wie CUVIER konnte bei der Benutzung der Zahnformen als Klassifikationsmittel grobe Fehler vermeiden.

Bei der Schwierigkeit der Aufgabe war es um so nötiger, die einmal erarbeiteten Kenntnisse zu bewahren und dadurch der Wissenschaft auf Dauer nutzbar zu machen. Im Jahre 1825 veröffentlichte CUVIERs Bruder und Mitarbeiter FRÉDÉRIC CUVIER (1773 - 1838) mit "De dents de mammifères" zu diesem Zweck eine Odontographie. Sie blieb das einzige zusammenfassende Werk dieser Art bis zum Erscheinen der "Odontography" des englischen Paläontologen RICHARD OWEN (1804 - 1892) in den Jahren von 1840 bis 1845.

Der Inhalt dieses umfangreichen Werkes, das sowohl die rezenten als auch die ausgestorbenen Wirbeltiere einschloß, war für drei Vorlesungsreihen im Rahmen der "Hunterian Courses" am Royal College of Surgeons erarbeitet worden. Die erste Reihe war dem Verhältnis der Zähne zum Knochensystem gewidmet (1837), die zweite behandelte die Zähne im Verhältnis zum übrigen Verdauungsapparat (1838) und die dritte die Zahnentwicklung (1839). (vgl. Owen 1840 - 45, S. IX) Besonders für den letzten Teil nutzte OWEN die Möglichkeiten der Mikroskopie. (ebenda, S. X) - Die Odontographie des Hallenser Paläontologen CHRISTOPH GOTTFRIED ANDREAS GIEBEL (1820 - 1881) berief sich ausdrücklich auf die Arbeiten von FR. CUVIER und OWEN und war hauptsächlich zu deren Ergänzung bestimmt. (vgl. Giebel 1855, S. III)

In Anlage und Zweck waren die genannten Werke Zahnbeschreibungen im engeren Sinn; sie stellten Befunde dar und deuteten sie im Zusammenhang des Organismus. Der Wert ihrer deskriptiven Leistungen blieb auch später unbestritten.

Die Morphologie des Zahnsystems und die Frage nach dem Ursprung des Säugetierstammes

Mit OWENs "Odontography" war zur Jahrhundertmitte ein vorläufiger Höhepunkt dieses zoologischen Spezialfaches erreicht. Es bestand eine Diskrepanz zwischen dem großen Umfang des gesammelten empirischen Materials und den Möglichkeiten, es schöpferisch zu verarbeiten. Diese Situation kommentierte der Zoologe WILHELM LECHE (? - 1927) rückblikkend: "Nirgends - ... - hat eine geistlose 'Zoographie' solche Orgien gefeiert, nirgends hat die Kenntnis die E r - kenntnis so gewaltig überflügelt wie in den 'Zahnbeschreibungen' ... Kein Wunder wenn das ganze Gebiet gewissermaßen diskreditiert wurde." (Leche 1895, S. 1)
Mit der DARWINschen Abstammungslehre und der von HAECKEL propagierten Verbindung der vergleichenden Anatomie, Embryologie und Paläontologie schien es möglich, die Beschäftigung mit dem Zahnsystem von der Stufe einer hauptsächlich analysierenden 'anatomischen' auf die einer synthetisierenden 'morphologischen' Disziplin zu heben, von der Aufschlüsse über Entwicklungsvorgänge und zugrunde liegende Mechanismen erwartet werden konnten. - HAECKEL hoffte, daß sich die Entwicklung der Lebewesen durch "rein physikalisch-chemische Naturvorgänge" erklären lassen würde[25], und Wissenschaftler wie O. HERTWIG wollten zu diesem Ziel beitragen, indem sie aus der Beschäftigung mit der Morphologie des Zahnsystems Erkenntnisse darüber gewannen, wie man "... einen complicirten Organismus von einem einfacher beschaffenen ableiten ..." konnte. (O. Hertwig 1874, S. 86)
Nachdem schon mehrere Arbeiten zu Einzelfragen entstanden waren, stammte der erste, 1882 erschienene Versuch einer Gesamtdarstellung der Zahnsysteme der Wirbeltiere unter den neuen wissenschaftlichen Voraussetzungen von dem Zahnarzt ROBERT BAUME (1848 - 1907). Sein Vorstoß auf das bis dahin hauptsächlich durch Zoologen und Paläontologen 'vom Fach' bearbeitete Gebiet fand bei aller Kritik an Details Anerkennung und dürfte nicht wenig zum Ruf der Zahnheilkunde

als einer aufstrebenden Wissenschaft beigetragen haben. Selbstbewußt stellte BAUME den Odontographien OWENs und GIEBELs seine Arbeit gegenüber, deren Ziel er darin sah: "... nicht die Formen, sondern die Gesetze, welche die Formbildung bedingen, /zu/ schildern." (Baume 1882, S. IV)

Zur Zeit der Veröffentlichung von BAUMEs "Odontologische/n/ Forschungen" war die DARWINsche Abstammungslehre noch längst nicht bei allen Biologen anerkannt. Die Überzeugungskraft der Vorstellung von einer "natürlichen Schöpfungsgeschichte" hing sehr davon ab, ob es ihren Verfechtern gelang, die Entwicklung von einfachen Lebewesen bis hin zum Menschen lükkenlos zu dokumentieren. Ganz besondere Schwierigkeiten machte die Beantwortung der Frage nach der Herkunft der Säugetiere, weil die paläontologischen Zeugnisse hierfür "selten und unbedeutend" (Haeckel 1922, S. 55) waren.

Im Verlaufe der Evolution traten die Säugetiere zeitlich als letzte Wirbeltierklasse im Trias auf. Die wenigen fossilen Überreste früher Säugetiere stammten von Fundorten in Europa, Nordamerika und Afrika. Aus dieser weiten Verbreitung mußte die Vermutung abgeleitet werden, daß es wahrscheinlich noch ältere Säugetiere gegeben hatte, von denen aber keine Überreste erhalten waren. Bei den Fundstücken handelte es sich um Zähne und unvollständige Schädel. (vgl. Kükenthal 1892, S. 404) Sie stammten von Gabeltieren (Monotremata).[26] Das Gebiß dieser Tiere wies schon eine Spezialisierung in Schneide-, Eck- und Backzähne auf (vgl. ebenda), so daß es berechtigt war, nächst den Gliedmaßen in den differenzierten Zähnen die primären Charakteristika der Säugetiere zu sehen. (vgl. Cope 1898, S. 101)

HAECKEL, der immer versuchte, den jeweils aktuellen Wissensstand zur Verbesserung und Vervollkommnung seiner Stammbaumvorstellungen zu benutzen, war im Verlauf der zweiten Hälfte des 19. Jahrhunderts mehrmals dazu gezwungen, seine Aussagen über den Ursprung der Säugetiere zu revidieren. Anfangs nahm er an, daß die Sauropsiden (Vögel und Kriechtiere) und die Mammalien (Säugetiere) unabhängig voneinander

aus der Klasse der Amphibien (Lurche) hervorgegangen wären. Als später Studien über Theromorphen vorlagen, eine Gruppe fossiler Reptilien, meinte er, daß die Säugetiere direkt von diesen abzuleiten seien. Denn hinsichtlich der Struktur der Gliedmaßen und der Differenzierung des Gebisses schienen diese Reptilien den Säugern nahezustehen. (vgl. Haeckel 1895, S. 423) Es waren schließlich Überlegungen zur Morphologie des Zahnsystems der Theromorphen, die zur Aufgabe dieser Theorie führten. (vgl. Kükenthal 1892, S. 408)
Mit wachsendem Kenntnisstand in den drei morphologischen Disziplinen wurden die Aussagen zu dem Problem gegen Ende des Jahrhunderts immer zurückhaltender. Eine direkte Ableitung der Säugetiere aus einer anderen Wirbeltierklasse schien unzulässig, und um die Stammbaumvorstellung aufrecht erhalten zu können, mußten hypothetische Urformen postuliert werden.[27] (vgl. Leche 1902, S. 1)
In der Klärung des Ursprungs der Mammalien sah HAECKEL "... den Schlüssel zu dem wichtigsten der menschlichen Probleme, die Lösung der 'Frage aller Fragen', derjenigen vom Ursprunge und vom wahren Wesen des Menschen selbst." (Haeckel 1895, S. 421) Für die Klärung der Phylogenie der Säugetierklasse blieb die Morphologie des Gebisses von größter Wichtigkeit (vgl. ebenda, S. 442).
Weil die paläontologischen Dokumente nicht ausreichend waren, wurden die Wissenschaftler durch das biogenetische Grundgesetz auf eine intensive Untersuchung der Ontogenie des Zahnsystems verwiesen. Daher häuften sich Anfang der neunziger Jahre Arbeiten zu diesem Thema. Neben "gelegentlichen Excursen in das Gebiet der Histologie und Histogenese" wendeten sich diese Studien hauptsächliche zwei Problemen zu. Das eine war die "... Frage nach der Entstehung der heterodonten Gebisse aus homodonten, die Ableitung der complicirten Zahnformen, z.B. der Säugetier-Molaren, aus einfacheren, wie sie sich als kegelförmige Zähne, z.B. bei den Reptilien finden ...". (Schwalbe 1894, S. 5) Das zweite bestand in der Frage, "... in welcher Weise der Zahnwechsel der Säugetiere und des Menschen zu deuten ist, in welchem

Verhältnis die beiden bekannten Dentitionen zueinander stehen, und welche Beziehungen ihnen zukommen zu den zahlreichen Dentitionen, welche das Gebiß der Selachier, Amphibien und vieler Reptilien charakterisiert." (ebenda, S. 6)
Durch eine bevorzugte Bearbeitung der Ontogenie hoffte man, der Gefahr der Verwechslung von Analogien mit Homologien beim Vergleich der Zahnsysteme verschiedener Tierarten zu begegnen. Hierbei handelte es sich um die Ursache für die meisten Fehlinterpretationen auf diesem Gebiet. So war z.B. die Ähnlichkeit der Ausbildung des Theromorphengebisses mit dem von Säugetieren kein Beweis für einen genealogischen Zusammenhang gewesen, sondern nur ein Ergebnis der Anpassung des Kauapparats der Vertreter unterschiedlicher Tierklassen an ähnliche Ernährungsbedingungen, also eine Konvergenzerscheinung. (vgl. Kükenthal 1892, S. 404 u. 408) - Aus der Ontogenie mußte zuerst abgeleitet werden, welche Elemente des Zahnsystems eigentlich homologisierbar waren: Zahnindividuen, einzelne Zahngenerationen (Dentitionen) oder nur die Gesamtheit der Dentitionen. Die Klärung dieser Frage war eine wesentliche Voraussetzung für die weitere Anwendung der Gebißmorphologie auf die Untersuchung der Herkunft der Säugetiere.

II.3.2. RÖSEs Untersuchungen der menschlichen Zahnentwicklung

Die äußeren Umstände

Im Zusammenhang mit der Entwicklung ihrer naturwissenschaftlichen Grundlagen erlebte die Medizin im 19. Jahrhundert eine Erweiterung an Kenntnissen und einen Zuwachs an Informationen, der in der Geschichte des Faches nicht seinesgleichen gehabt hatte. Besonders betroffen waren davon die neugebildeten Disziplinen, für welche die in diesem Prozeß geschaffenen Kommunikationsmöglichkeiten rasch wirksam wurden. Um den aktuellen Kenntnisstand zu fixieren, wurden für die verschiedenen Gebiete umfangreiche Handbücher verfaßt. In ihnen versuchten meist mehrere erfahrene Wissenschaftler, die teilweise widerstreitenden Meinungen auf ihrem jeweiligem Spezialgebiet kritisch zu würdigen und damit besonders dem Studierenden den Zugang zu der ansonsten kaum noch überschaubaren Fachliteratur zu erleichtern. Ein solches ordnendes Element war das von 1891 bis 1893 von JULIUS SCHEFF (1846 - 1922) in erster Auflage herausgegebene dreibändige "Handbuch der Zahnheilkunde". Als dessen erster Band erschien, der die vorklinischen Teile enthielt, war RÖSE Student am zahnärztlichen Universitätsinstitut in Berlin. Der Artikel "Makroskopische Anatomie" im Handbuch war von EMIL ZUCKERKANDL (1849 - 1910) und derjenige zur "Histologie der Zähne mit Einschluß der Histogenese" von VICTOR G. VON EBNER (1842 - 1925) verfaßt worden. Diese Arbeiten, die auch nach dem Urteil der Zeitgenossen "... die am Anfange dieses /,des neunten, der Verf./ Jahrzehntes allgemein acceptirten Resultate ..." enthielten (Schaeffer-Stuckert 1899, S. 497f.) bestätigten RÖSE, daß es gerade auf dem Gebiet der Zahnanatomie und der Odontogenese noch Unklarheiten gab, die durch genaue Untersuchungen aufgehoben werden könnten.

Es gab bei einem solchen Vorhaben für RÖSE zu dieser Zeit kein günstigeres Umfeld als die Berliner medizinische Fakultät. So beschäftigte sich der Direktor des zahnärztlichen Universitätsinstituts FRIEDRICH BUSCH (1844 - 1916) selbst ausgiebig mit anatomischen Forschungen. Er blieb für RÖSE in den folgenden Jahren einer der Diskussionspartner aus dem Kreis der zahnärztlichen Wissenschaftler. Wohlwollende Förderer fand er auch in den Direktoren der beiden anatomischen Institute, bei HEINRICH WILHELM GOTTFRIED WALDEYER (1836 - 1921) und OSCAR HERTWIG (1849 - 1922). Letzterem war RÖSE noch aus der Zeit des vorklinischen Studiums in Jena bekannt. RÖSE wandte sich der Zahnentwicklung - vorerst unter Ausschluß der Histogenese - beim Menschen zu. Das war ein verhältnismäßig überschaubares Gebiet, das bei entsprechendem Einsatz in absehbarer Zeit einen für den Beginn der angestrebten Hochschullehrerlaufbahn ausreichenden wissenschaftlichen Ertrag versprach. Seine wichtigsten Ergebnisse konnte RÖSE bereits am 25. April 1891 - also noch als Student - auf der neunten Sitzung der deutschen odontologischen Gesellschaft bekanntgeben, die im Hörsaal des Berliner zahnärztlichen Universitätsinstituts abgehalten wurde. Die Wertschätzung von RÖSEs Untersuchung war so groß, daß der Veranstaltung aus dem anatomischen Lehrkörper HANS VIRCHOW (1852 - 1940) und der Assistent BURCKHARDT (? - ?) als Gäste beiwohnten. (vgl. Röse 1892 I, S. 78f.) Die Endfassung der in Erlangen vervollständigten Studie (vgl. Röse 1891, S. 447) wurde noch im gleichen Jahr im renommierten "Archiv für mikroskopische Anatomie" veröffentlicht, zu dessen Herausgebern WALDEYER und O. HERTWIG gehörten.

Die Ergebnisse

RÖSE hatte als erster an einem umfangreichen Material (18 Embryonen und 9 Kinder) die menschliche Zahnentwicklung von ihrem Beginn an verfolgt. (vgl. Burckhardt 1892, S. 410)
Er konnte bestätigen, daß die bisherigen Anschauungen über die Zahnentwicklung grundsätzlich richtig waren. (vgl. Röse 1892 I, S. 79) Durch die sorgfältige mikroskopische Untersuchung der in Serienschnitte zerlegten Präparate war RÖSE in der Lage, die topographischen Relationen der bekannten Gewebestrukturen genauer zu bezeichnen und sichere Aussagen über deren morphologische Veränderungen zu bestimmten Zeiten im Lauf der Entwicklung zu machen. Daraus zog er dann Schlüsse über die Funktion dieser Strukturen im Prozeß der Odontogenese.
Die ersten Anzeichen der Zahnentwicklung sah RÖSE in der gemeinsamen Anlage der epithelialen Lippenfurchen- und Zahnleiste[28] zwischen dem 34. und 40. Tag (≙ 15 mm) der Embryonalentwicklung. (vgl. Röse 1891, S. 451) In der Zahnleiste sah er das eigentliche aktive Element. Sie bildete im Verlaufe des Tiefenwachstums ins Mesoderm an der facialen Seite die Anlagen für Milch- und Ersatzzähne. Nachdem diese

sich abgeschnürt hatten, löste sich die Zahnleiste mehr und mehr auf. Zurück blieben Epithelreste, aus denen sich Zysten, Atherome und Tumoren bilden konnten.[29] (vgl. Röse 1891, S. 461) Auf diese Epithelreste kam RÖSE später noch einmal zurück, als er sich mit den von BAUME erstmals beschriebenen schmelzlosen Zahnrudimenten beschäftigte, die bisweilen auf der labialen Fläche des Alveolarfortsatzes vorkommen. Während BAUME diese Befunde als eine Rückschlagsbildung (Atavismus) interpretierte, in der sich ein früher stammesgeschichtlicher Zustand widerspiegelt, sah RÖSE in ihnen die Produkte der durch pathogene Reize zur Hartsubstanzbildung angeregten Reste der Zahnleiste.[30] (vgl. Röse 1893 I, S. 120)

Die zeitlichen Bestimmungen besonders früher Entwicklungsphasen wurden von Fachkollegen akzeptiert und fanden Eingang in die zahnärztlichen Lehrbücher. (vgl. Zuckerkandl 1909, S. 152f.) Mit den Ergebnissen einer anderen Untersuchung präzisierte RÖSE später noch einmal den Zeitpunkt für den Anfang der Odontogenese, den er dann in oberflächlichen epithelialen, sog. placoiden Zahnanlagen sah, die bei 34 Tage alten Embryonen (≙ 11 - 12 mm) nachweisbar waren. (vgl. Röse 1893 II, S. 31) Diese über das Niveau der umgebenden Schleimhaut ragenden Epithelverdickungen bezeichnete RÖSE als primäre Zahnleiste im Gegensatz zu der eingewachsenen sekundären. (vgl. Röse 1894 I, S. 198) Später nahm er von dieser Unterscheidung Abstand. (vgl. Röse 1895 I, S. 584)

RÖSE bestätigte die Theorie von WALDEYERs Schüler ALBERT VON BRUNN (1849 - 1895) aus dem Jahre 1887 über die formbestimmende Wirkung der HERTWIGschen Epithelscheide bei der Konfiguration der Zahnwurzeln (vgl. Röse 1891, S. 471f.), indem bei fortwährendem Wachstum der kaudalen Ränder der Epithelscheide eine entsprechende bindegewebige Papille eingeschlossen wird.[31] Seine Vorstellung wurde bald darauf durch einen Fall aus der Praxis unterstützt. RÖSE extrahierte einen unteren Weisheitszahn, dessen Wurzel durch den Nerven und die Arterie des Unterkiefers perforiert war.

Diese Bildung konnte er durch die Annahme eines aktiven Tiefenwachstums der Epithelscheide während der Zahnentwicklung erklären. (vgl. Röse 1893 III, S. 5)
Die Epithelscheide sollte sich auch nach Beendigung ihrer Tätigkeit nie ganz auflösen; ihre Reste verhinderten eine direkte Verwachsung der Zahnwurzel mit der Alveolenwandung. (vgl. Röse 1895 I, S. 557) Diese Theorie wurde in die Vorstellungen über die stammesgeschichtliche Entstehung thekodonter Zähne aus direkt mit den Kieferknochen verwachsenen pleuro- oder acrodonten Zähnen der Reptilien (s. unten "Zur Morphologie der Zahnwurzel") einbezogen. (vgl. Röse 1893 IV, S. 87) Trotzdem hat RÖSE die Theorie nicht belegt, und es blieb unklar, wie von den bekannten MALASSEZschen Epithelnestern, die verstreut in der Wurzelhaut anzutreffen waren, eine entsprechende Flächenwirkung ausgehen konnte.
Eine seit RÖSEs Untersuchung nicht mehr angezweifelte Tatsache war, daß die Anlagen der Ersatzzähne unabhängig von denen der Milchzähne aus der fortwachsenden Zahnleiste entstehen und zwar zu einem Zeitpunkt, an dem die Milchzahnanlagen sich bereits von der Zahnleiste abgeschnürt haben.[32] (vgl. Röse 1891, S. 482) Den von älteren Autoren so genannten "Hals" der Zahnanlagen deutete er morphologisch als eine temporäre epitheliale Verbindungsbrücke mit der Zahnleiste. Indem RÖSE nachweisen konnte, daß die Anlagen der bleibenden Molaren in derselben Weise entstanden, wie die der anderen Zähne, und auch in ihrer Beziehung zur Zahnleiste keine Besonderheiten zeigten, beendete er eine davor recht kontrovers geführte Debatte der Fachleute. Durch die damit erzielte innere Einheitlichkeit gewann seine Erklärung an Überzeugungskraft.
Die für solche Erkenntnisse notwendige räumliche Vorstellung hatte RÖSE erhalten, indem er auf Anforderung O. HERTWIGs nach den untersuchten Schnittserien maßstabsgetreu vergrößerte Wachsmodelle herstellte. Dazu wandte RÖSE die mühsame BORNsche Modelliertechnik an[33], in die ihn BURCKHARDT eingewiesen hatte. (vgl. Röse 1891, S. 449) Bei die-

ser Methode wurde wie folgt vorgegangen: An dem Paraffinblock, der das fixierte und gefärbte Präparat in toto enthielt, wurden zwei senkrecht zueinander stehende Bezugsebenen angelegt und schwarz eingefärbt, so daß jeder Schnitt später zwei senkrecht zueinander verlaufende Linien zeigte. Dann wurde das Präparat in eine fortlaufende Serie von Schnitten mit konstanter Dicke zerlegt. Die Schnitte wurden vergrößert auf ebenfalls gleichmäßig starke Wachsplatten projeziert, die darzustellenden Strukturen ausgeschnitten und die so vorbereiteten Wachsplatten unter Berücksichtigung der Bezugslinien aneinandergesetzt. (vgl. Röse 1892 I, S. 89f,)
Das dreidimensionale Verständnis der Prozesse der Odontogenese setzte RÖSE in den didaktisch wirksamen Vergleich der wachsenden Zahnleiste mit einem Lavastrom um, der feststehende Felsbrocken - entsprechend den bindegewebigen Papillen - umfließt, wobei sich die verschieden zähen Schichten der Lava ähnlich verhalten, wie die Zellagen der Zahnleiste.[34] (vgl. Röse 1895 I, S. 584f.)
Die sechs Modelle, mit denen RÖSE die wesentlichen Phasen der Odontogenese veranschaulicht hatte, waren so gut gelungen, daß es wünschenswert schien, sie als Lehrmittel zu verbreiten. Die Aufgabe der professionellen Vervielfältigung übernahm das "Atelier für wissenschaftliche Plastik" von ADOLF ZIEGLER (? - ?) in Freiburg i.B. (vgl. auch Uschmann 1959, S. 159). Die Modelle wurden auf Tagungen der deutschen odontologischen Gesellschaft (vgl. Röse 1893 V, S. 15) und des Central-Vereins deutscher Zahnärzte (vgl. Schmidt 1893, S. 217) demonstriert. Die Wachsmodelle dürften dazu beigetragen haben, RÖSE im Kreis der wissenschaftlich interessierten Zahnärzte schnell bekannt zu machen.[35]
Es war aber besonders ein Befund aus seiner Untersuchung der menschlichen Odontogenese, der RÖSE beschäftigte und zu weiteren Studien reizte. Er hatte festgestellt, daß am Beginn der Bildung mehrhöckriger Backzähne für jeden Höcker eine separate Bindegewebspapille vorhanden war, die sekundär miteinander verschmolzen. Die Bildung der Anlagen der

einzelnen Höcker eines Zahns geschah zeitlich versetzt, und im selben Rhythmus begann in einer späteren Phase die Hartsubstanzablagerung.[36] (vgl. Röse 1892 III, S. 395)
RÖSE war gewohnt, ontogenetische Phänomene an den Maßstab des biogenetischen Grundgesetzes zu halten und nach möglichen Schlußfolgerungen für die Phylogenie zu befragen. Daher drängte sich ihm bei der erwähnten Beobachtung "... fast als selbstverständlich der Gedanke auf, daß die heutigen Molaren und ebenso die Prämolaren entstanden sind durch Verschmelzung mehrerer einfacher Kegelzähne zu den heutigen hochorganisierten Zahngebilden." (Röse 1892 III, S. 395) Es deutete sich damit eine Möglichkeit an, von der Ontogenese die Bildung einer komplizierten Form aus primitiven Elementen im Laufe der Stammesentwicklung abzuleiten.

II.3.3. Die Arbeiten RÖSEs zur Morphologie des Zahnsystems der Wirbeltiere

Die Entwicklung der Molarenformen bei Säugetieren durch Verwachsung (Konkreszenztheorie)

In den siebziger und achtziger Jahren hatten die beiden amerikanischen Paläontologen EDWARD DRINKER COPE (1840 - 1897) und HENRY FAIRFIELD OSBORN (1857 - 1935) aus den Überresten fossiler Säugetiere eine Theorie über die Entwicklung der Kronenformen der Molaren abgeleitet. (vgl. Osborn 1898, S. XXXII) Danach sollten sich an kegelförmigen Zähnen (haplodonter Typ) zuerst zusätzliche Spitzen gebildet haben (protodonter Typ). Aus dieser Form differenzierte sich eine aus drei annähernd gleichwertigen, sagittal angeordneten Spitzen bestehende Krone (triconodonter Typ). Durch unterschiedliche Seitverschiebung der Spitzen aus der Sagittalen entstand die Grundform des trituberkulären Zahns. Unter Annahme der Bildung von Nebenhöckern konnten aus dieser Grundform die Kronen der Molaren rezenter Säugetiere bis hin zu denen des Menschen abgeleitet werden.[37] (vgl. Röse 1895 I, S. 570) Nach dieser als Umwandlungs- oder Differenzierungstheorie bezeichneten Vorstellung hätte eine Homologie zwischen einem Säugermolaren und jeweils einem primitiven Kegelzahn der Sauromammalia, der postulierten unmittelbaren Vorfahren der Säugetiere, angenommen werden müssen. - Die Umwandlungstheorie konnte in Zweifel gezogen werden, weil das paläontologische Material verhältnismäßig geringfügig war und der Vorgang der Bildung zusätzlicher Höcker und Spitzen in der Ontogenese rezenter Säugetiere keine eindeutige Entsprechung hatte.

Mit der Überlegung zur Molarenbildung durch Verwachsung primitiver Elemente schien RÖSE gleich am Anfang seiner zahnmorphologischen Studien eine Theorie von großer Tragweite geschaffen zu haben. Sie hätte ein verhältnismäßig leicht nutzbares Instrument für die Suche nach dem Ursprung der Säugetiere sein können. - Im Juni 1892 wurde im "Anatomischen Anzeiger" RÖSEs Artikel "Ueber die Entstehung und Formabänderung der menschlichen Molaren" veröffentlicht, in dem er erstmals seine Verwachsungs- oder Konkreszenztheorie formuliert hatte. Als Grundlage dienten RÖSE hauptsächlich seine Untersuchungen der menschlichen Zahnentwicklung, daneben auch schon erste Ergebnisse aus Studien zur Zahnentwicklung von Kriech- und Säugetieren, zu denen später separate Arbeiten erschienen. Für eine wichtige Stütze seiner Theorie hielt RÖSE die Beobachtungen des Jenenser Zoologen WILLY KÜKENTHAL (1861 - 1922) bei der Zahnentwicklung von Walen. (vgl. Röse 1892 III, S. 402) KÜKENTHAL hatte festgestellt, daß die einspitzigen, reptilienartigen Zähne der Bartenwale aus Anlagen mehrspitziger Zähne entstanden, die sich bei der Verlängerung der Kiefer der Tiere während der Embryonalentwicklung sekundär aufspalteten. (vgl. Kükenthal 1891, S. 366) Die Veränderung der Zahnform, die sich in der stammesgeschichtlichen Phase des Übergangs von Wirbeltieren zum Landleben mit entsprechenden Ernährungsbedingungen vollzogen hatte, schien sich bei der

'Rückkehr' ins Wasser einfach umgekehrt zu haben.
RÖSE hatte bei der Bekanntgabe der Verwachsungstheorie übersehen, daß KÜKENTHAL auf Grund der angeführten Beobachtungen bei Bartenwalen zu derselben Theorie gekommen war und sie in dem von RÖSE zitierten Artikel auch schon deutlich ausgesprochen hatte.[38] So mußte RÖSE sich eine entsprechend herbe Kritik durch KÜKENTHAL gefallen lassen.[39] (vgl. Kükenthal 1892, S. 405) Das veranlaßte RÖSE zu einem eingehenden Literaturstudium, bei dem er feststellte, daß sich schon mehrere Forscher früher im Sinne der Verwachsungstheorie geäußert hatten, u.a. GIEBEL und der französische Odontologe ÉMILE MAGITOT (1833 - 1897). (vgl. Röse 1892 IV, S. 625f.) Obwohl viele der Wissenschaftler, die sich in den neunziger Jahren mit der Morphologie des Zahnsystems beschäftigten, die Verwachsungstheorie ablehnten, wurde sie von KÜKENTHAL und RÖSE, wenn auch mit gewissen Unterschieden, beibehalten. Die Theorie blieb an ihre Namen geknüpft, denn beide versuchten, in weiteren Arbeiten ihre Anwendbarkeit zu bestätigen.
Die Verwachsungstheorie bezweckte die Erkenntnis von Homologien zwischen Einzelzähnen und Zahngruppen bei verschiedenen Wirbeltierarten, um daraus auf genealogische Zusammenhänge schließen zu können. Es entsprach dem zeitgenössischen Erkenntnisstand in der Evolutionsforschung, daß man versuchte, diese Zusammenhänge in Zahlenverhältnissen auszudrücken. RÖSE meinte in einer seiner frühesten Arbeiten beispielsweise noch, das menschliche Gebiß aus 46 bis 52 Kegelzähnen ableiten zu können, eine Anzahl, die derjenigen bei rezenten Krokodilen entspräche. (vgl. Röse 1892 III, S. 420) Einen besonders krassen Ausdruck erhielt diese Überlegung in einer mehrfach verwendeten schematischen Darstellung für die Herleitung der Zähne des menschlichen Gebisses aus den Dentitionen von Reptilien (vgl. Röse 1892 III, S. 404 u.ö.), von der es später in einem Rückblick auf zahnmorphologische Forschungen in den neunziger Jahren hieß, daß sie "... als jeder Begründung entbehrend zurückgewiesen werden muss." (Adloff 1899, S. 459)

Indem die Anwendbarkeit der Verwachsungstheorie nach der Möglichkeit der Aufstellung solcher Zahlenverhältnisse beurteilt wurde, benötigte sie gewisse Freiheitsgrade. RÖSE nahm daher von vornherein an, daß nicht jeder Molarenhöcker im Ergebnis von Verwachsungsvorgängen entstanden sei, sondern daß sich im Verlauf der Entwicklung der Molaren durchaus auch Höcker durch "Aussprossung", also im Sinne der Umwandlungstheorie, entwickelt haben könnten. (vgl. Röse 1892 III, S. 398) Besonders dann sollte es zu Verwachsungen gekommen sein, "... wenn durch Anpassung an eine neue Lebensweise die Entstehung neuer Kauzahnformen verhältnißmäßig rasch erfolgen muß." (Röse 1895 I, S. 566) Diese Einschränkung hatte jedoch nur den Wert einer unbewiesenen Hilfskonstruktion.

So wie für die Umwandlungstheorie von COPE und OSBORN keine Belege aus der Ontogenese beigebracht werden konnten, fehlte es bei KÜKENTHALs und RÖSEs Verwachsungstheorie an Beweisen aus der Paläontologie und der vergleichenden Anatomie. RÖSE konnte nur auf eine allgemeine Tendenz zur Bildung höher organisierter und widerstandfähigerer Zähne aufmerksam machen, die sich schon früh in der Vertebratenreihe andeutete. (vgl. Röse 1892 III, S. 399) Er beschrieb diese Tendenz u.a. bei Amphibien (vgl. Röse 1893 IV, S. 573) und bei Chlamydoselachus anguineus (vgl. Röse 1895 II, S. 199 - 201).[40] Die Möglichkeit der Verwachsung hintereinander liegender Reptilienzähne blieb eine ausschließlich aus der Ontogenese abgeleitete Hypothese, für die sich in den beiden anderen morphologischen Wissenschaften keine Beweise fanden.[41] (vgl. Adloff 1899, S. 463)

Den Anstoß zu einer Weiterentwicklung der Verwachsungstheorie gab die Beobachtung KÜKENTHALs, daß bei einem Exemplar von Phocaena communis (Braunfisch) Zähne zweier aufeinanderfolgender Dentitionen miteinander verschmolzen waren. (vgl. Kükenthal 1893, S. 409) KÜKENTHAL schenkte diesem Phänomen wenig Beachtung, es wurde jedoch von LECHE in seine kritische Würdigung der Verwachsungstheorie einbezogen. LECHE meinte, daß weder RÖSEs Beobachtungen bei der menschlichen Odontogenese Beweiskraft hätten, noch diejenigen KÜKENTHALs bei den Bartenwalen, die letzteren deshalb nicht, weil die Übertragung von Vorgängen bei regressiven Veränderungen auf progressive, die grundsätzlich anders verlaufen, nicht zulässig sei. Dagegen sah LECHE in KÜKENTHALs Beobachtung beim Braunfisch einen Anhalt für die im Verlauf der Evolution erfolgte Zusammenziehung mehrerer Generationen primitiver Zähne mit dem Ergebnis einer reduzierten Anzahl von Dentitionen mit komplizierten Zähnen. (vgl. Leche 1895, S. 155) RÖSE wollte sich aus "stammesgeschichtlichen Gründen" diesen Vorstellungen nicht anschließen. (vgl. Röse 1895, I, S. 587) Nachdem aber noch in anderen Fällen die Beteiligung der Anlagen verschiedener Dentitionen bei der Bildung eines Molaren nachgewiesen worden war, konnte in dieser Form der Verwachsungstheorie wenigstens ein Anhalt für die Verminderung der Zahl der Zahngenerationen während der Phylogenese gesehen werden.[42] (vgl. Adloff 1899, S. 464)

Für RÖSE wurde im Verlaufe seiner Untersuchungen die Entscheidung zwischen der Umwandlungs- und der Verwachsungstheorie zunehmend unwichtiger. (vgl. Röse 1895 I, S. 565) Nicht nur er hatte erkannt, daß Einzelzähne der Vertreter verschiedener Wirbeltierarten nicht als einander homolog angesehen werden konnten. War es innerhalb des Säugetierstammes allenfalls möglich, Homologien zwischen Zahngenerationen anzunehmen, so war das beispielsweise im Vergleich verschiedener Reptilien untereinander nicht einmal mehr für die Zahnleiste als Ausgangsstruktur für die Summe aller Dentitionen zulässig. Unter Berufung auf HAECKELs frühe Definition, wonach 'wahre' Homologien "... nur zwischen Metameren oder deren Derivaten aufgestellt werden /können, der Verf./, ebensowenig aber über grössere Formenkreise und zwischen Organen niedriger Ordnung...", war der Begriff auf die Morphologie des Zahnsystems nicht anwendbar.[43] (Burckhardt, zit. n. Röse 1895 I, S. 563) Allen-

falls bestand zwischen den Zähnen der Wirbeltiere eine 'histologische' Homologie, da sie aus vergleichbaren Geweben aufgebaut waren.[44] (vgl. Burckhardt, ebenda.)
LECHE sprach der 'reinen' Verwachsungstheorie - wenigstens seitens der Entwicklungsbiologie - schon im Jahre 1895 ein bestimmtes, jedoch freundliches Schlußwort: "Aber ganz abgesehen davon, dass jede gut inspirirte und geschickt vorgetragene Hypothese dadurch nützt, dass sie das Interesse der Forscher für das behandelte Thema erweckt und zu eingehenden Untersuchungen ansporn t - und dieses Verdienst kann die moderne Verschmelzungshypothese in vollem Maasse in Anspruch nehmen -, scheint es mir, ... , wahrscheinlich, dass in der That Verschmelzung und Theilung der Zähne bei der geschichtlichen Entwicklung des Gebisses eine Rolle gespielt haben, wenn auch diese Vorgänge nicht entfernt jene fundamentalen Resultate erzielt haben, welche die Anhänger der besagten Hypothese denselben zuschreiben." (Leche 1895, S. 156)

Zahnleiste und Dentitionen

Die Existenz zweier Dentitionen, des Milchgebisses und des permanenten Gebisses, und der Zahnwechsel waren Tatsachen, für welche die zahnärztliche Praxis keine weiteren Begründungen brauchte. Anders verhielt sich das für die Gebißmorphologie von Säugetieren und Wirbeltieren im allgemeinen vor dem Hintergrund der Evolutionslehre.
Einige Säugetiere bilden nur eine Dentition bis zur Funktionstüchtigkeit aus (Monophyodontie), andere aber zwei (Diphyodontie). Daraus ergab sich die Frage, welche von beiden Formen als ursprünglich anzusehen war. Für das menschliche Gebißsystem kam als weiteres Problem die Entscheidung hinzu, welcher von beiden Dentitionen die permanenten Molaren zugeordnet werden konnten.
BAUME hatte für die erste Frage eine Theorie aufgestellt, die dadurch weite Verbreitung fand, daß ZUCKERKANDL sie

in die erste Auflage von SCHEFFs "Handbuch der Zahnheilkunde" übernahm. BAUME sah in der einen Zahnleiste die gemeinsame Matrix für alle Zähne, weshalb eine Unterscheidung zweier Dentitionen entwicklungsgeschichtlich nicht zu begründen wäre.[45] Dem real stattfindenden Zahnwechsel trug er durch den Begriff des "Scheindiphyodontismus" Rechnung. Die Tendenz der Entwicklung würde zurück auf den "ursprünglichen Monophyodontismus" weisen.[46] (vgl. Zuckerkandl 1891, S. 168 - 171)
Gegen diese Annahme wendete sich RÖSE bereits in seiner Habilitationsschrift über die menschliche Zahnentwicklung. Er argumentierte, daß man unter der Voraussetzung eines primären Monophyodontismus erwarten müßte, daß die Zahnleiste bei monophyodonten Säugetieren in der einen gebildeten Zahnreihe aufginge. RÖSE hatte aber festgestellt, daß z.B. beim Gürteltier (Dasypus) und bei der Beutelratte (Didelphys) auch nach der Abschnürung der Zahnanlagen die Zahnleiste noch weiterhin bestand. Das wertete er als einen Beweis für eine in der Stammesgeschichte verloren gegangene zweite Dentition. (vgl. Röse 1891, S. 473)
Die Zahnleiste bildete den Ausgangspunkt und die Grundlage für alle weiteren Überlegungen hinsichtlich der Beurteilungen der Dentitionen. In seinen Untersuchungen von Knochenfischen und Krokodilen entwickelte RÖSE Vorstellungen dazu, über welche Vorstufen es im Verlauf der Phylogenie zur Ausbildung der Zahnleiste gekommen sein könnte. O. HERTWIG hatte als primitivste Form der Zähne die placoidschuppenähnlichen Zähnchen der Selachier erkannt. Bei diesen Knorpelfischen war prinzipiell die ganze Mundschleimhaut zur Bildung kleiner Zähnchen in der Lage. Beim Auftreten von größeren Kieferzähnen konnten diese sich nicht in der dünnen Kieferschleimhaut bilden, deshalb senkten sich Teile des Epithels zapfenartig in das Mesoderm, so z.B. beim Lachs (Salmo salar). (vgl. Röse 1894 III, S. 661) Als Übergangsstadium zur Zahnleiste faßte es RÖSE auf, wenn sich mehrere solcher Zapfen gedrängt in einer Reihe befanden und an der Basis teilweise ineinander übergingen.

(vgl. Röse 1895 I, S. 555)
Bei allen höheren Wirbeltieren blieb die Fähigkeit der Zahnbildung auf den Teil der Mundschleimhaut beschränkt, der als Zahnleiste in das Bindegewebe hineinwuchs. (vgl. Röse 1894 III, S. 655)
Ausgehend von der Stammbaumvorstellung, wonach auch die rezenten Vögel, die keine funktionierenden Zähne ausbilden, sich aus polyphyodonten, reptilienartigen Vorfahren entwikkelt haben, suchte RÖSE bei den Embryonen verschiedener Vogelarten gezielt nach Resten einer Zahnleiste. Er konnte sie nachweisen (vgl. Röse 1892 V, S. 749ff.) und leitete daraus das allgemeine Prinzip ab: "..., *dass die Anwesenheit einer wohlausgeprägten Zahnleiste an und für sich beweist, dass das betreffende Tier entweder selbst mehrere Zahnreihen besitzt, oder dass es doch von Vorfahren abstammt, die mehrere regelmässige Zahnreihen (Dentitionen) besessen haben.*" (Röse 1895 I, S. 579) Damit trat er BAUMEs Vorstellung vom primären Monophyodontismus bzw. 'Scheindiphyodontismus' bei vielen rezenten Arten entgegen.[47] Der Begriff der Dentition wurde an die Existenz einer Zahnleiste geknüpft und bezeichnete eine Reihe gleichzeitig angelegter Zähne. Eine Dentition im morphologischen Sinn bedeutete nicht, daß ihre Elemente gleichzeitig in Funktion standen. (vgl. ebenda.)
Diese Festlegung diente auch der Zuordnung der bleibenden Molaren des Menschen. RÖSE hatte sie ursprünglich als Endglieder besonderer Dentitionen aufgefaßt, deren Zwischenglieder im Verlauf der Evolution verloren gegangen waren. (vgl. Röse 1895 I, S. 586) Diese Deutung hing mit der anfangs vertretenen Verwachsungstheorie zusammen. Indem er deren Unhaltbarkeit zugestand, konnte er sich der Meinung LECHEs anschließen, wonach in den Molaren "Milchzähne ohne verkalkte Nachfolger" zu sehen seien (vgl. ebenda, S. 587),

und "... dass die Molaren bei allen Säugethieren dem Milchgebiss angehören." (Leche 1900, S. 999)
Die inhaltliche Bedeutung des morphologischen Dentitionsbegriffes entfernte sich noch weiter von dem in der zahnärztlichen Praxis verwendeten, als bei vielen Säugetieren in verschiedenen Entwicklungsstadien Andeutungen weiterer Zahngenerationen in unterschiedlicher Ausprägung gefunden wurden. Die hergebrachte Vorstellung von der Existenz einer Milch- und einer bleibenden Dentition, wonach unter letzterer die bei den erwachsenen Organismen in Funktion stehende zu verstehen war, mußte überdacht und mit neuen Befunden in Einklang gebracht werden. Dazu eigneten sich besonders Untersuchungen der Gebißentwicklung bei Beuteltieren, bei denen der Zahnwechsel auf einen Zahn, den dritten Prämolaren, beschränkt war. Erst seit 1868 war durch WILLIAM HENRY FLOWER (1831 - 1899) bekannt geworden, daß überhaupt ein Zahnwechsel bei Beuteltieren stattfand. Nach seiner Meinung nahmen sie eine Zwischenstellung zwischen mono- und diphyodonten Säugetieren ein. Aus vergleichend anatomischen Erwägungen kam FLOWER zu der Ansicht, daß die Zähne der Beuteltiere der permanenten oder zweiten Dentition anderer Säugetiere entsprachen und nur ein einzelner, später ersetzter Milchzahn auftrat. (vgl. Flower 1868, S. 638f.) Der Paläontologe O. THOMAS (? - ?) wendete diese Deutung auf den von ihm nachgewiesenen, ebenfalls auf einen Zahn beschränkten Zahnwechsel bei einem Beuteltier aus dem Mesozoikum (Triconodon serrula) an. Er entwickelte die Hypothese, daß es sich bei der Milchdentition um eine phylogenetische Neuerwerbung der Säugetiere handelte, die bei den Beuteltieren ihren Anfang genommen habe. (vgl. Leche 1900, S. 1003)
Die vergleichend anatomisch und paläontologisch gestützte 'Theorie von FLOWER und THOMAS' - diese Bezeichnung findet sich häufig in der einschlägigen zeitgenössischen Literatur - wurde durch mikroskopische Untersuchungen der Odontogenese bei Beuteltieren widerlegt. RÖSE konnte durch eigene Arbeiten die Auffassung KÜKENTHALs bestätigen, wonach

bei Beuteltieren Anlagen zu zwei Dentitionen vorhanden waren und sich die Odontogenese in frühen Stadien nicht von der bei anderen Säugetieren unterschied. (vgl. Röse 1892 VI, S. 704) Die zwei Zahngenerationen im embryonalen Zustand bei Beuteltieren sprachen gegen die Ansichten von FLOWER und THOMAS von einem sekundären Erwerb der Milchdentition. (vgl. Röse 1893 VII, S. 755)
Die Anlagen für die zweite Dentition, von der nur ein Prämolar zur Ausbildung kam, wurden lingual von der funktionierenden Zahnreihe angetroffen. Aus der Kenntnis der Tätigkeit der Zahnleiste wurde geschlossen, daß es sich um Anlagen zur sogenannten Ersatzdentition handelte. Daher mußten die funktionierenden Zähne der Beuteltiere bis auf den gewechselten dritten Prämolaren als 'permanente Milchdentition' angesehen werden. Andere Zahnanlagen, die man labial von der in Funktion stehenden Zahnreihe fand, stellten demnach eine prälacteale oder Vormilchdentition dar. (vgl. Leche 1900, S. 1005)
Vormilchzahnanlagen wies RÖSE auch beim Menschen nach. (vgl. Röse 1895 I, S. 581) und außerdem Anlagen zu einer 'postpermanenten' Dentition (vgl. Röse 1895 III), also Zähne bzw. Zahnanlagen, die sich lingual von den Zähnen der Ersatzdentition befanden. Zusammen mit den nur von RÖSE beschriebenen placoiden Zahnanlagen (vgl. oben S. 27) konnten für das menschliche Gebiß fünf Dentitionen angenommen werden: 1. Reste placoider Zahnpapillen; 2. eine prälacteale Dentition; 3. das Milchgebiß; 4. das Ersatzgebiß und 5. eine 'postpermanente' Dentition. (vgl. Leche 1900, S. 1001f.)
Während RÖSE den auf den letzten Prämolaren reduzierten Zahnwechsel bei Beuteltieren für eine phylogenetische Rückbildungserscheinung hielt, sah er in der 'postpermanenten' Dentition ein "Zukunftsgebiß". (Röse 1895 I, S. 591) Auch die damit zugegebene Möglichkeit, daß sich die von einer Zahnleiste ausgehende Zahl der Zähne und Dentitionen nicht nur durch Reduktion, sondern auch durch Vermehrung, entweder als Atavismus oder wirklicher Neuerwerb im Laufe der

Stammesgeschichte, verändern konnte, sprach entschieden gegen Versuche, im Gebißsystem der Säugetiere nach Homologien zu fahnden, um sie in phylogenetische Hypothesen über den Ursprung dieses Tierstammes einzupassen.

Zur Morphologie der Zahnwurzel

In den zeitgenössischen Arbeiten zur Morphologie der Zahnsysteme von Wirbeltieren fand die Bildung der Zahnwurzel so gut wie keine Berücksichtigung. Für RÖSE war die Wurzelbildung "... jedenfalls eine ganz sekundäre Erscheinung, die zu stammesgeschichtlichen Spekulationen keinen Anlass giebt." (Röse 1895 I, S. 569) Er berücksichtigte das Thema jedoch in verschiedenen Arbeiten.

Nach dem damals vielbeachteten Aufsatz über die Zahnbildung bei Haifischen (Selachier) seines Lehrers O. HERTWIG hielt RÖSE die frei in der Schleimhaut liegenden Zähnchen dieser Tiere für die primitivste Form der Zähne überhaupt. (vgl. Röse 1895 I, S. 557) O. HERTWIG hatte beobachtet, daß die Zementsockel dieser placoiden Zähnchen verwachsen und sah darin ein ursprüngliches Bildungsprinzip, das einem Teil des Schädelskeletts zugrunde lag. (vgl. O. Hertwig 1874, S. 120) Er ergänzte damit GEGENBAURs Theorie von der Entwicklung des Schädels aus dem an Haifischen untersuchten sog. Primordialcranium, in dem GEGENBAUR ein Ergebnis der Verwachsung von Metameren sah. (vgl. ebenda, S. 199f. und oben S. 12) RÖSE meinte, daß seine Beobachtung der ersten placoidschuppenähnlichen Zähne bei Krokodilen, die schon vor dem Auftreten des MECKELschen Knorpels Zementsockel bildeten, eine wichtige Stütze für O. HERTWIGs Theorie zur Entwicklung der Belegknochen im Bereich der Mundhöhle war. (vgl. Röse 1892 VII, S. 225f.)

Für eine nächste Entwicklungsstufe hielt RÖSE die bei vielen Amphibien und Reptilien vorkommenden Kieferzähne, die entweder mit der schräg abgeflachten Innenseite des Kieferknochens (pleurodont) oder über einen Zementsockel mit dessen oberem Rand (acrodont) verwachsen waren.[48] (vgl. Röse 1892 II, S. 134) Der Zahnwechsel ging bei diesen Tierarten mit dem Verlust des verbindenden Zementsockels einher. In dieser "unzweckmäßige/n/ Materialverschwendung" sah RÖSE sehr mechanistisch so etwas wie einen Entwicklungsimpuls hin zu Zähnen, die in einem Knochenfach befestigt waren, ohne direkt mit dem Kieferknochen verwachsen zu sein (thekodont).[49] (vgl. Röse 1895 I, S. 557) In der Odontogenese bei Krokodilen konnte er die Entwicklung von den placoiden bis zu thekodonten Zähnen mit entsprechenden Übergängen verfolgen. (vgl. Röse 1894 I, S. 227) Als paläontologischen Hinweis für den Übergang zur thekodonten Bezahnung deutete RÖSE Befunde bei paläozoischen Amphibien (Stegocephalen) und Reptilien (Protosaurus). (vgl. Röse 1893 IV, S. 87) In frühen Arbeiten verglich RÖSE die thekodonten Krokodilzähne mit Zähnen von Säugetieren, bei denen das Wurzelwachstum noch nicht abgeschlossen und das Foramen apicale weit offen war. (vgl. Röse 1892 II, S. 132) Er war fest davon überzeugt, daß sich Übergänge zwischen der Bezahnung thekodonter Reptilien und Säugetiere in der vergleichenden Anatomie und in der Paläontologie finden lassen würden. (vgl. Röse 1892 II, S. 143)

Die Möglichkeiten der Morphologie der Zahnsysteme bei der Klärung der Phylogenie der Säugetiere

Am Anfang von RÖSEs Arbeiten zur Gebißmorphologie stand die Verwachsungs- oder Konkreszenztheorie, eine unmittelbare Übertragung des biogenetischen Grundgesetzes auf die Entwicklung der mehrhöckrigen Backzähne von Säugetieren. Die großen Hoffnungen, die RÖSE hinsichtlich der Lösung der von HAECKEL sog. 'Frage aller Fragen' (vgl. oben, S. 23) in diese Theorie gesetzt hatte, klangen in den frühen Arbeiten häufig an.

In anderen Fragen wich RÖSE schon früh von den Positionen HAECKELs ab. So hat sich RÖSE bereits in seinem ersten zusam-

menfassenden Artikel auf Grund seiner Untersuchungen gegen die monophyletische Stammbaumvorstellung gewandt: "Der wahre Stammbaum hat aber vermutlich viel eher die Form eines am Spalier gezogenen Obstbaumes oder eines Weinstockes mit vielen parallelen Zweigen, welche von einer gemeinsamen b r e i t e n Basis entspringen." (Röse 1892 IV, S. 632)
Wie HAECKELs Schüler KÜKENTHAL sprach sich auch RÖSE gegen die in das monophyletische Konzept passende Hypothese der Säugetierabstammung von den Theromorphen aus. (vgl. oben, S. 23) Ausgehend von seiner Studie über die Zahnentwicklung bei Krokodilen hielt er sich für "... vollkommen berechtigt zu dem Schlusse, dass die direkten Vorfahren der Säugethiere vielzahnige, thekodonte Reptilien waren..." (Röse 1892 IV, S. 635), für die es allerdings noch keine paläontologischen Beweise gab. RÖSE hielt es für möglich, daß sich Säugetiere und Theromorphe unabhängig aus diesen hypothetischen Reptilien entwickelt hatten. (vgl. Röse 1893 VI, S. 576)
Die drei Grundtypen von Molaren, die bei Säugern angetroffen wurden, die triconodonte, die trituberkuläre und die multituberkuläre Form, zwischen denen nach seiner Meinung keine "unanfechtbaren Zwischenstufen" dokumentiert waren, ließen RÖSE auch drei unabhängig voneinander entstandene Säugetierklassen vermuten: "Im grossen und ganzen sprechen die bisher vorliegenden spärlichen Thatsachen dafür, dass wir n i c h t a n e i n e e i n h e i t l i c h e , s o n d e r n v i e l m e h r a n e i n e m e h r - g e s c h l e c h t i g e A b s t a m m u n g d e r S ä u g e t h i e r e d e n k e n m ü s s e n ." (Röse 1895 I, S. 577; vgl. unten "Physische Anthropologie - Sozialanthropologie")
Ebenfalls eine sehr weitreichende und nicht den zeitgenössischen Annahmen entsprechende Schlußfolgerung zog RÖSE aus der von ihm beobachteten Anlage freier Schleimhautpapillen während der Odontogenese beim Menschen, die er für den Überrest der primitivsten Form der Zahnbildung hielt. Weil er dieses "freie Papillenstadium" nur beim Menschen und

nicht bei anderen Säugetieren beobachten konnte, stellte er die These auf, daß die Primaten schon zu Beginn oder in der Mitte des Mesozoikums vom Säugetierhauptstamm abgezweigt wären. Nach seinen vergleichend anatomischen Untersuchungen hielt er den immerwachsenden Zahn der Huftiere für das höchste Prinzip der Zahnbildung und meinte dementsprechend, das "... bunodonte Gebiß des Menschen und der Primaten... /wäre, der Verf./... keineswegs hochdifferenzirt, sondern stellt/e/ unter den Säugethieren eine der primitivsten Gebissformen dar." (Röse 1893 II, S. 32) Auch das sprach nach RÖSE für die frühe separate Entwicklung der Primaten. - Unter Anwendung des biogenetischen Grundgesetzes war RÖSE demnach zu Vorstellungen gelangt, die sich sehr von denen HAECKELs unterschieden.
Seine eigenen Ergebnisse im Zusammenhang mit der Diskussion, die RÖSEs Verwachsungstheorie unter Spezialisten ausgelöst hatte, ließen ihn von dieser immer weiter abrücken. Offenbar lastete er die Nichtanwendbarkeit dieser Theorie, mit der er große Hoffnungen verbunden hatte, dem biogenetischen Grundgesetz selbst und nicht der Unzulässigkeit seiner Adaptation auf die Gebißmorphologie an. Wo RÖSE zuerst die Übereinstimmungen zwischen Ontogenie und Phylogenie hervorgehoben hatte, machte er später auf die Unterschiede aufmerksam.[50] Es kam soweit, daß er sich, wenn auch nicht aus naturwissenschaftlichen Erwägungen, am Beginn seiner letzten Werkphase entschieden gegen das biogenetische Grundgesetz aussprach. (Sekt. Stom. Erfurt, 4.1.1922, Bl. 13 r)
Ein Dokument aus RÖSEs Münchener Zeit legt nahe, daß er mit dem biogenetischen Grundgesetz auch die DARWINsche Entwicklungslehre überhaupt in Zweifel gezogen hat. In einem Empfehlungsschreiben bat VON KUPFFER um eine Förderung von RÖSEs gebißmorphologischen Arbeiten mit folgender Begründung: "Man darf sich nicht vorstellen, dass die Zahnkunde ... nur ein specielles Wissensgebiet abgiebt, dessen Werth über die eigenen Grenzen nicht hinausreicht, ...
Das Studium der Zähne im Sinne der historischen Aufeinan-

derfolge wechselnder Wirbeltierformen hat sich viel mehr als eine Quelle von Aufschlüssen bedeutungsvoller Art für Fragen ergeben, welche die gesammte Geisteswelt in unserer Zeit tief bewegen. So hat es sich gezeigt, dass aus dem Studium der Transformation der Gebisse fossiler Formen sich die wichtigsten Argumente gegen die Allgemeingültigkeit der Darwinschen Selectionslehre ergeben." (Slg.R. 7)

Von der Ontogenie zur Paläontologie

Von 1894 bis 1896 erschienen die drei Teile von HAECKELs "Systematische/r/ Phylogenie". Darin setzte er sich mit dem zeitgenössischen Forschungsstand auf dem Gebiet der Entwicklungswissenschaften auseinander. HAECKEL wollte damit seine Vorstellungen vom Stammbaum der Lebewesen in ihrem Wert als "heuristische Hypothese" (Haeckel 1895, S. VI) für künftige Untersuchungen erhalten und erhöhen.
In den Abschnitt über die Stammesgeschichte der Säugetiere nahm HAECKEL die Theorien seiner Schüler KÜKENTHAL und RÖSE zur Entstehung der Molaren durch Verwachsung einfacher Kegelzähne auf. (vgl. Haeckel 1895, S. 449f.) Die von HAECKELs Interpretation der Abstammungslehre inspirierte Theorie paßte nahtlos in das monophyletische Schema.
Für RÖSE selbst dürfte diese Form der Anerkennung seiner wissenschaftlichen Arbeiten keine große Befriedigung bedeutet haben, denn zur Zeit des Erscheinens der "Systematische/n/ Phylogenie" nahm er hinsichtlich der Möglichkeiten der Gebißmorphologie bei der Beantwortung der Frage nach dem Ursprung der Säugetiere eine Position ein, die sich von derjenigen HAECKELs unterschied. Mit den vielen Erkenntnissen, die er selbst und andere Forscher auf diesem Gebiet in der ersten Hälfte der neunziger Jahre gesammelt hatten, war der Optimismus verflogen, den die frühe Verwachsungstheorie widerspiegelt hatte. RÖSE (vgl. Röse 1895 I, S. 550) schloß sich der Meinung LECHEs an, der nach seiner kritischen Analyse des Forschungsstandes geschrieben hatte: "Wer-

fen wir schliesslich einen Blick zurück auf die Leistungen der Ontogenie im Dienste der Morphologie des Zahnsystems, so können wir uns allerdings nicht verhehlen, dass die hochgespannten Hoffnungen, welche man vielfach an den erstgenannten Forschungszweig geknüpft hat, sich bisher nur in bescheidenem Maasse erfüllt haben. So sind die Erwartungen, welche mancherseits gehegt wurden, durch die Ontogenie Aufschluss über die Entstehung des Säugethierzahnes aus dem der niederen Wirbelthiere zu erhalten, wenigstens bisher völlig getäuscht worden." (Leche 1895, S. 156)
Die Möglichkeiten der Ontogenie waren für die Morphologie der Zahnsysteme weitgehend erschöpft und ein Fortschritt war nur durch eine stärkere Beachtung der vergleichenden Anatomie und besonders der Paläontologie zu erwarten. Wenn RÖSE 1895 nach München ging, hing das nicht nur mit dem zu dieser Zeit sicheren Scheitern seiner Karriere als Hochschullehrer in Freiburg und der Hoffnung auf einen Neubeginn an dem in Aussicht gestellten zahnärztlichen Universitätsinstitut der bayerischen Landeshauptstadt zusammen. (vgl. oben, S. 3f.) Der Wechsel nach München bedeutete auch die Orientierung auf die Paläontologie, die sich zwangsläufig aus der eigenen Arbeit heraus ergeben hatte.
Von RÖSEs Studien in der paläontologischen Sammlung unter VON ZITTEL zeugen nur zwei Artikel. (vgl. Röse 1897 I und 1897 II) Besonders die Untersuchung über die Zahnentwicklung des Rindes verdeutlichte die Konsequenzen, die RÖSE aus seinen früheren Arbeiten gezogen hatte. Der Aufbau in zwei Teile, einen ontogenetischen, den BARTELS, RÖSEs Nachfolger in Freiburg, verfaßt hatte, und einen paläontologischen von RÖSE, war ein Zeichen für die Notwendigkeit der Verbindung der morphologischen Disziplinen und eine Abkehr von der Überbetonung der Ontogenie.[51] Der kritische Vergleich beider Teile der Arbeit mündete in die ernüchternde Erkenntnis über die sehr engen Grenzen, welche der Anwendung des biogenetischen Grundgesetzes auf die Gebißmorphologie der Säugetiere (vgl. oben, S. 43) und damit auch den Möglichkeiten dieser Forschungsrichtung bei der

Lösung von HAECKELs 'Frage aller Fragen' (vgl. oben, S. 23) gesetzt waren.

Spätere Tendenzen bei morphologischen Untersuchungen der Zahnsysteme

Keineswegs war Mitte der neunziger Jahre generell die Hoffnung aufgegeben worden, durch Untersuchungen der Gebißmorphologie Argumente zur Stützung der Abstammungslehre zu erhalten. In mehrfacher Hinsicht bedeutete dieser Zeitpunkt jedoch eine Zäsur. Der Kenntnisstand auf dem Gebiet der Morphologie der Zahnsysteme hatte bis dahin ein solches quantitatives Ausmaß angenommen, daß einem 'nebenberuflich' Forschenden der Zugang kaum noch möglich war. Außerdem mußten sich in der Erkenntnis der Unzulänglichkeit der Konzentration auf Untersuchungen der Odontogenese auch die notwendigen technischen Voraussetzungen für die Forschung ändern. Die materiellen Bedingungen für die histologische Arbeit konnten verhältnismäßig leicht aufgebracht werden. Der Forscher war bei der Präparateherstellung vielleicht auf die technische Ausrüstung einer entsprechenden wissenschaftlichen Einrichtung angewiesen, jedoch nicht unbedingt bei der eigentlichen Untersuchung. Er war relativ zeit- und ortsunabhängig. Dagegen setzten vergleichend anatomische und paläontologische Untersuchungen reichhaltige Sammlungen voraus. Damit war eine effiziente Arbeit an eine sehr begrenzte Zahl europäischer und amerikanischer Universitätsstädte gebunden. Die Möglichkeiten interessierter 'nebenberuflicher' Forscher waren eingeschränkt und eine Entwicklung des Gebiets nur von Spezialisten zu erwarten.
Sehr deutlich spiegeln sich die veränderten Intentionen bei thematischer Kontinuität in den Arbeiten von LECHE wider. Von seiner Studie "Zur Entwicklungsgeschichte des Zahnsystems der Säugetiere", für welche er die Vorarbeiten schon in den achtziger Jahren begonnen hatte (vgl. Leche 1895, S. 4), erschien der erste, ontogenetische Teil 1895, die beiden Teile zur Phylogenie 1902 und 1907. Bei der Bearbei-

tung der Odontogenese versuchte LECHE, "... durch zusammenhängende Untersuchungen einer grösseren Formenreihe eine Uebersicht über die Entwicklungsmodi zu gewinnen." (ebenda.) Bei seinen phylogenetischen Forschungen ging LECHE davon aus, daß durch die Untersuchung der Überreste möglichst vieler Individuen zuerst die Variationsbreite bestimmter Merkmale innerhalb einer Art festgestellt werden müßte, bevor ein Vergleich zwischen verschiedenen Arten zulässig war. (vgl. Leche 1902, S. 3) Er trug dadurch der Komplexität der belebten Natur Rechnung. LECHE vermied übergreifende und verallgemeinernde Aussagen, die er nicht an seinem Material belegen konnte und entging damit der Gefahr, unbeweisbare 'Zahnphilosophien' zu konstruieren. LECHE wollte besonders den Fehler vermeiden, den viele Autoren entwicklungsbiologischer Arbeiten in dieser Zeit begingen, indem sie die DARWINsche Evolutionslehre, die sie eigentlich stützen wollten, als schon erwiesen voraussetzten. (vgl. Leche 1902, S. 2) Sein Vorgehen[52] forderte eine Beschränkung auf die exemplarische Untersuchung einzelner Tierarten, für die Material in ausreichender Menge zur Verfügung stand. - Mit LECHEs Arbeiten als Maßstab war es unwahrscheinlich, daß RÖSE die sich gestellte Aufgabe, "... das ganze Gebiet der Bezahnung fossiler und recenter Wirbeltiere incl. die Menschen in einer gross angelegten Odontographie zur Darstellung zu bringen..." (Slg.R. 7), in einer den zeitgenössischen wissenschaftlichen Erfordernissen entsprechenden Form hätte erfüllen können.

Eine Tendenz zur Spezialisierung wurde auch in der Wahl der morphologischen Themen deutlich, die Zahnärzte in der zweiten Hälfte der neunziger Jahre und zu Beginn unseres Jahrhunderts bearbeiteten. In anatomischen Studien beschäftigten sie sich hauptsächlich mit dem menschlichen Gebiß. Im mikroskopischen Bereich untersuchte man z.B. die Struktur der Hartsubstanzen und stellte Verbindungen zu den Vorstellungen über die Ätiologie der Zahnkaries her. Andere Zahnärzte setzten die histologischen Untersuchungen des Zahnmarks fort und schufen damit das theoretische Fundament der

Endodontie.
Im makroskopischen Bereich suchte man u.a. die Ursachen für Anomalien der Form von Einzelzähnen oder des Zahnbogens bzw. der Zahnzahl zu ergründen. Dabei wurden teilweise die Ergebnisse der morphologischen Arbeiten aus der ersten Hälfte der neunziger Jahre herangezogen.
Einige zahnärztliche Wissenschaftler mit entsprechenden Möglichkeiten wandten sich auch anthropologischen Themen zu. Wenn sich aber beispielsweise OTTO WALKHOFF (1860 - 1934) mit den damals bei Krapina entdeckten Überresten früher Menschen beschäftigte, ging es nicht mehr um die Frage des Ursprungs des Säugetierstammes, sondern unmittelbar um die Abstammung des rezenten Menschen von anthropoiden Vorfahren. (vgl. Walkhoff 1907, S. 100)
Ein einzelner später Versuch eines Zahnarztes, die Phylogenie des Menschen aus der Gebißmorphologie zu erklären, krankte deutlich an der Diskrepanz zwischen dem Wissen um die Vielfalt zu berücksichtigender Faktoren und der Unmöglichkeit, alle diese Faktoren selbst wissenschaftlich zu bearbeiten. Deshalb kam diese Arbeit über das Niveau einer selbst hinsichtlich der Vollständigkeit und kritischen Wertung unbefriedigenden Literaturstudie nicht hinaus. (vgl. de Terra 1905)
Mit zunehmender Spezialisierung wurde es immer unwahrscheinlicher, daß bedeutende Entdeckungen auf den Gebieten der Natur-, besonders der Biowissenschaften von anderen als von ausgesprochenen Fachleuten gemacht werden konnten. Für viele Akademiker bedeutete es eine deprimierende Einsicht, daß die Zeit der Universalgelehrten endgültig vorüber war.

III. Kariesstatistik und Kariestheorie im Werk von RÖSE

III.1. Vorbemerkung: Ziele und Möglichkeiten statistischer Untersuchungen der Kariesmorbidität

Die Reichsgründung von 1871 brachte die politischen Voraussetzungen für eine schnelle wirtschaftliche Entwicklung Deutschlands. Um die in diesem Zusammenhang entstandenen gesellschaftlichen Spannungen zu entschärfen, wurde durch den Staat eine Politik betrieben, welche direkte Repressionen gegenüber der Sozialdemokratie mit Sozialreformen verband. Diese Sozialreformen bildeten zusammen mit den Erfolgen der Mikrobiologie den Hintergrund für eine zunehmende Wertschätzung der Sozialhygiene als Wissenschaft.
Eine wesentliche Voraussetzung für die Bestimmung der Ziele der Sozialhygiene und die praktische Umsetzung ihrer Ergebnisse war die Kenntnis des hygienischen Zustands der Bevölkerung insgesamt und typischer Differenzen zwischen sozial, kulturell oder ethnisch charakterisierten Bevölkerungsgruppen. Als Forschungsmethode kamen Bevölkerungs- und Gesundheitsstatistiken in Frage, wie sie in verschiedenen europäischen Ländern schon im 18. Jahrhundert im Rahmen der Kameralwissenschaften aufgestellt worden waren. Bereits in der ersten Hälfte des 19. Jahrhunderts waren in einigen deutschen Staaten statistische Büros eingerichtet worden, deren Ergebnisse und Erfahrungen genutzt werden konnten. Im Jahre 1871 wurde auf dem Verordnungsweg eine Statistik der Todesursachen reichseinheitlich geregelt (vgl. Flinzer 1905, Bd. 2, S. 596) und seit 1875 waren Standesämter für die Berichterstattung über Geburten, Eheschließungen und Todesfälle in ihrem Verwaltungsbereich verantwortlich. - Trotzdem waren detaillierte Aussagen über den Gesundheitszustand der Bevölkerung nicht möglich. Ein Mangel der Todesursachenstatistik bestand z.B. darin, daß eine generelle ärztliche Leichenschau nicht gesetzlich vorgeschrieben war. An der Bevölkerungs- und Todesursachenstatistik konnte man über den allgemeinen Gesundheitszustand

ebensowenig ein Bild gewinnen, "... wie man an der Schilderung von Schlachten eine Vorstellung von der Geschichte eines Volkes erhält." (Fischer 1914, S. 9)

Eine vollständige Morbiditätsstatistik wurde nur über meldepflichtige Infektionskrankheiten geführt. Für einzelne andere Krankheiten wurden an bestimmten Stichtagen Zählungen vorgenommen, jedoch ohne daß einheitliche Regelungen für das ganze Reich bestanden hätten. (vgl. Fischer 1914, S. 17f.)

Die Erkrankungen der Zahnhartsubstanzen fanden in der offiziellen Medizinalstatistik keine Berücksichtigung. Sie wurden allgemein als ziemlich banal eingeschätzt, sowohl in Bezug auf den Organismus des betroffenen Menschen als auch hinsichtlich der sozialen Bedeutung ihrer Behandlung oder Vernachlässigung.

Anders war das aus der Sicht der Zahnärzte. Technische und wissenschaftliche Fortschritte hatten der Zahnheilkunde seit der Mitte des 19. Jahrhunderts ein neues Profil gegeben, und Zahnärzte verfügten über effiziente wissenschaftliche und standespolitische Organisationen. Der Berufsstand mußte sich gegen die Konkurrenz der Zahnbehandler ohne akademische Vorbildung durchsetzen und forderte für sich die wissenschaftliche und gesellschaftliche Anerkennung als Vertreter eines medizinischen Spezialfaches, das den klassischen Disziplinen an Bedeutung nicht nachstand. Schon aus diesem Grund war es naheliegend, den Umfang des zahnärztlichen Tätigkeitsfeldes zu bestimmen, indem man neben dem Einfluß der Zahnkaries und ihrer Folgeerscheinungen auf den Organismus die Verbreitung und das Ausmaß dieser Krankheit erforschte. Mit den Ergebnissen sollte die öffentliche Aufmerksamkeit geweckt werden, sowohl um die Bedeutung der Mundhygiene ins Bewußtsein zu bringen, als auch um Unterstützung für die Installation einer sozialen Zahnheilkunde zu erlangen, d.h. einer Zahnheilkunde, die alle Schichten erfaßte und damit auch die gesellschaftliche Bedeutung des Zahnärztestandes unterstrich.

Eine zweite Forderung nach Erstellung differenzierter Ka-

riesmorbiditätsstatistiken hatte sich bei der wissenschaftlichen Untersuchung der Ätiologie der Zahnkaries ergeben. WILLOUGHBY DAYTON MILLER (1853 - 1907), der für gewöhnlich mit der bis heute im wesentlichen gültigen Theorie von der chemisch-parasitären Ätiologie der Karies in Verbindung gebracht wird, verdiente es vielleicht noch mehr, dafür gewürdigt zu werden, daß er die Komplexität des Ursachengefüges dieser Krankheit erkannt und seinen zahnärztlichen Kollegen nachhaltig ins Bewußtsein gerufen hatte. MILLER bezeichnete die zu einer kariösen Läsion führenden Einwirkungen von Mikroorganismen auf vergärbare Kohlehydrate in der Nahrung als "excitirende Ursachen". (Miller 1889, S. 171) Diesen stellte er "prädisponirende Ursachen" gegenüber. Das waren Wirtsfaktoren, die durch die Entwicklung oder Tätigkeit des Organismus und durch die natürliche und gesellschaftliche Umwelt des Menschen mitbestimmt wurden. (vgl. ebenda, S. 171 - 178)
Mit den Mitteln der Bakteriologie war man Ende des 19. Jahrhunderts in der Lage, die Wirkungen der exzitierenden Ursachen den zeitgenössischen wissenschaftlichen Anforderungen entsprechend experimentell zu untersuchen. Diese Methode konnte auf die sich vielfältig wechselseitig beeinflussenden prädisponierenden Ursachen nicht angewandt werden. Dafür schienen aber differenzierte Kariesmorbiditätsstatistiken ganz unerwartete Möglichkeiten zu eröffnen.

III.2. Kariesstatistik und sozialhygienische Intentionen der Zahnheilkunde in den neunziger Jahren des 19. Jahrhunderts

III.2.1. Der 'englische Weg' und die internationale zahnärztliche Versammlung zu Kopenhagen 1894

Die Anfänge der Schulzahnpflege, des wichtigsten Elements einer sozialen Zahnheilkunde, lagen in den achtziger Jahren des 19. Jahrhunderts.[53] Im Jahre 1885 wurde auf einer wissenschaftlichen Veranstaltung der British Dental Association (BDA) auf die erschreckende Häufigkeit und das Ausmaß

der Zahnkaries im Kindesalter hingewiesen. Um diesen allgemeinen Eindruck quantitativ fassen zu können, wurde ein "School Committee" gegründet, das sich die statistische Untersuchung der Kariesmorbidität bei Schulkindern zur Aufgabe machte. Ein erster Bericht über die Ergebnisse wurde 1891 veröffentlicht. (vgl. Hillam 1990, S. 49)
Die Arbeit des "School Committee" brachte den gewünschten Erfolg. Mehrere der Schulen und Bildungseinrichtungen, in denen die Untersuchungen vorgenommen worden waren, sahen sich veranlaßt, umgehend Zahnärzte zur regelmäßigen Kontrolle und Behandlung der Schulkinder einzustellen. (vgl. Fenchel 1894, S. 366) Zwei Jahre später, 1893, berichtete einer der ersten Schulzahnärzte, SIDNEY SPOKES (? - ?), über Erfahrungen, die er während seiner Arbeit an einer Internatsschule (district school) gesammelt hatte. Er untersuchte jedes Kind zweimal jährlich und führte bei Bedarf die notwendige Behandlung in einem entsprechend eingerichteten Raum der Schule selbst aus. Weil SPOKES auf diese Weise immer mit den Ergebnissen seiner eigenen Tätigkeit konfrontiert wurde, drängte sich ihm die Bevorzugung konservierender Maßnahmen gegenüber der Extraktion kariöser Zähne geradezu zwangsläufig auf. (vgl. Fenchel 1893, S. 462f.)
Die Beschäftigung von Schulzahnärzten blieb nicht auf das sporadische Engagement einzelner Bildungseinrichtungen beschränkt. Die Londoner Schulbehörden stellten 1893 zehn Zahnärzte mit einem nicht unbedeutenden Jahresgehalt an, deren Aufgabe jedoch nur in der regelmäßigen Untersuchung der Schüler bestand.[54] (vgl. Kühns 1893, S. 74) - Die britischen Schulzahnärzte hofften, daß der von ihnen beschrittene Weg auch interessierte Kollegen in anderen Ländern zum Erfolg führen könnte und vermittelten ihre Erfahrungen freigebig.
Einer der Rührigsten in dieser Beziehung war GEORGE CUNNINGHAM (? - ?), der Vorsitzende des "School Committee" der (BDA). (vgl. Fenchel 1894, S. 368 und oben S. 5) Er gehörte zu den Mitgliedern eines internationalen Komitees zur Behandlung der 'school children question', das auf ei-

ner Tagung der zahnärztlichen Sektion des Internationalen medizinischen Kongresses in Rom, Ostern 1894, gegründet worden war,[55] und er initiierte noch im gleichen Jahr eine begrenzte internationale zahnärztliche Versammlung zum gleichen Thema. Zu dieser Veranstaltung trafen sich am 13. und 14. August in Kopenhagen 42 Zahnärzte und 10 Zahnheilkundestudenten aus Skandinavien, Großbritannien und Deutschland. (vgl. Haderup 1894, S. 389f.) SPOKES, der dort über seine schulzahnärztliche Tätigkeit referierte, empfahl auch den Kollegen in den anderen europäischen Ländern den erfolgreichen 'englischen Weg' einzuschlagen, d.h. "... so viel Schulkinder als möglich zu untersuchen, die Resultate in einer leicht übersichtlichen Statistik zu sammeln und dadurch auf die öffentliche Meinung und die Autoritäten einzuwirken." (Spokes nach Haderup 1894, S. 430f.) Die Teilnehmer der Versammlung verabschiedeten eine Resolution, in der sie zu Bemühungen um breitenwirksame Maßnahmen gegen die Zahnkaries und ihre Folgen aufriefen. Es wurde ein schrittweises Vorgehen empfohlen. Am Anfang sollten statistische Morbiditätsanalysen stehen, um mit ihrer Hilfe entsprechende Instanzen für die Gewährung materieller Unterstützung zu gewinnen. Diese sollte zu einer allgemeinen Aufklärung über die Prinzipien der Zahn- und Mundhygiene, sowie zur regelmäßigen Untersuchung und Behandlung von Schulkindern angewandt werden. Es wurde gefordert, bei Kindern "der unbemittelten Klassen" die entsprechenden therapeutischen Maßnahmen unentgeltlich durchzuführen. (vgl. Haderup 1894, S. 431)

III.2.2. RÖSE und die praxisorientierten Kariesstatistiken der neunziger Jahre

Die in Kopenhagen versammelten Zahnärzte konnten sich einer positiven Resonanz bei vielen Kollegen sicher sein. Ihr Aufruf zu kariesstatistischen Erhebungen kennzeichnete nicht eigentlich den Anfang solcher Bemühungen, sondern war eher dazu angetan, bereits vorhandene oder begonnene Arbei-

ten wenigstens im Sinn des Vergleichs zu koordinieren, sie auszuweiten und in größerem Umfang nutzbar zu machen.
Erste Untersuchungen des Gebißzustandes von Schulkindern fanden schon Ende der achtziger Jahre in den USA statt (vgl. Voerckel 1898, S. 106), 1891 wurden Ergebnisse von Schweizer Schulkindern veröffentlicht (vgl. Lipschitz 1897, S. 452) und bis 1894 lagen neben einem zweiten und dritten Bericht des "School Committee" der BDA (vgl. Fenchel 1894, S. 365) weitere Statistiken aus Ungarn (vgl. Voerckel 1898, S. 107) und aus Schweden[56] vor (vgl. Haderup 1894, S. 393). - In Deutschland hatte AD. FENCHEL (? - ?) den Anfang mit einer 1891 durchgeführten Untersuchung von 200 Waisenhauskindern gemacht, deren Ergebnisse zwei Jahre darauf veröffentlicht wurden. (vgl. Fenchel 1893, S. 463)
Alle diese Untersuchungen verfolgten im wesentlichen den unmittelbaren Zweck, von den entsprechenden Instanzen, staatlichen, kommunalen oder privaten, Mittel für Maßnahmen zur Kariesvorbeugung und -frühbehandlung zu erlangen. Auch am Beginn von RÖSEs statistischen Arbeiten stand das Ziel: "... zahlenmäßig nachzuweisen, dass d i e Z a h n v e r - d e r b n i s s e i n a l l g e m e i n e s V o l k s - ü b e l s e i ... und die deutschen Bundesregierungen darauf hinzuweisen, dass durch Belehrung der Schulkinder die Kenntniss von der Wichtigkeit der Zahnpflege verbreitet werden müsse." (Röse 1896, S. 26) Sicher hatte RÖSE die Chance erkannt, sich durch Engagement in diesem zukunftsträchtigen Bereich der Zahnheilkunde zu profilieren. Wenn er auch die Ansicht äußerte, daß die "... Ausarbeitung einer derartigen Statistik ... zu den zeitraubendsten und langweiligsten Aufgaben eines vielbeschäftigten Forschers und Zahnarztes ... /gehöre, der Verf./" (Röse 1894, S. 1), ist anzunehmen, daß sein Naturell RÖSE gerade zu dieser Arbeit besonders befähigte. Die Vermutung liegt nahe, daß RÖSE auch durch großangelegte anthropologische Erhebungen, die Anfang der neunziger Jahre in Freiburg vorgenommen wurden, Anregungen zu seinen statistischen Arbeiten erhielt. (vgl. unten Kap. IV)

Kurz bevor die internationale zahnärztliche Versammlung in Kopenhagen stattgefunden hatte, war eine erste Mitteilung über RÖSEs Untersuchung von Schulkindern in der Sonntagsbeilage eines Freiburger Tageblattes erschienen (vgl. Parreidt 1894), die den Zahnärzten allerdings erst durch eine ausführliche Besprechung in der "Deutsche/n/ Monatsschrift für Zahnheilkunde" bekanntgeworden sein dürfte.[57]
Was RÖSEs Untersuchungen schon auf den ersten Blick bemerkenswert machte, war ihr großer Umfang, der alle vergleichbaren Arbeiten bei weitem übertraf. Gemeinsam mit zwei ihm assistierenden Zahnärzten hatte er bis Mitte des Jahres 1894 in Freiburg und Umgebung fast 8.000 Schüler untersucht und mit Unterstützung seiner Frau fast noch einmal soviel zu Vergleichszwecken in Thüringen. Auf der 66. Versammlung deutscher Naturforscher und Ärzte, die vom 24. bis 30. September 1894, also nur wenig mehr als einen Monat nach der Zahnärzteversammlung in Kopenhagen, in Wien stattfand, gab RÖSE die Ergebnisse einer Studie an insgesamt 13.667 Schulkindern und 253 männlichen Insassen des Freiburger Landesgefängnisses bekannt. (vgl. Röse 1894, S. 21) Hinsichtlich der Kariesmorbidität konnte RÖSE nur die Ergebnisse früherer Arbeiten bestätigen. Er fand, daß zwischen 79 und 98,7 % der untersuchten Schulkinder kariöse Zähne hatten[58] (vgl. Röse 1894, S. 15), und daß die Möglichkeiten der konservierenden Zahnheilkunde, welche den Folgeerscheinungen der Karies hätten vorbeugen können, äußerst selten angewandt wurden. So war nur bei etwa 0,4 % der jugendlichen thüringer Probanden eine Füllungstherapie überhaupt durchgeführt worden. (vgl. Röse 1894, S. 18)
Die an einer sozialen Zahnheilkunde interessierten deutschen Zahnärzte hatten in den neunziger Jahren noch so wenig Erfahrungen mit dem zähen Desinteresse der Behörden ihrer Länder, daß RÖSE hoffte, die Ergebnisse seiner ersten Untersuchungen wären hinreichend, "... um die deutschen Regierungen von der Nothwendigkeit zahnhygienischer Massregeln in den Volksschulen zu überzeugen." (Röse 1894, S. 21)
RÖSE hatte in Baden schließlich nur den praktischen Erfolg,

daß eine von ihm angeregte (vgl. Röse 1894, S. 21) regelmäßige Untersuchung der Schüler höherer Schulen im Jahre 1893 versuchsweise in Karlsruhe, Freiburg und Heidelberg genehmigt (vgl. Jahresbericht 1893, S. 43) und ausgeführt wurde (vgl. Vereinsnachrichten 1894, S. 57). - Erst im Jahre 1907 wurde auch in Freiburg eine Schulzahnklinik eröffnet (vgl. Kleine Mitteilungen 1907, S. 192), in einer Zeit also, zu der in vielen anderen deutschen Städten solche Einrichtungen schon seit längerem wirksam waren.
Dort wo Zahnärzte sich nicht nur um die theoretische Begründung der Notwendigkeit der Schulzahnpflege kümmerten, sondern sich auch tätig für deren Organisation und praktische Durchführung einsetzten, konnten schon früher Erfolge verzeichnet werden. Am glücklichsten hatte FENCHEL den 'englischen Weg' auf deutsche Verhältnisse übertragen können. Mit seiner vergleichsweise kleinen Statistik (vgl. oben S. 54) war es ihm gelungen, sich der Unterstützung seiner Kollegen im Hamburger Zahnärztlichen Verein und des Medizinalkollegiums der Stadt zu versichern. (vgl. Jahresbericht 1893/94, S. 72) So konnte am 29. November 1893 eine zahnärztliche Poliklinik eröffnet werden. Für einen Teil der technischen Voraussetzungen kam das örtliche Vereinshospital auf, ein anderer Teil, Behandlungseinrichtungen und Instrumentarium, wurde von namhaften Dentalfirmen gestiftet. (vgl. Poliklinikbericht 1893, S. 73) Für die weitere Erhaltung und den Ausbau dieser Wohltätigkeitseinrichtung konnte später ein privater Gönner gewonnen werden. (vgl. Lipschitz 1897, S. 461) Wenn auch die "MELLIN-Stiftung" allen Bedürftigen Hamburgs zugute kommen sollte, lag die Betonung doch auf der Behandlung von Schulkindern.[59] (vgl. Fenchel 1900, S. 515f.)
Einen ähnlichen Erfolg hatte eine Statistik des Zahnarztes CARL KÜHNS (1850 - 1918) in Hannover, durch die der Zahnärztliche Verein für Niedersachsen und der Zahnärztliche Verein der Stadt angeregt wurden, aus eigenen Mitteln eine Poliklinik zur unentgeltlichen Behandlung von Schulkindern zu betreiben.[60] - Von KÜHNS hatte RÖSE Anregungen und me-

thodische Anleitung für die Durchführung seiner eigenen Kariesstatistiken bekommen. (vgl. Röse 1901, S. 231)
Ende der neunziger Jahre waren bereits in vielen europäischen und nordamerikanischen Regionen kariesstatistische Untersuchungen ausgeführt worden, die alle zu ähnlichen Ergebnissen geführt hatten: Die Zahnkaries war schon im Kindesalter eine so allgemeine Erscheinung, daß Menschen, die zeitlebens von dieser Krankheit verschont bliében, seltene Ausnahmen waren. Eine konservierende Behandlung der Zähne fand kaum statt. - In dieser Hinsicht waren von weiteren Statistiken keine neuen Erkenntnisse zu erwarten, und realistisch denkende Zahnärzte empfahlen, die Energie stattdessen in die Etablierung einer Praxis der sozialen Zahnheilkunde zu investieren. (vgl. Lipschitz 1897, S. 460)
Bei der Verwirklichung dieses Zieles standen sich die deutschen Zahnärzte selbst im Wege. Es gab keine klaren Vorstellungen über die Art der Maßnahmen, durch die eine zahnhygienische Praxis hätte breitenwirksam werden können. RÖSE beispielsweise setzte große Hoffnungen in die Wirksamkeit der Belehrung in der Schule.(vgl. Röse 1894, S. 21) Er verfaßte zum Zweck einer entsprechenden Anleitung der Lehrer einen gemeinverständlichen Artikel in der "Zeitschrift für Schulgesundheitspflege", der auch separat als Broschüre in zwei Auflagen von je 5.000 Exemplaren vertrieben (vgl. Röse 1895 IV), bzw. kostenlos an Volksschullehrer verteilt wurde (vgl. Röse 1900 I, S. 3).
Diejenigen Zahnärzte, welche die Organisation einer regelmäßigen Untersuchung der Kinder in Verbindung mit einer allen zugänglichen, bei Bedarf unentgeltlichen Behandlung forderten, scheiterten nicht nur an der fehlenden Einsicht der Behörden, sondern ihnen fehlte auch der notwendige Rückhalt unter den zahnärztlichen Kollegen. (vgl. Lipschitz 1897, S. 460f.) Ende der neunziger Jahre stellten weitere kariesstatistische Arbeiten, die einzig als Beweis für die Notwendigkeit sozialzahnheilkundlicher Maßnahmen dienen sollten, einen fragwürdigen Aufwand dar. Besonders durch RÖSEs Untersuchungen erlangten solche statistischen Erhe-

bungen jedoch einen zusätzlichen theoretischen Wert. Sie wurden neben dem mikrobiologischen Ansatz zunehmend für eine zweite gleichberechtigte Methode bei der Erforschung der Ursachen der Zahnkaries gehalten.

III.3. Kariesstatistik und Kariestheorie

III.3.1. Die wissenschaftlichen Theorien über Entstehung und Ursachen der Zahnkaries Anfang der neunziger Jahre

Die Vielzahl und Verschiedenartigkeit der Vorstellungen zum Entstehen der Zahnkaries, die von Ärzten und Zahnärzten im Laufe der Zeit entwickelt worden waren (vgl. Wellauer 1892, S. 164 - 176), ist allein schon ein Beweis für die Schwierigkeiten, mit denen eine befriedigende Erklärung dieser Krankheit verbunden war. In der zweiten Hälfte des neunzehnten Jahrhunderts, einer Phase des optimistischen Vertrauens auf die Erkennbarkeit der Welt mit naturwissenschaftlichen Mitteln, durfte eine experimentell beweisbare Kariestheorie am ehesten auf Akzeptanz rechnen. Durch umfangreiche Versuche, die dem zeitgenössischen Stand der damals noch jungen Mikrobiologie entsprachen, konnte MILLER die Vorstellungen erhärten, nach denen es sich bei der Zahnkaries um einen chemisch-parasitären Prozeß handelte. Auf der Jahrestagung des Central-Vereins deutscher Zahnärzte im August 1884 gab er wichtige Ergebnisse seiner Untersuchungen kariogener Mikroorganismen, ihrer medikamentösen Beeinflussung und der experimentellen Erzeugung von Zahnkaries bekannt. (vgl. Miller 1884) MILLERs 1889 erschienene Monographie über "Die Mikroorganismen der Mundhöhle" darf wegen ihres Einflusses auf die zahnärztliche Forschung bis zur heutigen Zeit sicher zu Recht als Anfang der modernen Kariologie bezeichnet werden, wenn MILLER auch die chemisch-parasitäre Theorie nicht inauguriert hat.

Wie schon angedeutet, wäre es eine gewisse Verkürzung, wenn

man MILLERs Vorstellungen nur als Theorie von der chemisch-parasitären Ätiologie der Zahnkaries bezeichnen wollte. In diesem Begriff sind streng genommen nur die von MILLER sog. "excitirenden Ursachen" enthalten, während die außerdem von ihm angeführten "prädisponirenden Ursachen"[61] unberücksichtigt bleiben und damit auch die Komplexität der wirkenden Faktoren. Und gerade diese Komplexität barg die Schwierigkeiten bei der Erklärung und schließlich bei der Entwicklung von Konzepten zur Vorbeugung der Karies.
Den wichtigsten prädisponierenden Faktor sah MILLER in der mangelhaften mikroskopischen Struktur der Hartsubstanzen: "Schlecht entwickelte, weiche, poröse Zähne mit vielen grossen Interglobularräumen sind stets zu Caries prädisponirt." (Miller 1889, S. 172) Weiterhin förderte nach seiner Meinung alles, was zu Retentionsstellen für kariogenes Substrat führte, die Kariesanfälligkeit.[62] Innere Krankheiten und Schwangerschaft ließ MILLER nur insofern gelten, als sie eine saure Reaktion der Mundsekrete bewirken könnten. Für eine unmittelbare Änderung des mineralischen Aufbaus auf innerem Wege, eine Entkalkung ohne Säurewirkung also, fehlte ihm der experimentelle Nachweis, ebenso für die Wirksamkeit klimatischer und geologischer Faktoren. Die Vererbung von Anlagen zu mangelhaft strukturierten Zähnen und zu ungünstiger Zahnstellung hielt MILLER für sicher.
Außerdem wies MILLER auf mögliche Einflüsse der 'Zivilisation' hin. In seinen diesbezüglichen Vermutungen mischten sich zeitgenössische Vorstellungen von einer allgemeinen fortschreitenden Degeneration mit lamarckistischen Ansichten über die Folgen vermehrten oder verminderten Gebrauchs von Organen mit der eigenen Theorie von der Karies als Folge eines chemisch-parasitären Prozesses. In seiner Monographie über "Die Mikroorganismen der Mundhöhle", in der MILLER sonst auch bei Details auf die Beweiskraft des Experiments baute, ist die Häufung von Konjekturen und unbeweisbaren Hypothesen im Zusammenhang mit den Wirkungen der Zivilisation besonders auffällig. (vgl. Miller 1889, S. 174 - 178)
Die zivilisatorischen Einflüsse, so wie sie MILLER auffaß-

te, bezeichneten Wechselwirkungen zwischen exzitierenden und prädisponierenden Kariesursachen, welche von der gesellschaftlichen und kulturellen Daseinsweise der Menschen abhängig waren. Die Ernährung im allgemeinen, die mechanische und chemische Beschaffenheit der Nahrungsmittel, die Menge der verfügbaren Nahrung, Eß- und Trinkgewohnheiten u.a.m. bildeten den Kern dieses Komplexes. Schon MILLER war bewußt, wie schwierig der Anteil zu bestimmen war, den einzelne dieser Faktoren an der Kariesentstehung haben könnten. (vgl. Miller 1889, S. 176)
Vermutlich waren es die vielfältigen sozialen, kulturellen und historischen Bezüge und die bis dahin mangelhafte Bearbeitung, welche dieses Thema für den vielseitig interessierten RÖSE besonders reizvoll machten.[63]

III.3.2. RÖSEs Arbeiten über den Zusammenhang zwischen Kalkzufuhr und Zahnkaries

RÖSE begann seine statistischen Untersuchungen als uneingeschränkter Anhänger der MILLERschen Vorstellungen über Kariesätiologie (vgl. Röse 1895 IV, S. 3 - 7), und er hatte vielleicht nicht einmal die Absicht, die Ergebnisse der Statistik auf dieses Gebiet anzuwenden. Jedenfalls bezeichnete er die Ermittlung eines möglichen Einflusses des Kalkgehalts im Boden, und entsprechend im Trinkwasser und in den auf diesem Boden wachsenden pflanzlichen Nahrungsmitteln, als "ganz zufällig". (Röse 1896, S. 26) Ein aufmerksamer Lehrer hatte RÖSE bei seinen Untersuchungen von Schulkindern den Fingerzeig gegeben, daß "... Bewohner der benachbarten Kalkgebirge Württembergs die herrlichsten Gebisse hätten...", während in Furtwangen, Freiburg und Umgebung mit weicherem Trinkwasser schlechte Zähne häufiger waren. (vgl. Parreidt 1894, S. 290)
RÖSE ging diesem Hinweis nach und stellte im Ergebnis seiner Schulkinderuntersuchungen in Baden und Thüringen fest, daß es "... in den kalkarmen Orten mehr als doppelt so viele schlechte Zähne, wie in den kalkreichen ..." gäbe. (Röse

1895 IV, S. 14) Die Deutung dieses Phänomens war schwierig. RÖSE ging von der praktischen Beobachtung aus, daß Zahnschmelz der mechanischen Bearbeitung einen unterschiedlichen Widerstand entgegensetzt, der am größten bei gleichmäßiger und ungestörter mikroskopischer Struktur des Schmelzes ist. (vgl. Röse 1896 I, S. 13f.) Mit der mechanischen Widerstandsfähigkeit wurde eine entsprechende chemische Resistenz des Schmelzes verbunden, ohne daß diese Hypothese weiter in Frage gestellt oder überprüft worden wäre. Chemische Analysen hatten ergeben, daß der absolute Kalkgehalt des Schmelzes relativ konstant war und somit höchstens in zweiter Linie für unterschiedliche Eigenschaften verantwortlich gemacht werden konnte[64]: "Bei Untersuchungen über die verschieden grosse Widerstandsfähigkeit der Zähne gegen Caries, kommt es weniger auf die absolute Menge der Kalksalze überhaupt an, sondern vielmehr darauf, ob diese Kalksalze regelrecht abgelagert und mit der organischen Masse innig verbunden sind." (Röse 1896 I, S. 9f.) Solche Zustände im molekularen Bereich waren selbstverständlich nicht direkt zu beobachten und gaben RÖSE Anlaß zu Spekulationen. Er schrieb den hartsubstanzbildenden Zellen eine "Lebensenergie" (ebenda, S. 49) zu, die von einem Überschuß im Kalkangebot während ihrer Tätigkeitsphase stimuliert würde. Die einmal erworbene "Lebensenergie" sollte vererblich sein und auch ohne einen Kalküberschuß wirksam sein können, allerdings unter diesen Umständen von Generation zu Generation erschlaffen. (ebenda.) - Einen so gezwungenen Erklärungsversuch hat RÖSE jedoch nur einmal unternommen. Es muß ihm selbst aufgefallen sein, daß er damit seine auf statistischem Wege erhaltenen Ergebnisse eher anfechtbarer machte als absicherte.

Nachdem RÖSE bei der Untersuchung Freiburger Schulkinder einmal auf den möglichen Einfluß der Kalkzufuhr auf die Zahnentwicklung aufmerksam geworden war, suchte er offenbar nach einem sichtbaren Zeichen für diesen Zusammenhang.

Das glaubte er dann bei den thüringer Untersuchungen gefunden zu haben, bei denen er feststellte, daß die Zahnfarbe der Probanden mit dem Kalkgehalt des Bodens bzw. Trinkwassers korrespondierte: "Es überwiegen also in den kalkhaltigen Orten bei weitem die gutgebauten, glänzend gelben, in den kalkarmen Orten dagegen die weissgelben und blaugrauen Zähne." (Röse 1894, S. 16) - In der Zahnfarbe hatte RÖSE ein statistisch verhältnismäßig einfach erfaßbares Merkmal. Ohne weiteren Beleg setzte er stillschweigend voraus, daß die Zahnfarbe nicht nur mit dem Kalkgehalt des Bodens, sondern auch mit der Kariesanfälligkeit der Zähne im Zusammenhang stehe. (vgl. Röse 1896, S. 29)

Bei seinen frühen Untersuchungen ging RÖSE davon aus, daß der Mineralstoffgehalt der Nahrung nur in der Phase der Bildung der Hartsubstanzen bedeutsam war: "Eine Abnahme und Wiederzunahme von Kalksalzen innerhalb des Zahnbeines und Cementes könnte ich mir allenfalls noch vorstellen, weil ihre Ernährungsorgane, Zahnmark und Knochenmark noch vorhanden sind. Wie aber soll im gesunden Schmelze des erwachsenen Menschen eine Aenderung des Kalkgehaltes stattfinden? Sobald ein Zahn durchs Zahnfleisch durchbricht, geht das Ernährungsorgan des Schmelzes zugrunde. Infolgedessen sind bei durchgebrochenen Zähnen irgend welche w e s e n t l i c h e n Veränderungen des Schmelzgewebes nicht leicht vorstellbar. Wenn überhaupt noch, auf Umwegen durch das Zahnbein hindurch, ein Stoffwechsel im Schmelze stattfindet, dann kann derselbe nur s e h r g e r i n g - g r a d i g sein, umsomehr, da der Schmelz überhaupt nur sehr kleine Mengen organischer Masse enthält. Im Allgemeinen lässt sich mit einiger Sicherheit behaupten, dass das Schmelzgewebe sich zeitlebens nicht mehr ändert." (Röse 1896 I, S. 6) Später änderte RÖSE seine Ansicht über einen möglichen Stoffwechsel im entwickelten Schmelz grundlegend.[65]

Unter den zahnärztlichen Kollegen stießen RÖSEs Statistiken und die daraus abgeleiteten Zusammenhänge auf großes Interesse, allerdings nicht nur auf Zustimmung. WILHELM

DIECK (1867 - 1935), ein Mitarbeiter MILLERs, wies RÖSE darauf hin, daß seine Vermutungen über den Zusammenhang zwischen dem Kalkgehalt von Nahrung und Trinkwasser weder neu noch unanfechtbar waren. DIECK nannte u.a. eine Arbeit von ÉMILE MAGITÔT (1833 - 1897) aus dem Jahre 1867, in welcher dieser die Ergebnisse einer Untersuchung des Gebißzustandes von Rekruten mit den örtlichen geologischen Verhältnissen in Verbindung gebracht hatte. (vgl. Magitôt 1867) MAGITÔT hatte die geographischen Unterschiede der Kariesmorbidität auf eine geologische Karte übertragen und war dadurch zu dem RÖSE entgegengesetzten Schluß gekommen, daß Karies in kalkreichen Gegenden häufiger auftrat. RÖSE stellte eingehend dar, worin nach seiner Meinung die Schwachpunkte von MAGITÔTs Statistik bestanden. Er meinte, daß dessen Ergebnisse besonders von bestimmten anthropologischen Merkmalen der französischen Bevölkerung, von Schädel- bzw. Gesichtsmaßen, beeinflußt worden wären. (vgl. Röse 1896, S. 29 - 31) Später untersuchte RÖSE noch Brotproben aus einigen Gegenden Frankreichs und fand in deren unterschiedlicher Derbheit einen weiteren möglichen Einflußfaktor. (vgl. Röse 1896 I, S. 56 - 58) Das größte Problem bei der Bewertung der statistischen Ergebnisse bestand eben in der Unmöglichkeit, den genauen quantitativen Anteil zu bestimmen, den einer der vielen möglichen Faktoren bei der Entstehung der Karies hatte. DIECK hatte in seiner Kritik bereits angedeutet, daß die Diskussion statistischer Untersuchungen nach der Art RÖSEs deshalb ein unwägbares Maß Willkürlichkeit enthielt. (vgl. Röse 1896, S. 27)

Es ist sicher auf die Anregung durch RÖSE zurückzuführen, daß viele der statistischen Analysen der Kariesmorbidität in der zweiten Hälfte der neunziger Jahre Aspekte der Ernährung, besonders den Kalkgehalt des Trinkwassers mit einbezogen. Dabei stimmten die Resultate solcher Arbeiten teilweise mit denen von RÖSE überein (vgl. z.B. Voerckel 1898), andere standen im Widerspruch. (vgl. Parreidt 1900,

S. 382f. und Lipschitz 1897, S. 458) RÖSE hielt unbeirrbar an dem einmal von ihm postulierten Zusammenhang zwischen Karieshäufigkeit und Trinkwasserhärte fest. Er hielt es sogar für legitim, die statistische Methode, wenn nötig, zugunsten dieses Postulats zu beugen, was aufmerksame Kollegen kritisch anmerkten.[66] (vgl. Lipschitz 1897, S. 458)
Neben dem begründeten Hinweis auf die Unmöglichkeit einer Bestimmung des Einflusses der Bodenbeschaffenheit auf die Struktur der Hartsubstanzen mit den zeitgenössischen wissenschaftlichen Mitteln (vgl. ebenda.), gab es Erklärungsversuche, die aus heutiger Sicht sehr interessant sind:
Bei der Unterschiedlichkeit der Resultate von MAGITÔT und RÖSE lag die Vermutung nahe, daß nicht Kalzium,sondern ein anderes Mineral die bestimmende Einflußgröße sein könnte, z.B. Fluor. Daß eine Untersuchung in dieser Richtung zu einem negativen Ergebnis führte, lag an ihrem verfehlten Ansatz. (vgl. Michel 1897)

III.3.3. Erster Exkurs: Karieshäufigkeit und physische Rassenmerkmale

Erstmals erwähnte RÖSE eine mögliche Bedeutung anthropologischer Maße für die Entstehung der Zahnkaries im Zusammenhang mit der Statistik MAGITÔTs. (vgl. oben S. 63) Die Anregung war vermutlich aus dem wissenschaftlichen Umfeld in Freiburg gekommen, wo die von OTTO AMMON (1842 - 1916) im Auftrag des Karlsruher Altertumsvereins Anfang der neunziger Jahre durchgeführten anthropologischen Erhebungen starke Resonanz gefunden hatten. (vgl. oben S. 3 und unten Kap. IV)
RÖSE konkretisierte seine anfangs mehr allgemeine Aussage durch einen Hinweis auf die Übereinstimmung der Kariesverbreitung auf der Karte MAGITÔTs mit der geographischen Verteilung brachycephaler und dolichocephaler Franzosen, wie sie der Arzt und Anthropologe PAUL BROCA (1824 - 1880) aufgezeichnet hatte. (vgl. Röse 1896 I, S. 20) Dieser Zusammenhang ließ sich durchaus mit MILLERs Theorie vereinbaren,

indem einem 'langen' Schädel ein Schmalgesicht mit engen Kieferbögen als Ursache für Stellungsanomalien und entsprechende Retentionsstellen für kariogenes Substrat zugeschrieben wurde. (ebenda.) Obwohl RÖSE wußte, daß der Zusammenhang zwischen Schädel- und Gesichtsmaßen nicht so zwangsläufig war, wie er auf den ersten Blick erscheinen konnte,[67] blieb das unkritisiert eine der wichtigsten Voraussetzungen in der von RÖSE oft wiederholten und auch von anderen Autoren übernommenen (vgl. Voerckel 1898, S. 106 und Port 1897, S. 137) Auseinandersetzung mit den Ergebnissen MAGITÔTs.

Die Möglichkeit eines Zusammenhangs zwischen physischen Rassenmerkmalen und Kariesanfälligkeit war auch schon von anderen Forschern erwogen worden. Der bereits erwähnte sozialzahnheilkundlich engagierte Hamburger Zahnarzt FENCHEL (vgl. oben S. 54 u. 56) hatte eine Anzahl von Schädeln daraufhin untersucht. Recht zurückhaltend bemerkte er, "... dass in sehr vielen Fällen, wo wir ausgedehnte Caries der Zähne finden, die Dimensionen der Kiefer den Durchschnitt nicht erreichen." (Fenchel 1893 I, S. 438) Er betonte den beschränkten Wert solcher Aussagen bei dem geringen Umfang des Untersuchungsmaterials und solange nicht sichere Aussagen über die entsprechende Lebensweise in die Diskussion einbezogen würden. (vgl. ebenda, S. 430)

Auch MILLER hatte sich auf eine seit längerem vorliegende Untersuchung über die voneinander abweichende Kariesverbreitung bei verschiedenen Menschenrassen bezogen, die er jedoch mit dem Unterschied im Gehalt an kariogenen Kohlehydraten in der Nahrung in Verbindung brachte. Nur bei 'alten Briten' war eine Unterscheidung in dolicho- und brachycephale vorgenommen worden, wobei letztere - im Gegensatz zu RÖSEs Ergebnissen - einen höheren Prozentsatz Karies aufwiesen. Die Ursache war die unterschiedliche Ernährung: Die dolichocephalen Briten hatten Fleischnahrung bevorzugt, die brachycephalen dagegen eine gemischte Kost. (vgl. Miller 1889, S. 176) Diese Studie war RÖSE bekannt. Er nutzte sie aber nicht zur kritischen Diskussion des behaupteten

Zusammenhangs zwischen Schädelmaßen und Karies, sondern entnahm ihr nur einzelne Angaben, die er nach entsprechender Zusammenstellung - Eskimos, Indianer, Malayen, Chinesen, Europäer mit steigender Karieshäufigkeit - als Beweis für die Karies als Folge einer "Lebensverfeinerung" deutete. (vgl. Röse 1895 IV, S. 10)
Bei seinen Untersuchungen bayerischer Musterungspflichtiger maß RÖSE erstmals die Gesichtshöhe und -breite und ermittelte daraus den Gesichtsindex.[68] Dabei stellte er fest, "... dass d i e L a n g g e s i c h t e r d u r c h s c h n i t t l i c h g e n a u u m e i n D r i t t e l s c h l e c h t e r e Z ä h n e h a b e n , w i e d i e B r e i t g e s i c h t e r ." (Röse 1896 I, S. 34)

III.3.4. Brot und Karies

Solange über die Ursachen der Karies nachgedacht worden war, bestand kaum ein Zweifel, daß ihre Entstehung mit der Ernährung im Zusammenhang stehen müßte. Die mechanischen Eigenschaften und die chemische Zusammensetzung eines Nahrungsmittels bestimmten dessen Einfluß auf die Zahnhartsubstanzen. Eine experimentelle Ermittlung des jeweiligen quantitativen Anteils der beiden Wirkungen an der Kariogenität eines Nahrungsmittels war kaum möglich. Noch schwieriger gestaltete sich eine Untersuchung des Einflusses der Ernährung, weil diese an sich ein komplexes kulturelles Phänomen mit großer individueller und regionaler Variationsbreite darstellte, bestimmt durch die bevorzugten und verfügbaren Nahrungsmittel, deren Zubereitung, durch Eßgewohnheiten u.a.m.. Das Experiment mit einzelnen Probanden und gezielter Einflußnahme auf bestimmte Faktoren war als Methode für solche Fragestellungen ungeeignet, dagegen versprachen statistische Untersuchungen gewisse Aufschlüsse.
Schon bei seinen statistischen Erhebungen unter badener und thüringer Schulkindern war RÖSE auf Nahrungseinflüsse eingegangen. Er meinte jedoch, daß Schulkinder in diesem

Zusammenhang nicht die geeigneten Probanden abgaben. An ihren bleibenden Zähnen, die sich am Anfang der Nutzungsperiode befanden, ließen sich zwar die von ihm vermuteten Wirkungen der unterschiedlich großen Kalkzufuhr während der Hartsubstanzbildung feststellen (vgl. Röse 1896, S. 28), der Einfluß der Ernährung mußte jedoch an Erwachsenen überprüft werden, bei denen dieser schon seit längerer Zeit wirksam gewesen war (vgl. Röse 1896 I, S. 17). Dafür boten sich Musterungspflichtige an, die als verhältnismäßig übersichtliche und leicht zugängliche Probandengruppe schon zu anderen statistischen Erhebungen, z.B. den bereits erwähnten anthropologischen Studien AMMONs (vgl. oben S. 64) herangezogen worden waren.

Im Mittelpunkt von RÖSEs Überlegungen zu Nahrungseinflüssen auf die Zahnhartsubstanzen stand das Brot. Mit Fug und Recht konnte dieses im ausgehenden neunzehnten Jahrhundert noch als Grundnahrungsmittel bezeichnet werden, denn im statistischen Durchschnitt verzehrte zu dieser Zeit jeder Mensch täglich 500g Brot. (vgl. Lichtenfelt 1913, S. 199) Mit Brot wurden 50 bis 70 % des Kohlehydratbedarfs und 50 bis 60 % des Gesamtnährstoffbedarfs gedeckt. (vgl. Kielhauser 1900, S. 352) Auch aus der Sicht der herrschenden Vorstellungen über die Kariesätiologie hatte Brot wegen seines Gehalts an Stärke die größte Bedeutung, da MILLER experimentelle Beweise geliefert hatte, daß man "... Stärke und stärkehaltige Substanzen für schädlicher als Zucker ..." halten mußte.[69] (Miller 1889, S. 165) Diese Annahme schien auch durch das überdurchschnittlich starke Auftreten der Karies bei Bäckern (vgl. Hesse 1886, S. 238f. und Schwann 1984, S. 81 - 83) und Müllern (vgl. Lührse 1899, S. 255) bestätigt zu sein.

Für die Auswertung der bayerischen Rekrutenuntersuchungen verschaffte sich RÖSE Brotproben aus den jeweiligen Heimatregionen. Die aus diesen Proben ermittelte Festigkeit des Brots verglich er mit der Häufigkeit der Karies. Er stellte fest, daß sich offenbar nicht nur seine frühere Behauptung von der geringsten Schädlichkeit derben, dickrindigen und abgelagerten Roggenbrots bestätigte, sondern daß die Brotsorten auch einen Einfluß darauf hatten, welche Zahngruppen bevorzugt von Karies befallen werden. (vgl. Röse 1896 I, S. 54) In einer besonderen Studie führte er dieses Phänomen auf die mechanischen Eigenschaften, wie unterschiedliche Härte, Abrasivität und Klebrigkeit der Brotsorten zurück. (vgl Röse 1896 II, S. 8f.) Die mechanische Wirkung des Verzehrs von hartem Roggenbrot hielt RÖSE für so vorteilhaft, daß er propagierte: "D e r G e n u s s d e s d e r b e n S c h w a r z b r o t e s e r s e t z t d i e Z a h n - b ü r s t e , p u t z t d i e Z ä h n e b l a n k u n d e r h ä l t d a s Z a h n f l e i s c h g e - s u n d ." (Röse 1895 IV, S. 12)

Wirkungen der chemischen Bestandteile des Brots auf internem Wege hielt RÖSE anfangs nur in der Bildungsphase der Hartsubstanzen für möglich.[70] Bei den ersten Schulkinderuntersuchungen ließ er von Brotsorten den Aschengehalt bestimmen und diesen chemisch analysieren. Auch in dieser Hinsicht schien das dunkle Roggenbrot am wertvollsten zu sein, da es wegen des verhältnismäßig hohen Kleieanteils auch den höchsten Gehalt an Kalzium hatte, welches Element RÖSE zufolge für die gleichmäßige mikroskopische Struktur des Schmelzes und damit für dessen Kariesresistenz verantwortlich war. (vgl. Röse 1894, S. 24)

Indem aber RÖSE als Gewährsmann für den Zusammenhang zwischen kleiehaltigem Schwarzbrot und gesunden Zähnen den Chemiker JUSTUS VON LIEBIG (1803 - 1873) heranzog[71] (vgl. Röse 1894, S. 2f.), leitete er zu einer anderen Auffassung von der Wirkung der Inhaltsstoffe des Brots über. VON LIEBIG hatte seine Untersuchungen nicht auf die mechanischen Eigenschaften des Brots gerichtet. Er sah in der Kleie vor allem den nahrhaftesten und ernährungsphysiologisch wertvollsten Bestandteil des Getreidekorns, der seit der Einführung des 'Beutelns' des Mehles in der römischen Kaiserzeit mit verschiedenen mahltechnischen Verfahren immer vollständiger vom Mehl abgesondert wurde und der menschlichen Ernährung verloren ging.[72] (vgl. von Liebig 1865,

S. 334f.)
Bei den verschiedenen Kenntnissen über die Struktur und Bildung der Hartsubstanzen und die Kariesentstehung war aber eine andere Wirkung des Brots als die mechanische schwer vorstellbar. Einen entsprechend gezwungenen Eindruck machten Erklärungsversuche möglicher interner Einflüsse von chemischen Bestandteilen des Brots[73]; zum Teil wurden sie gänzlich ohne Berücksichtigung der MILLERschen Kariestheorie unternommen.[74]

III.3.5. Zweiter Exkurs: Karies - Zivilisation, Vererbung, Degeneration

Schon MILLER war in seinem kariologischen Hauptwerk auf die Frage eingegangen, ob die Karies als Zivilisationskrankheit zu betrachten sei. Im Ergebnis eigener und fremder Untersuchungen von Beständen anatomischer und anthropologischer Sammlungen sprach er sich gegen eine solche Vorstellung aus und meinte, "... dass die Zahncaries sich unter allen Racen, civilisirten wie uncivilisirten, und zu allen Zeiten gefunden hat." (Miller 1889, S. 174) Diese Feststellung wurde auch später immer wieder bestätigt. (vgl. Jung 1894 II, S. 441) Es unterlag jedoch keinem Zweifel, daß "... die Häufigkeit der Zahncaries bei civilisirten Racen eine grössere ist als bei Wilden ...". (Miller 1889, S. 174) Die Ursache dafür sah MILLER in der veränderten Ernährung.
Unterschiede in den Ernährungsgewohnheiten machte auch RÖSE für Differenzen in der Kariesverbreitung verantwortlich, die zwischen städtischen und ländlichen Rekruten in der gleichen Region[75] bestanden. (vgl. Röse 1896 I, S. 41) Eingehend hatte RÖSE sich zu diesem Zweck mit der bayerischen 'Speisekarte' beschäftigt. (vgl. Röse 1896 II, S. 2)
Daneben stellte RÖSE auch fest, daß unter sonst gleichen äußeren Voraussetzungen die sozialen Verhältnisse, unter denen die Probandengruppen lebten, die statistische Karieshäufigkeit beeinflußten. Er fand "... in den höheren Schu-

len ein besseres Gesundheitsverhältniss der Zähne als in den Volksschulen. Diese Thatsache erklärt sich zum Theile daraus, dass die besseren Bevölkerungskreise auch eine bessere Zahnpflege ausüben. Andererseits darf nicht vergessen werden, dass gerade unter Freiburgs wohlhabender Bevölkerung sehr viele von auswärts aus kalkhaltigen Gegenden Zugewanderte sich befinden."[76] (Röse 1894, S. 4) Der zweite Teil der Begründung verdient Aufmerksamkeit, weil darin die von AMMON vertretene und verbreitete Theorie des 'Bevölkerungsstromes' anklingt. Danach wanderte der Geburtenüberschuß der bäuerlichen Bevölkerung in die Städte und bildete das Arbeitskräftepotential für die Industrie. Die Befähigsten sollten in der zweiten oder dritten Generation den Nachwuchs für die gesellschaftliche Elite stellen. (vgl. Ammon 1894, S. 4 und unten Kap. IV) - Da RÖSE in seiner ersten Statistik die Herkunft der Elterngenerationen seiner Probanden noch nicht untersucht hatte, ist zu vermuten, daß seine Aussage auf AMMONs Einfluß zurückzuführen ist.

Bei dem durch die Popularisierung der Entwicklungswissenschaften entstandenen Interesse an Vererbungsfragen lag es nahe, daß sich Zahnärzte über die Erblichkeit der Karies bzw. entsprechender Veranlagung Gedanken machten. Ihre Beschäftigung mit dem Thema ging jedoch nicht weiter, als daß die von Biologen entwickelten Ansichten in die Kariologie verbal übertragen wurden, ohne daß man die Möglichkeit einer experimentellen Überprüfung auch nur ins Auge fassen konnte. So vertrat MILLER in seinem Hauptwerk deutlich lamarckistische Vorstellungen (vgl. oben S. 59): "Die Zähne bilden keine Ausnahme von der Regel, dass ein nicht gebrauchtes Glied einem viel gebrauchten gegenüber in der Entwickelung zurückbleibt. ... Würde eine Race von Menschen oder auch von Thieren mehrere Generationen hindurch die Zähne garnicht gebrauchen, so würden wir zweifellos eine allmähliche Verschlechterung der Zahnstructur zu erwarten haben." (Miller 1889, S. 175) FENCHEL ging in seinem Glauben an die Vererbbarkeit der Folgen äußerer

Einwirkungen so weit, daß er hereditäre Konsequenzen durch die häufig geübte 'habituelle Extraktion' der Sechsjahrmolaren befürchtete (vgl. Fenchel 1894, S. 363), eine Maßnahme, die übrigens auch von RÖSE scharf kritisiert wurde.[77] (vgl. Röse 1896 II, S. 9 - 16)

Andere Zahnärzte adaptierten schon Anfang der neunziger Jahre die Vererbungslehre des Freiburger Zoologen AUGUST WEISMANN (1834 - 1914). Danach war die Vererbung von Besonderheiten infolge äußerer Einflüsse unmöglich. Ungünstige Auswirkungen auf die Struktur der Hartsubstanzen und das Gebiß als Ganzes erwartete man jedoch vom zivilisationsbedingten Wegfall der natürlichen Zuchtwahl und der Vermischung von Menschenrassen mit unterschiedlichen anthropologischen Merkmalen, der Panmixie. Die Verbesserung der Möglichkeiten der zahnheilkundlichen Therapie und ihre breite Anwendung als Bestandteil einer "medicinische/n/ Züchtung", definiert als "das am Leben Erhalten von Menschen mit schwacher Constitution in der Culturwelt", wurden in diesem Zusammenhang als mitverantwortlich für den "Rückgang der Widerstandsfähigkeit des Gebisses" kritisiert. (vgl. Jung 1894 I, S. 440)

Solche Überlegungen scheinen die erste Phase der Entwicklung einer sozialzahnheilkundlichen Praxis nicht beeinflußt zu haben. Die Gefahr, welche mit der Vorstellung von einer angeblich kontraselektorischen Wirkung hygienischer Maßnahmen im allgemeinen und zahnhygienischen im besonderen verbunden war, wurde jedoch auch von einzelnen Zahnärzten nicht ignoriert. So wandte sich der profilierte Schulzahnarzt ERNST JESSEN (1859 - 1933) gegen diejenigen Kritiker von Sozialreformen, "... welche sich auf den spartanischen Grundsatz stützen, dass es zum Nachtheil des Volkes sei, die Zahl der Krüppel und Schwächlinge zu vermehren durch die Anleitung zu rationeller Lebensweise und Ausbreitung hygienischer Lehren. Das würde jeder Cultur ins Gesicht schlagen ..." (Jessen 1901, S. 212)

Hinsichtlich der Vererbungsproblematik verhielt sich RÖSE recht pragmatisch. Soweit es der Deutung seiner statistischen Ergebnisse diente, griff er auf die lamarckistischen Komponenten des 'klassischen' Darwinismus zurück. Wie schon erwähnt, hielt er die durch Überschuß in der Kalziumzufuhr stimulierte 'Lebensenergie' der hartsubstanzbildenden Zellen für über mehrere Generationen vererbbar. (vgl. oben S. 61) So waren Abweichungen von der durch ihn aufgestellten Regel über den Zusammenhang zwischen Zahnfarbe und Trinkwasserhärte erklärbar. (vgl. Röse 1896 I, S. 49) Die geringere funktionelle Belastung der Zähne durch "künstliche Nahrungszubereitung" würde aber nach RÖSEs Meinung - im Gegensatz zu MILLER (vgl. oben S. 70) - nur mittelbar, auf dem Wege der Panmixie, zu einer Verschlechterung der Struktur der Hartsubstanzen führen. (vgl. Röse 1896 I, S. 50)

RÖSE stellte eine noch weitergehende Behauptung auf: "Die beim Menschengeschlechte vorhandene Panmixie, d.h. die mehr oder weniger vollständige Aufhebung der natürlichen Auslese im Kampfe um's Dasein ist der wichtigste Grund für die allmähliche Verschlechterung im mikroskopischen Baue der Zähne." (ebenda, S. 53f.) Dafür fehlte ihm jeder Beleg, denn die postulierte Verschlechterung der mikroskopischen Struktur der Hartsubstanzen und noch mehr die Wirkung einer 'Panmixie' hätte nur mit umfangreichen und detaillierten, über Generationen fortgeführten Verlaufsstudien bewiesen werden können. RÖSE hielt eine Degeneration für sicher und schloß sich damit einer Meinung an, die in den akademischen Kreisen zum Ende des neunzehnten Jahrhunderts großen Anklang fand, die im Zeitgeist der Dekadenz einen kulturellen Hintergrund hatte (vgl. Weingart u.a. 1988, S. 58 - 66) und scheinbar über die Notwendigkeit einer exakten wissenschaftlichen Begründung erhaben war.

Mit dieser Haltung stand RÖSE auch unter den Zahnärzten seiner Zeit nicht vereinzelt da. Mehrere seiner Kollegen glaubten als Symptom einer fortschreitenden Degeneration ein "... rapide/s/ Zunehmen der Zahncaries in den letzten Decennien ..." feststellen zu können. (Port 1900, S. 38; vgl. auch Wolff 1897, S. 449 und Lührse 1899, S. 258) Ohne daß die Zahnärzte Verlaufsuntersuchungen ausgeführt oder auch nur Vergleiche mit früheren Untersuchungen[78] unternommen hätten, behaupteten sie das Vorhandensein chronologischer Tendenzen.

Aus heutiger Sicht stand die Kariesstatistik in den neunziger Jahren noch ganz am Anfang. Die mit diesem Gebiet beschäftigten Zahnärzte hätten viele Unzulänglichkeiten ihrer Arbeiten vermeiden können, wenn Fachleute hinzugezogen worden wären, welche erprobte Methoden und bekannte mathematische Grundlagen der Statistik beherrschten. (vgl. Haderup 1894, S. 393) Die Statistik war bereits eine selbständige Wissenschaft. Bei Arbeiten zur regionalen Kariesverbreitung, die ohnehin mehr einen agitatorischen Zweck hatten, hätte man diese Wissenschaft vielleicht negieren können. Für die Statistiken, die wissenschaftliche Ziele wie die Klärung der Kariesätiologie verfolgten, erwuchs daraus der Makel der Laienhaftigkeit. Außerdem wurden spekulative Schlußfolgerungen geradezu provoziert.

RÖSE kannte die Problematik der Kariesforschung: "Die Zahncaries ist kein einfacher, einheitlicher Krankheitsvorgang, der sich mit allen seinen Einzelheiten auf experimentellem Wege im Reagenzglase nachbilden lässt. Je mehr wir forschen, um so verwickelter wird das Krankheitsbild der so weit verbreiteten Zahncaries, um so vielgestaltiger zeigt sich das Wechselverhältnis zwischen mittelbaren und unmittelbaren Ursachen dieser Zahnkrankheit." (Röse 1896 I, S. 3) Unter diesen Voraussetzungen war ein statistischer Ansatz für die Suche nach den Ursachen der Karies grundsätzlich verfehlt. Mit Hilfe der Statistik war es allenfalls möglich, Differenzen in der Wirkung des Ursachenkomplexes der Karies im Hinblick auf für die Statistik relevante Bezugsgrößen, wie Probandenalter, Geschlecht, soziale Situation, meßbare körperliche Merkmale u.ä. zu ermitteln. Es hätten durchschnittliche Veränderungen der Kariesmorbidität in bestimmten Lebensphasen sowie hinsichtlich der Gesamtbevölkerung die zeitliche Entwicklung der Kariesmorbidität verfolgt werden können. - RÖSE und andere Zahnärzte, die sich an seinen Ar-

beiten orientierten, schlossen jedoch aus den ermittelten Zahlen kariöser Zähne auf Faktoren der Kariesätiologie, die sie selbst nicht gemessen und in ihre Statistiken aufgenommen hatten, die quantitativ teilweise gar nicht erfaßbar waren, wie etwa die mechanischen Eigenschaften des Brots beim Verzehr oder der Einfluß der mit der Nahrung aufgenommenen Kalziummenge auf den Bau der Hartsubstanzen. Sie versuchten sich an Gleichungen, bei denen noch nicht einmal die Zahl der enthaltenen Unbekannten sicher war, ganz abgesehen davon, daß jede dieser Unbekannten variieren konnte[79], und sie sich alle in unterschiedlichem Ausmaß wechselseitig beeinflußten.
Trotz aller Unwägbarkeiten war RÖSE der Meinung, daß seine Ergebnisse keine bloßen Vermutungen, sondern Tatsachen vorstellten.[80] Er leitete Vorschläge für die Prophylaxe der Zahnkaries ab, die wegen ihrer offenbaren Weltfremdheit auch bei engen Mitarbeitern auf Kritik stießen. Wenn schon die Forderung der Umstellung der Ernährungsgewohnheiten in Gegenden, in denen man helles Weißbrot bevorzugte, von wenig Sinn für die Realität zeugte - schon MILLER hatte auf die Schwierigkeiten bei der Ernährungslenkung hingewiesen (vgl. Miller 1889, S. 179) - , war die Idee, die Regierungen sollten den Bauern in kalkarmen Regionen kostenlos Mergel zur Düngung zur Verfügung stellen (vgl. Röse 1894, S. 26f.), fernab jeder Wirklichkeit. (vgl. Niemeyer 1899, S. 86)
Die statistischen Arbeiten RÖSEs waren dazu angetan, von dem bekannten Wesen der Karies als Folge eines chemisch-parasitäten Prozesses abzulenken und damit Unsicherheit über den Erfolg praktischer Vorbeugungsmaßnahmen - mechanische Zahn- und Mundreinigung sowie Kariesfrühbehandlung - zu verbreiten. Hatten entsprechende Zweifel schon früher bestanden (vgl. Schaeffer-Stuckert 1894, S. 26f.), hatten sie sich bis zum Ende der neunziger Jahre so verstärkt, daß einige Zahnärzte im Komplex der prophylaktisch kaum zu beeinflussenden prädisponierenden Ursachen den "Hauptgrund für die enorme Verbreitung der Zahncaries" sahen. (vgl. Parreidt

1900, S. 382)

III.4. Die Kariesstatistik der Zentralstelle für Zahnhygiene

III.4.1. Der Zweck einer einheitlichen Kariesstatistik

Nachdem RÖSE hauptsächlich aus finanziellen Gründen seine statistischen Untersuchungen für mehrere Jahre hatte unterbrechen müssen (vgl. Röse 1904 I, S. 130), bot ihm LINGNER mit der Zentralstelle für Zahnhygiene in Dresden Möglichkeiten für die Fortsetzung dieser Arbeit in großem Maßstab. Den Verwendungszweck der Mittel hatte LINGNER nicht fest vorgeschrieben. RÖSE entschloß sich zu weiteren statistischen Erhebungen, obwohl um die Jahrhundertwende auf diesem Gebiet schon viele Ergebnisse vorlagen. (vgl. oben S. 53 - 58)
Zwar widerspiegelten diese übereinstimmend die weite Verbreitung der Karies, aber es fehlte nach RÖSEs Ansicht ein endgültiges und einheitliches Bild. (vgl. Röse 1902, S. 523)
Das sollte nun erreicht werden, indem die Zentralstelle die Untersuchungen unterstützungswilliger Zahnärzte koordinierte. Durch deren persönliche Anleitung hoffte RÖSE die Einheitlichkeit der Versuchsdurchführung garantieren zu können.[81] Mit der 'Massenuntersuchung' wurden verschiedene Absichten verfolgt: Sie war dazu angetan, der Öffentlichkeit zu imponieren und die Daseinsberechtigung des zahnärztlichen Berufsstandes zu unterstreichen (vgl. Röse 1901, S. 232); sie sollte aber auch dem ursprünglichen Zweck der Kariesstatistiken dienen und Behörden zur Bereitstellung von Mitteln für eine breitenwirksame Zahnhygiene überzeugen (vgl. Röse 1902, S. 523). Besonders diese Bestrebung fand auch bei anderen Zahnärzten Anklang, die sich für eine soziale Zahnheilkunde einsetzten.
RÖSE hatte zuerst versucht, nur mit Unterstützung der im sächsischen zahnärztlichen Verein organisierten Kollegen Untersuchungen in den großen sächsischen Städten zu beginnen. Nachdem ihm ein ausgesprochenes Desinteresse der Behörden begegnet war, zielte RÖSE auf eine Förderung von hö-

herer Stelle. Er gewann MILLER und den Zahnarzt KONRAD COHN (1866 - 1939) für sein Projekt. Sie bildeten mit dem Einverständnis der meisten deutschen zahnärztlichen Vereine 1900 zu dritt eine "Zahnärztliche Untersuchungskommission für das Königreich Preußen " mit ausschließlich beratendem Charakter. (vgl. Röse 1902, S. 521) Als deren Vorsitzender wandte sich MILLER mit der Bitte um Unterstützung an den einflußreichen Ministerialdirektor FRIEDRICH ALTHOFF (1839 - 1908). ALTHOFF erkannte zwar den Wert der beabsichtigten Untersuchungen an, sah sich aber außerstande, dafür eine generelle Genehmigung zu erteilen. Die letzte Entscheidung blieb bei den zuständigen Provinzialkollegien. (vgl. Kirchner 1903, S. 137f.)
Der wichtigste Zweck der Kariesstatistik war für RÖSE jedoch nach wie vor der theoretisch-wissenschaftliche. Von der weiteren Beschäftigung mit dem Wirken 'prädisponierender Ursachen' bei der Kariesentstehung versprach er sich nicht zuletzt auch Aufschluß über neue prophylaktische Möglichkeiten. (vgl. Röse 1901, S. 231) In die Erreichung des wissenschaftlichen Ziels investierte RÖSE eine bewundernswerte Energie. In einem Zeitraum von weniger als vier Jahren wurden von ihm selbst, bzw. unter seiner unmittelbaren Anleitung mehr als 70.000 Schulkinder und 20.000 Erwachsene, in der Mehrzahl Musterungspflichtige, in Deutschland, Schweden, Dänemark, Holland, Belgien, Oesterreich-Ungarn und der Schweiz untersucht. (vgl. Röse 1904 I, S. 131) Die anfangs erhoffte Vermehrung des Materials durch andere Zahnärzte erwies sich jedoch für RÖSE als Fehlschlag, da trotz genauer Instruktionen, die auch in der Fachpresse veröffentlich worden waren (vgl. Röse 1901 und Röse 1903), keine Einheitlichkeit bei der Erhebung der Daten zustande kam. (vgl. Röse 1904 I, S. 130f.) Schon im Jahre 1903 beklagte sich RÖSE über Beiträge von Kollegen, die zwar das Zahlenmaterial anschwellen, aber keinen wissenschaftlichen Ertrag erwarten ließen. Um die einmal gerufenen Geister loszuwerden, setzte er mit dem Mai des Jahres 1904 eine zeitliche Grenze. Alle später eingehenden Ergebnisse wurden nicht mehr in die Sam-

melstatistik aufgenommen. (vgl. Röse 1903, S. 2f.)
Die vor diesem Termin übermittelten Beiträge stellte RÖSE in einer vergleichsweise kleinen Veröffentlichung eigenen Ergebnissen gegenüber. (vgl. Röse 1906 I) Die Auswertung bestand in der Bestimmung von Durchschnittswerten für die einzelnen Positionen[82] und in einer kritischen Betrachtung der Untersuchungsmethode. Unter dem Strich blieb von der Arbeit der engagierten Kollegen wenig mehr als die Erkenntnis, daß auf dem Weg einer Sammelstatistik nicht die für wissenschaftliche Zwecke notwendige Einheitlichkeit erreicht werden konnte. Die Gründe lagen zum Teil bei den Untersuchern, zum Teil bei den Probanden, die in der Mehrzahl städtische Volksschulkinder waren. Die Lebensverhältnisse in den Städten brachten jedoch eine so enge wechselseitige Beeinflussung der für die Kariesentstehung nach RÖSEs Ansicht prädisponierenden Faktoren mit sich, daß Rückschlüsse auf einzelne von ihnen nicht möglich waren. (vgl. Röse 1906 I, S. 2f.) - Dieser Umstand war RÖSE allerdings schon vor dem Aufruf zur Sammelstatistik bekannt gewesen. (vgl. Anm. 79)
Die Auswertung der statistischen Erhebungen, die RÖSE an der Zentralstelle für Zahnhygiene vorgenommen hatte, erfolgte hauptsächlich in den Jahren von 1904 bis 1908. RÖSE ging dabei von den kariesätiologischen Fragestellungen aus, die er durch die Verfolgung anderer Zusammenhänge erweiterte, so derjenigen zwischen der Karies und der Tätigkeit der Speicheldrüsen (vgl. Röse 1905 I), zwischen Karies und körperlicher und geistiger Entwicklung (vgl. Röse 1904 IV), zwischen Karies und Militärtauglichkeit (vgl. Röse 1904 III) sowie Brusternährung von Säuglingen (vgl. Röse 1905 II).
Die beiden letztgenannten Themen weisen darauf hin, daß RÖSE seine Kariesforschung in den Rahmen der zeitgenössischen Kultur- und Zivilisationskritik stellte und mehrere Probleme aus diesem Bereich in die Zahnheilkunde übertrug.
Im Verlauf der Bearbeitung der statistischen Ergebnisse entwickelte RÖSE aus der anfangs vermuteten Beziehung zwischen Kalkzufuhr und Kariesentstehung sein übergreifendes

Konzept einer "Pathologie der Erdsalzarmut". Über die Be schäftigung mit der Physiologie des Mineralstoffwechsels wendete er später sein Interesse ganz von der Karies- auf die Ernährungsforschung.

III.4.2. Die Pathologie der Erdsalzarmut

Begriffe: Kalk - Erdsalze

In den Mitte der neunziger Jahre veröffentlichten Arbeiten zur Kariesätiologie verglich RÖSE die Ausbreitung dieser Krankheit in 'kalkreichen' und 'kalkarmen' Gegenden miteinander. (vgl. Röse 1894, 1896, 1896 I) Der Begriff 'Kalk' war in diesem Zusammenhang von vornherein irreführend, weil RÖSE ihn beliebig auf den eigentlichen Kalk, also Kalziumoxid, beschränkte oder alle mineralischen Verbindungen subsumierte, die bei der menschlichen Ernährung von Bedeutung waren. Auch bei der weiteren Beschäftigung mit dem Thema benutzte RÖSE den Begriff 'Kalk' ziemlich willkürlich, indem er die entsprechenden Interpretationen nicht regelmäßig in die Auswertung der nach seiner Meinung mit 'Kalkarmut' zusammenhängenden Phänomene einbezog.
So mußte RÖSE beispielsweise hinsichtlich der Zahnfarbe, die er als sichtbares Merkmal neben der kariösen Zerstörung mit dem Einfluß der Kalkzufuhr in Verbindung brachte, einschränken, daß die Farbunterschiede wesentlich vom Gehalt an "phosphorsaurer Magnesia", also Magnesiumphosphat, bestimmt wurden, da Kalksalze eine rein weiße, Magnesiumsalze dagegen eine gelbe Farbe hätten. (vgl. Röse 1896 I, S. 14) Auch die von RÖSE bestimmten Anhaltspunkte für die durchschnittliche Kalkaufnahme, nämlich die Messung der Trinkwasserhärte, war kein für Kalziumoxid spezifisches Verfahren. (vgl. Röse 1894, S. 8 und 12) Bei der Umsetzung des zu prüfenden Wassers mit eingestellten Seifenlösungen bildeten sich sowohl fettsaure Kalzium- als auch Magnesiumsalze, ohne daß deren verhältnismäßiger Anteil mit dieser Methode hätte bestimmt werden können.

- In diesem Zusammenhang gab es noch ein anderes Problem, welches die vorausgesetzte quantitative Beziehung zwischen Trinkwasserhärte und absoluter Kalkmenge, die mit dem Trinkwasser aufgenommen wurde, in Frage stellte: Wasser wird beim Kochen weicher.[83] Diese Tatsache berücksichtigte RÖSE in der Zeit vor der Zentralstellenstatistik nicht und offenbar auch noch nicht bei den 1901 und 1902 in Schweden ausgeführten Untersuchungen. (vgl. Röse 1904 II) Erst 1902 überprüfte RÖSE nachträglich die Trinkwässer der 1894 untersuchten Gegenden auf ihre bleibende Härte und meinte nun, "... daß d i e G ü t e d e r G e b i s s e g e n a u i m g l e i c h e n V e r h ä l t n i s s e z u n i m m t , w i e d i e <u>b l e i b e n d e</u> T r i n k w a s s e r - h ä r t e a n s t e i g t." (Röse 1908, S. 20) Auch die Kenntnis der Härteveränderung des Trinkwassers hielt RÖSE nicht davon ab, bei seinen Auswertungen weiterhin Schlüsse über die Wirkung der Mineralsalze so zu ziehen, als wenn aus seinen statistischen Erhebungen die Aufnahme absoluter Mengen dieser Stoffe hätte abgeleitet werden können.

Wie bereits erwähnt, haben RÖSEs frühe Untersuchungen mehrere Zahnärzte in ähnliche Bahnen gelenkt. (vgl. oben S. 63f.) Nicht alle schrieben dem Kalk die gleiche Bedeutung zu wie RÖSE, sondern es gab auch Mutmaßungen über die Einflüsse von z.B. Fluor- (vgl. Röse 1902 I, S. 5 und Förberg 1900) und Phosphorverbindungen (vgl. Kielhauser 1900). Das war ein weiterer Grund für RÖSE, bei der Auswertung der Zentralstellenstatistik "Kalk" in seinem Sinn als einen Sammelbegriff zu deuten, der "... die Summe aller zum Zahnbaue nöthigen Nährsalze bezeichnen soll ...". (Röse 1902, S. 529) Die begriffliche Unschärfe wurde keineswegs dadurch aufgehoben, daß RÖSE später bevorzugt von "Erdsalzarmut" schrieb, denn diese wollte er wiederum in erster Linie als "Kalkarmut" verstanden wissen.[84] (vgl. Röse 1908, S. 10)

Die Einflüsse des Kalks auf die Zähne

Für RÖSE gab es hinsichtlich der Existenz eines Zusammenhangs zwischen der Kalkzufuhr mit der Nahrung und dem Auftreten von Zahnkaries keine Zweifel, obwohl die auf statistischem Weg ermittelten Ergebnisse auch in der neuen Phase seiner Untersuchungen nicht experimentell begründet werden konnten. RÖSE vermutete, daß es zwei grundsätzliche Einflußmöglichkeiten des Kalks auf die Zähne gab. Die eine bestand in der schon früher angenommenen Wirkung auf die Ausbildung einer gleichmäßigen und widerstandsfähigen Struktur der Zahnhartsubstanzen, besonders des Schmelzes. (vgl. oben S. 60f.) Nur bei hohem Kalkangebot sollte die physiologische Leistungsfähigkeit der hartsubstanzbildenden Zellen vollkommen ausgeschöpft werden. Es sollte außerdem über mehrere Generationen zu einer allgemeinen Befestigung der postulierten "gesunde/n/ Lebensenergie der kalkausscheidenden Zellen" kommen.[85] (vgl. Röse 1902, S. 529)

Für die zweite Einflußmöglichkeit hielt RÖSE eine beim Erwachsenen stattfindende Wirkung des Kalks auf die Speichelproduktion. Diesen Gedanken hatten auch schon andere Zahnärzte verfolgt. Wie diese ging RÖSE anfangs davon aus, daß die Alkaleszenz des Speichels von seinem Kalkgehalt abhinge und dieser von der Kalkaufnahme mit der Nahrung direkt beeinflußt würde. Der normale alkalische Speichel sollte in der Lage sein, die bei der mikrobiellen Umsetzung vergärbarer Kohlehydrate im Mundmilieu entstandenen Säuren zu neutralisieren.[86] (vgl. Röse 1905 I, S. 21)

Zwar konnte RÖSE für diese Hypothese über die Bedeutung des Speichels bei der Kariesentstehung keine experimentellen Beweise anbringen, jedoch ermittelte er in einer hinsichtlich Ansatz und Durchführung mustergültigen Versuchsreihe die Einflüsse der Ernährung auf die Speichelproduktion beim Menschen. Zu diesem Zweck unterwarfen sich neben RÖSE, seiner Frau und seinem Dienstmädchen auch RAGNAR BERG (1873 - ?) und seine Frau ELLA vom Januar bis zum August

1904 einer strengen, anfangs kalkarmen, dann kalkreichen Diät. Dabei wurden eine genaue quantitative Bestimmung der Aschenbestandteile der aufgenommenen Nahrung und des ausgeschiedenen Speichels vorgenommen und außerdem dessen Menge und Alkaleszenz gemessen. RÖSE konnte feststellen, daß bei kalkreicher Ernährung mehr Speichel mit noch dazu größerer Alkaleszenz abgesondert wurde. Letztere beruhte nicht auf einem vermehrten Gehalt an anorganischen Alkalien - sie war also nicht etwa nur die Folge einer gesteigerten Kalziumausscheidung über die Speicheldrüsen - sondern auf einem erhöhten Gehalt des Speichels an organischen Basen.[87] (vgl. Röse 1905 I, S. 30 und 42)
Nach RÖSEs derzeitiger Ansicht gab es nur mittelbare Einflüsse auf die Speichelproduktion, indem eine vermehrte Kalkzufuhr eine allgemeine Stoffwechselsteigerung bewirkte und außerdem - wieder über mehrere Generationen - eine bessere Ausbildung der Speicheldrüsen (vgl. ebenda, S. 29 - 31), bzw. deren 'Degeneration' bei Kalkmangel (vgl. von Bunge 1907, S. 35). Da RÖSE die Wirkungsmöglichkeiten des Kalks auf die Zähne für seinen Bedarf ausreichend erklärt hatte, sah er es als seine nächste Aufgabe an, die Ursachen für den möglichen Kalkmangel bei der Ernährung zu finden.

Brot

Das Grundnahrungsmittel Brot beschäftigte RÖSE nach wie vor. Der Ausgangspunkt war noch der mechanisch reinigende Aspekt des Brotverzehrs, und RÖSE meinte, daß die Güte einer Brotsorte in zahnhygienischer Hinsicht von ihrer Härte bestimmt würde.[88] (vgl. Röse 1904 V, S. 7) Daneben sah RÖSE im Brot aber auch die neben dem Trinkwasser wichtigste Quelle für die dem Körper zugeführten Nährsalze. Weil sich diese hauptsächlich in den äußeren Schichten des Getreidekorns befanden, setzte sich RÖSE für die Verwendung von Mehl ein, von dem die Kleie beim Mahlvorgang nicht abgesondert worden war. (vgl. Röse 1901, S. 233)
Wie grundsätzlich sich RÖSEs Meinung zur Bedeutung des Brots

bei der Kariogenese wandelte, sollen beispielhaft die Veränderungen bei der Interpretation eines Befundes zeigen, der in der deutschen zahnärztlichen Literatur der Jahrhundertwende mehrfach aufgegriffen wurde. MILLER hatte in das Werk über "Die Mikroorganismen der Mundhöhle" Angaben eines englischen Zahnarztes einbezogen, denen zufolge südamerikanische Gauchos, die Viehzucht betrieben und sich hauptsächlich von Fleisch ernährten, nicht an Karies litten, und zwar im auffälligen Gegensatz zu Angehörigen dieses Stammes, die in den Städten wohnten und von gemischter Kost lebten. (vgl. Miller 1889, S. 177 und Mummery 1870) RÖSE hatte von einem ungenannten "gründliche/n/ Kenner der Pampas" erfahren, daß sich die viehzüchtenden Gauchos keineswegs von Fleisch, sondern von einem in heißer Asche bereiteten Vollkornbrot ernährten. Auf die Härte und den Nährsalzreichtum dieses Brots sollte das seltene Auftreten der Zahnkaries zurückgeführt werden können. (vgl. Röse 1904 V, S. 2) Bei der späteren Ausarbeitung der Vorstellungen über eine "Pathologie der Erdsalzarmut" ließ RÖSE den mechanischen Aspekt des Brots ganz außer acht und meinte: "Alle Naturvölker haben einen gewissen instinktiven Widerwillen gegen kalkarme, unfruchtbare Gegenden; ... Die herrlichen hellgelben Gebisse unserer steinzeitlichen Vorfahren, die prächtigen Negergebisse Innerafrikas, die Zähne der Gauchos in den Pampas von Argentinien, sie alle sind auf stark kalkhaltigem Boden gewachsen." (Röse 1908, S. 43) - So wurde aus einem einprägsamen Argument für die Kariogenität der Kohlehydrate bei MILLER eines für die kariesprotektive Wirkung kalkreicher Ernährung bei RÖSE. - Den Gebißzustand und die Ernährungsgewohnheiten der Gauchos hatten weder MILLER noch RÖSE selbst untersucht.
Bei der Anpreisung des Roggenvollkornbrots mußte sich RÖSE auch wieder der Frage nach der Kariogenität der Stärke stellen. (vgl. oben S. 67) Inzwischen hatte der Zahnarzt ALFRED KUNERT (1871 - 1945) eine Arbeit veröffentlicht, in welcher dieser durch einen Vergleich der Karieshäufigkeit bei Brotbäckern und Konditoren zu dem Schluß gekommen war, daß dem

Zucker für die Kariogenese eine weit größere Bedeutung zukam als der Stärke. (vgl. Kunert 1901, S. 361f.) RÖSE stimmte KUNERT in dieser Frage nicht zu und beharrte auf der Kariogenität der Stärke, die nach seiner Ansicht jedoch nur bei frischen Backwaren aus Feinmehl und keinesfalls bei abgelagertem Roggenbrot zur Wirkung kam. Die Ursache sollte in der unterschiedlichen Klebrigkeit dieser Nahrungsmittel liegen. Zucker könnte im Mundhöhlenmilieu nur zur Kariesentstehung beitragen, wenn er vermischt mit den Resten von Backwaren aus Feinmehl an den Zähnen haftete und dadurch eine schnelle Verdünnung durch den ständigen Speichelfluß ausgeschlossen war (vgl. Röse 1904, S. 19) - Von solchen Überlegungen über ein an den Zähnen haftendes Medium, in dem die mikrobielle Umsetzung der Kohlehydrate in wirksame saure Produkte stattfand, hätte es nur noch der Verbindung mit den vorhandenen Kenntnissen über bakterielle Plaques bedurft, um in die Nähe heute gültiger Vorstellungen über die Kariogenese zu gelangen.[89]
Die Hauptforderung, welche RÖSE an ein aus zahnärztlicher Sicht ideales Brot stellte, war, daß es "... e i n e n g u t a u s g e b a c k e n e n , n i c h t k l e b r i g e n K e r n u n d e i n e h a r t e 8 - 1 0 m m d i c k e R i n d e ..." haben müßte. (Röse 1904 V, S. 6) Sollte dieses Brot außerdem den ernährungsphysiologischen Vorteil eines hohen Mineralsalzgehalts haben, d.h. aus kleiehaltigem Mehl gebacken und dabei schmackhaft und bekömmlich sein, dann waren die herkömmlichen Verfahren der Mehl- und Brotbereitung überfordert.[90] Es gab aber schon seit der Mitte des neunzehnten Jahrhunderts Versuche, neue Methoden für die Vollkornbrotbereitung zu entwickeln, die in Deutschland zum LIEBIG- und in England zum GRAHAM-Verfahren führten.[91] RÖSE empfahl Brot aus Roggen, der in Maschinen, wie sie z.B. der Mühleningenieur STEFAN STEINMETZ (? - ?) konstruiert hatte, auf feuchtem Weg enthülst und dann zu Schrot vermahlen worden war. Dieses Brot wäre dann schmackhaft, allerdings nicht hart genug und sollte deshalb scheibenweise vor dem Verzehr geröstet werden.

(vgl. Röse 1900 I, S. 28) Mehrmals lobte RÖSE "... das schwedische 'Knäckebrot', das aus reinem Roggenschrote ohne Benutzung von Sauerteig hergestellt wird ...". (ebenda.) Und er meinte: "Vom zahnhygienischen Standpunkte aus möchte ich das nordschwedische Bauernbrot /, also Knäckebrot, der Verf./ geradezu als das erstrebenswerte Ideal ansehen." (Röse 1904 V, S. 5) - Damit dürfte RÖSE zu den ersten Medizinern gehört haben, welche diese Brotsorte propagierten, die im Zusammenhang mit den Lebens- und Ernährungsreformbestrebungen der zwanziger und dreißiger Jahre in Deutschland weithin bekannt wurde.[92] (vgl. unten Kap. IV)
Die Herstellung eines idealen Brots hielt RÖSE für so wichtig, daß er kommunale sowie staatliche Förderung und Aufsicht verlangte. Den internationalen Getreidehandel und private Großmühlen und -bäckereien hielt er für Einflußmöglichkeiten, die das "internationale Großkapital" nutzte, um "... das Brot des armen Mannes immer mehr und mehr zu verschlechtern." (Röse 1904 V, S. 15) Deshalb forderte RÖSE kommunale Großbetriebe, welche auf dem Weg der Konkurrenz die privaten Brotproduzenten verdrängen sollten. Eine staatliche Versuchsanstalt für Bäckerei und Müllerei sollte ideale Brotsorten entwickeln. Zu diesem Zweck empfahl RÖSE nicht nur Ernährungsversuche an Soldaten, sondern auch eine systematische Sammlung von Kenntnissen über Brotbereitung, die in der Landbevölkerung noch vorhanden waren. (vgl. ebenda S. 13f. und unten Kap. IV)

"Erdsalzarmut und Entartung"

Die Ende des neunzehnten Jahrhunderts sich in Deutschland immer mehr durchsetzenden weichen Brotsorten sollten nach RÖSEs Ansicht auch einen degenerativen Einfluß auf körperliche Merkmale ausüben. Er meinte, daß eine geringere Beanspruchung der Kaumuskulatur zu einer Verminderung der Kieferbreite und damit zu Engstand in den Zahnreihen mit entsprechend höherer Kariesanfälligkeit führte. Hatte RÖSE ursprünglich die Langgesichtigkeit generell für stärkeren

Kariesbefall verantwortlich gemacht (vgl. oben S. 66), unterschied er später zwischen einer rassenmäßigen, physiologischen [93] und einer entarteten Langgesichtigkeit. RÖSE war zu der Überzeugung gekommen, daß es hauptsächlich "... d i e a u f E n t a r t u n g s e r s c h e i n u n g e n /also auf der mangelhaften Ausbildung der Kaumuskulatur, der Verf./ b e r u h e n d e L a n g g e s i c h t i g k e i t i s t , d i e d i e E n t s t e h u n g d e r Z a h n v e r d e r b n i s b e g ü n s t i g t ." (Röse 1905/06, S. 161)

Eine allgemeine und fortschreitende körperliche Degeneration unter dem Einfluß der modernen Zivilisation wurde in weiten Kreisen der deutschen Bevölkerung, keines/falls nur unter Naturwissenschaftlern als feststehende Tatsache angenommen und bildete den Ausgangspunkt der vielschichtigen Bestrebungen, die unter dem Begriff Eugenik zusammengefaßt wurden. Es bestanden jedoch um die Jahrhundertwende deutliche Schwierigkeiten bei Versuchen, den vorgeblichen Degenerationsprozeß empirisch zu beweisen. Zu diesem Zweck wurden hauptsächlich drei Themenkreise diskutiert und untersucht: der 'Geburtenrückgang', ein 'Rückgang der leichten Gebärfähigkeit und des Stillvermögens der Frauen' und ein 'Rückgang der Militärtauglichkeit'. (vgl. Weingart et al. 1988, S. 73 - 75) Zwei dieser Themen, die angeblich verminderte Stillfähigkeit der Frauen und das Problem der Militärtauglichkeit, bezog RÖSE in sein Konzept der "Pathologie der Erdsalzarmut" ein und sorgte so dafür, daß die Degenerationsproblematik auch unter Zahnärzten diskutabel wurde.

Auf eine mögliche Beziehung zwischen Mineralstoffwechsel, Brusternährung der Säuglinge, Zahnkaries und Degeneration war RÖSE durch einen 1900 erstmals im Druck erschienenen Vortrag des Baseler Physiologen GUSTAV VON BUNGE (1844 - 1920) aufmerksam geworden. (vgl. Röse 1905 II; S. 6) VON BUNGE hatte selbst keinen statistischen Beweis für eine abnehmende Stillfähigkeit der Frauen[94], nahm sie aber als sicher an und suchte nach ihren Gründen. Auch er beabsichtigte, das Problem auf statistischem Weg zu lösen und versandte zum Zweck einer Umfrage Fragebögen an seine Schüler. Die Formulare enthielten neben Fragen nach verschiedenen als erblich angesehenen Krankheiten auch die nach der Anzahl der kariösen Zähne. (vgl. von Bunge 1900, S. 19) VON BUNGE hielt die Karies für eine erbliche Krankheit, die zudem "... ebenso häufig und verbreitet ... /war/, wie die Unfähigkeit zum Stillen." (ebenda, S. 25) - Die Umfrage brachte einen positiven Zusammenhang zwischen Kariesmorbidität und Stillunfähigkeit[95], woraus VON BUNGE folgerte: "Die Zahncaries ist also jedenfalls ein erbliches Symptom der Degeneration, welches der Unfähigkeit zur Milchsecretion parallel geht. Welcher Art der Causalzusammenhang ist, bleibt noch unentschieden." (ebenda S. 27) RÖSE nahm die Frage nach der Stilldauer der Probanden in die Untersuchungsformulare für Musterungspflichtige und Schüler auf, um mit Hilfe der Statistik der Zentralstelle die durch VON BUNGE offengelassene Frage nach einem Zusammenhang zwischen Karies und Brusternährung zu klären. (vgl. Röse 1905 II, S. 6)

Und wirklich konnte RÖSE aus seiner Statistik ableiten, daß nichtgestillte Kinder im Durchschnitt bis zu 25 % mehr kariöse Zähne hatten als gestillte. (vgl. Röse 1905 II, S. 15) Er beließ es nicht dabei, sondern stellte noch weitere Zusammenhänge her. So sollte Rachitis um so häufiger auftreten, je geringer die Stilldauer der Kinder war[96] (vgl. ebenda, S. 19), gestillte Kinder sollten sich körperlich (vgl. ebenda, S. 26) und geistig vollkommener entwickeln (vgl. ebenda, S. 29) und der Anteil der Militärtauglichen unter den Rekruten, die als Kinder gestillt worden waren, sollte um ein Drittel höher liegen als bei den künstlich Ernährten (vgl. ebenda, S. 26).

Hinsichtlich der Bestimmung der Ursachen für die angebliche Verminderung der Stillfähigkeit der Frauen änderten sich RÖSEs Ansichten. Er meinte 1905: "Die Unfähigkeit der Frauen zum Stillen wird durch Alkoholgenuß, durch kalkarme Nahrung und durch unzweckmäßige Kleidung gefördert.

Die Hauptursache aber ist die zunehmende Bequemlichkeit der Frauen." (Röse 1905 II, S. 48) Diese Argumente waren bis auf die Bedeutung des Kalks nicht den eigenen Untersuchungen, sondern dem Diskussionsspektrum der zeitgenössischen Lebensreformbewegung entnommen. Drei Jahre später, 1908, griff RÖSE die Frage der Stillfähigkeit noch einmal auf, betrachtete sie aber nur in Abhängigkeit von der Erdsalzzufuhr mit dem Trinkwasser. Auch in diesem Fall meinte er einen statistischen Beweis dafür erbringen zu können, daß die durchschnittliche Stilldauer in Gegenden mit kalkreichen Trinkwässern größer als in solchen mit kalkarmen sei. (vgl. Röse 1908, S. 115 - 118)
Ähnlich änderten sich aus dem Blickwinkel der "Pathologie der Erdsalzarmut" auch RÖSEs Ansichten zur Frage der Militärtauglichkeit. Aus seiner Untersuchung bayerischer Musterungspflichtiger hatte RÖSE 1896 abgeleitet, daß der starke Kariesbefall und die dadurch bedingte mangelhafte Kaufähigkeit in vielen Fällen die Ursache für die Militäruntauglichkeit infolge allgemeiner Körperschwäche der Rekruten waren. (vgl. Röse 1896 I, S. 61) Im Ergebnis seines Anteils an der Statistik der Zentralstelle meinte RÖSE 1908, daß auch die Militärtauglichkeit direkt von der Trinkwasserhärte in der Gegend, aus der die Rekruten stammten, abhinge, oder mit seinen Worten "..., daß die gesamte körperliche Entwicklung der heranwachsenden wehrkräftigen Jugend durch kalkarme Ernährung beeinträchtigt wird." (Röse 1908, S. 76)
Für alle diese 'Degenerationsmerkmale', für die 'Entartung' der Zahnhartsubstanzen und der Speicheldrüsen, für verminderte Stillfähigkeit und Militärtauglichkeit, machte RÖSE kalkmangel verantwortlich.[97] Die Bevorzugung von weichem Trinkwasser hielt er deshalb für eine der gefährlichsten Erscheinungen im Zusammenhang mit Urbanisierung und Industrialisierung.[98] Diese Argumentationsrichtung verfolgte RÖSE weiter und bezeichnete schließlich die Großstädte als "Massengräber unserer Volksgesundheit". (ebenda, S. 145)

Im Konzept der "Pathologie der Erdsalzarmut", das die allgemeine körperliche und geistige 'Degeneration der Kulturmenschheit' erklären sollte, spielte die Zahnkaries schließlich nur noch eine Nebenrolle. Nach RÖSEs Ansicht sollten die Zähne "... in gewisser Hinsicht der Spiegel des menschlichen Körpers oder das Wasserstandsrohr am Dampfkessel des Organismus ..." sein. (Röse 1908, S. 60) Demzufolge charakterisierte er die Zahnkaries als eine "Entartungskrankheit" (Röse 1907, S. 1) und später noch deutlicher als eine "Teilerscheinung allgemeiner körperlicher Entartung" (Röse 1914, S. 25)

Mit Konsequenz setzte RÖSE die Prioritäten in der letzten Auflage seiner Aufklärungsschrift über Zahn- und Mundpflege. Wichtiger als die Reinigung der Zähne mit Bürste und anderen Hilfsmitteln war ihm die kalkreiche Ernährung, mit der einer Degeneration der Speicheldrüsen und der Zahnhartsubstanzen vorgebeugt werden könnte. (vgl. Röse 1907, S. 16) Die MILLERsche Kariestheorie war wohl immer noch RÖSEs Ausgangspunkt, wenigstens soweit es sich um den Komplex der 'exzitierenden Faktoren' (vgl. oben S. 59) handelte, aber die Schlüsse, die RÖSE aus seiner Beschäftigung mit den 'prädisponierenden Faktoren' gezogen hatte, stellten MILLERs Theorie förmlich auf den Kopf: "Wenn in einem Munde zucker- oder stärkehaltige Speisereste zurückbleiben, dann werden sie bald unter dem Einflusse von gewissen Spaltpilzen in organische Säuren zerlegt. Bei völlig gesunden Menschen mit gut entwickelten Zähnen und Speicheldrüsen vermögen diese Säuren keinen Schaden anzurichten ..." (Röse 1907, S. 7)

Mit einer Küchenreform, mit der Einrichtung von 'Kalk- und Erdsalzsanatorien', besonders durch den vermehrten Genuß natürlicher Mineralwässer wollte RÖSE den Folgen der 'Erdsalzarmut' entgegenwirken. Und weil er die Auswirkungen einer ausreichenden oder mangelhaften Kalkzufuhr für erblich hielt, setzte er sich sogar für eine Art pränataler Prophylaxe ein: "Wer seinen Kindern die Vorteile erdsalzreicher Ernährung sichern will, muß schon vor ihrer Geburt bei sich selbst mit der Zufuhr von Erdsalzen beginnen."[99] (Röse 1908, S. 156)

IV. RÖSE als Naturarzt und Lebensreformer

IV.1. RÖSEs Ernährungslehre

IV.1.1. Das Eiweißproblem: Ernährungsreform und Ernährungsphysiologie

Lebensreform - Ernährungsreform

Der wirtschaftliche Fortschritt, den die Länder Europas und Nordamerikas im neunzehnten Jahrhundert aufzuweisen hatten, beruhte in der Hauptsache auf der Ausdehnung der industriellen Produktion. Eine der Voraussetzungen und Folgen dieses Prozesses war die Urbanisierung. - Der in den Städten produzierte Reichtum stand mit der Zeit in immer schärferem Kontrast zur Armut derjenigen, die ihn schufen. Die zunehmende Konzentration der Produktion zum Ende des Jahrhunderts prägte diese Widersprüche noch deutlicher aus. Indem auch die unteren und mittleren Schichten des Bürgertums immer mehr von ihrer materiellen Existenzgrundlage einbüßten, wurden sie von den Konflikten selbst betroffen. Eine der Reaktionen war Landflucht. Wer es sich leisten konnte, kehrte der Stadt als der scheinbaren Ursache für materielle Ungerechtigkeit und moralischen Verfall den Rücken. Ähnliche Landfluchtgedanken finden sich seit der Antike. Es mangelte dieser Bewegung im neunzehnten Jahrhundert also weder an praktischen noch an theoretischen Vorläufern. Die vom "emotionalen Naturismus" (Rothschuh 1983, S. 14) JEAN-JAQUES ROUSSEAUs (1712 - 1778) ausgehende Entwicklungslinie führte zu einer neuen Wertschätzung der Natur, welche die verschiedensten Bereiche des menschlichen Lebens beeinflußte. Als Ausdruck der bürgerlichen Gesellschaftskritik entstand die Lebensreformbewegung.
Von den vier Wurzeln der Lebensreformbewegung - der Naturheilbewegung, der vegetarischen Bewegung, der antialkoholischen und der Jugendbewegung (vgl. Rothschuh 1983, S. 116) - stand am Anfang eine Ernährungsreform, der Vegetarismus.

Dieser nahm schon zum Beginn des neunzehnten Jahrhunderts von England seinen Ausgang. Er basierte nicht auf physiologischen Erkenntnissen, sondern war Ausdruck eines nur ideell begründeten Protests und fand zuerst keine größere Anhängerschaft.[100] (vgl. Rubner 1914, S. 4) In Deutschland gewann der Vegetarismus an Popularität, nachdem er durch THEODOR HAHN (1824 - 1883) zu einem Bestandteil der von medizinischen Laien getragenen Naturheilkunde geworden war. (vgl. Rothschuh 1983, S. 78) Das theoretische Fundament erhielt er durch EDUARD BALTZER (1814 - 1889).[101] (vgl. Rothschuh 1983, S. 110) - Ein erster Versuch, Lebensreform in größerem Maßstab zu praktizieren, begann mit der Gründung der Obstbau-Siedlung "Eden" in Oranienburg im Jahre 1893. (vgl. Rothschuh 1983, S. 113 - 116)
Weil Ernährungsfragen traditionell zur ärztlichen Diätetik gehörten[102], gewährte dieser Problemkreis gleichgesinnten Ärzten einen Zugang zur Naturheilkunde und zur Lebensreformbewegung. Anfangs konzentrierten sich auch die medizinisch gebildeten Naturärzte auf die Behandlung von Krankheiten, besonders solcher mit chronischem Verlauf. Um die Jahrhundertwende verschob sich unter Bezugnahme auf die Degenerationsdiskussion im Rahmen der generellen Zivilisationskritik der Schwerpunkt auf Möglichkeiten der Prophylaxe und Gesunderhaltung. Bei allem Fortschritt in den naturwissenschaftlich ausgerichteten Grundlagenfächern der Medizin hatten sich die therapeutischen Möglichkeiten bei chronischen, bekanntermaßen durch Stoffwechselstörungen bedingten Krankheiten kaum verbessert: "Erst die bei unbefangenen Beobachtern sich mehr und mehr bahnbrechende Überzeugung von der Unzulänglichkeit aller unserer Heilmittel und Kurmethoden lenkte ihre Geistestätigkeit auf die ebenso dankbare Bahn, durch Aufdeckung der Ursachen, den Versuch zu wagen, diese Störungen zu vermeiden oder mit anderen Worten, durch vorbeugende Anordnungen das Zustandekommen der Krankheiten zu verhindern, ..." (von Borosini 1911, S. VII) Gegenüber der üblichen "Krankenpflege" stellte "... die jüngere und weniger bekannte Gesundheitspflege sich die Aufgabe, diese

Störungen von vornherein zu verhindern, also dem Ausbruch von Krankheiten durch Fernhalten ihrer Ursachen vorzubeugen." (von Borosini 1911, S. VII)
Die 'Unbefangenheit' der Naturärzte bestand darin, daß sie die Ergebnisse der streng naturwissenschaftlichen Grundlagenfächer, wie etwa der Physiologie, entweder völlig ignorierten oder willkürlich eigenen Hypothesen unterordneten. Konflikte mit den zu Recht auf ihre Leistungen stolzen Wissenschaftlern waren unvermeidlich.

Der Eiweißstoffwechsel in der zeitgenössischen Ernährungsphysiologie

Um die Mitte des neunzehnten Jahrhunderts war es ein Chemiker, VON LIEBIG, welcher die physiologische Untersuchung der menschlichen Ernährung in vieler Hinsicht anregte. Er nahm eine Einteilung der Nährstoffe in drei Gruppen vor. Danach waren die plastischen, stickstoffhaltigen Nährstoffe, die Eiweiße, für die Erzeugung der Muskelkraft nötig; die stickstofffreien Respirationsnährstoffe waren die Voraussetzung für die Wärmebildung im Körper (vgl. von Liebig 1874, S. 115); die mineralischen Bestandteile der Nahrung, die Nährsalze, vermittelten die organischen Prozesse der Umwandlung der plastischen und Respirationsnährstoffe (vgl. von Liebig 1865, S. 289). VON LIEBIG wandte mit großem Erfolg Verfahren der analytischen Chemie auf die Untersuchung von Vorgängen bei der menschlichen Ernährung an.
Andere Möglichkeiten der Erforschung des Stoffwechsels boten die Bilanzmessungen, welche der Münchener Physiologe CARL VOIT (1831 - 1909) und seine Schüler durchführten und ständig verbesserten. Über einen Vergleich der Analysen von Nahrungsmitteln und Exkreten konnte u.a. festgestellt werden, daß VON LIEBIGs Theorie vom Eiweiß als Quelle der Muskelkraft nicht zutraf. Zusammen mit MAX VON PETTENKOFER (1818 - 1901) entwickelte VOIT eine Stoffwechselapparatur zur Analyse des menschlichen Gaswechsels und ein Kalorieme-

ter zur Messung der während der Versuche abgegebenen Wärmemengen. Dadurch wurden annähernd vollständige Stoffwechselbilanzen möglich. (vgl. Rothschuh 1953, S. 181f.) Im Jahre 1875 wurde das sog. VOITsche Kostmaß veröffentlicht, wonach die tägliche Nahrung eines 'mittleren Arbeiters' 118g Eiweiß, 56g Fett und 500g Kohlehydrate enthalten sollte. (vgl. Rothschuh 1952, S. 38) Dabei handelte es sich jedoch nicht um eine unmittelbare Ableitung aus den ernährungsphysiologischen Versuchen, sondern um das Ergebnis einer statistischen Erhebung, die in einigen Münchener Haushalten vorgenommen worden war.

Einer der bedeutenden Schüler VOITs war MAX RUBNER (1854 - 1932), der über Jahrzehnte als erste Autorität auf dem Gebiet der Ernährungsphysiologie galt. Unter vielen anderen Fragen beschäftigte er sich eingehend mit dem Eiweißstoffwechsel, besonders mit der Untersuchung des minimalen Eiweißbedarfs, denn die Eiweißforderung von täglich 118g war schnell auf Ablehnung von verschiedenen Seiten gestoßen.[103] Nachdem schon VOIT selbst sich durch Stoffwechselversuche mit einem vegetarisch lebenden Probanden davon überzeugt hatte, daß ein Stickstoffgleichgewicht als Zeichen für ausreichende Eiweißzufuhr auch bei kleineren Eiweißmengen möglich war, wenn nur Kohlehydrate im Überschuß zugeführt wurden, vertrat RUBNER seit 1895 die Ansicht, daß es kein allgemeingültiges Eiweißbedürfnis gebe. (vgl. Rubner 1914, S. 21f.) Der Eiweißbedarf bzw. die kleinste Menge Nahrungseiweiß, bei der noch ein Stickstoffgleichgewicht zustande kam, hing von verschiedenen Faktoren ab, besonders von den gleichzeitig zugeführten stickstofffreien Nahrungsmitteln und der biologischen Wertigkeit des Eiweißes, ein Begriff, der aber erst 1909 eingeführt wurde. (vgl. Rothschuh 1952, S. 41)

Schon 1885 hatte RUBNER erkannt, daß der kleinste Eiweißbedarf keiner energetischen Forderung des Organismus, sondern dem Bedarf an Aufbaustoffen entsprach. Diese sog. Abnutzungsquote lag weit unter den 118g Eiweiß des VOITschen Kostmaßes. Durch Interpolation von Messungen der Stickstoff-

bilanz beim Säugling schloß RUBNER 1898 auf 31g, einen Wert, der später experimentell bestätigt werden konnte. (vgl. Rubner 1914, S. 26f.) Dieses Eiweißminimum konnte überhaupt nur unter besonderen Bedingungen erreicht werden, und um es im täglichen Leben nicht zu unterschreiten, forderte RUBNER einen Reserveaufschlag. Das empfehlenswerte "hygienische Eiweißminimum" bestimmte er mit 100g. (vgl. Rubner 1914, S. 72)
Wegen dieses angeblich völlig unbegründet hoch angegebenen Werts wurde RUBNER zur Zielscheibe der Kritik derjenigen Naturärzte, welche meinten, VON LIEBIGs Hoffnung auf kürzestem Wege erfüllen zu können: "Wenn ein zweiter Hippokrates in unserer Zeit erstünde, so würde er unzweifelhaft mit Hülfe der durch die Wissenschaft festgestellten Ernährungsgesetze eine Umwälzung in der Heilkunde hervorbringen können, ..." (von Liebig 1874, S. 142)

Die Position ärztlicher Ernährungsreformer in der Eiweißfrage

Gemeinsam war den zum Vegetarismus tendierenden ärztlichen Ernährungsreformern, daß sie an die Stelle der aufwendigen Bilanzuntersuchungen der VOITschen Schule Empirie setzten, und zwar meist in sehr roher Form, nämlich der am eigenen Körper gemachten Erfahrungen. Die Verbesserung des körperlichen Befindens nach der Umstellung auf mehr oder weniger strenge vegetarische Diät, die oft auch mit einer Veränderung der äußeren Lebensumstände verbunden war, interpretierten sie als Erfolg ihrer jeweiligen Ernährungslehre, und zwar unter willkürlicher Benutzung der medizinischen Fachsprache. Dadurch bekamen ihre Theorien einen wissenschaftlichen Anstrich, und diese wurden auch für andere Ärzte akzeptabel, die sich vielleicht ohnehin schon von den therapeutischen Erfolgen naturheilender Laien angezogen gefühlt hatten. - Völlig unerwartet schienen die neuen Ernährungslehren darüber hinaus für den ärztlichen Praktiker in der

Phase der Herausbildung immer neuer medizinischer Disziplinen und Spezialisierungen noch einmal die Möglichkeit eines einheitlichen, faßlichen Krankheitskonzepts zu bieten, aus dem therapeutische Schlußfolgerungen zu ziehen waren, die ohne Schwierigkeiten in die Praxis umgesetzt werden konnten. (vgl. Möller 1920, S. 4)

Nachdem sich der englische Arzt ALEXANDER HAIG (1853 - ?) im Jahre 1882 von häufigen Kopfschmerzen und migräneartigen Anfällen durch Umstellung auf vegetarische Kost befreit hatte, entwickelte er eine Theorie von der Harnsäure als Krankheitsursache. Die bei der Zersetzung von animalischem Eiweiß entstehende Harnsäure sollte die Alkaleszenz des Blutes vermindern, mit der Folge von Kreislaufstörungen, und sich außerdem als schädliche Stoffwechselschlacke in den Geweben festsetzen. Eine vegetarische Diät unter Verzicht auf Fleisch, Alkohol, Kaffee und Tee könnte nicht nur die Entstehung der Harnsäure verhindern, sondern auch zur Ausschwemmung vorhandener Stoffwechselschlacken führen. (vgl. Brauchle 1944, S. 237 - 239) Mit der Vorstellung von der Stoffwechselschlacke Harnsäure hatte HAIG den indifferenten Krankheitsstoffen der Laiennaturheiler einen medizinischen Begriff gegeben. (vgl. Brauchle 1937, S. 292f.) Experimentelle Beweise für das Auftreten von Harnsäure in Blut und Geweben mit den postulierten Folgen versuchte HAIG gar nicht erst beizubringen.

Durch eine radikale Abmagerungskur erlangte 1898 der Amerikaner HORACE FLETCHER (1849 - 1919) ein körperliches Wohlbefinden, das dem 1,54 m großen Mann über viele Jahre, in denen er ein Durchschnittsgewicht von 94 kg aufzuweisen hatte, fremd gewesen war. Während dieser Kur bestand seine tägliche Nahrung aus etwa dreißig Bissen, die aber die Passage des Verdauungstraktes erst nach zusammen etwa 2.500 Kauakten antraten.[104] (vgl. Fletcher 1911, S. 74f.) FLETCHER schuf unter dem Eindruck seines Auflebens eine Theorie der "Mentikultur", der Herrschaft des Menschen über seine Gefühle. (vgl. Fletcher 1911, S. 6) Den Anfang sollte das "intuitive Essen" bilden, d.h. eine Zusammenstellung der Kost nach

dem Appetit, die erst bei ausgesprochenem Hungergefühl aufgenommen und dann in einem Zustand der inneren Ruhe und aufmerksamer Wahrnehmung des Geschmacks mit bis zu 100 Kauakten je Bissen für die Verdauung vorbereitet werden sollte. (vgl. Fletcher 1911, S. 12f.) Über persönliche Kontakte zu politisch einflußreichen Militärs erwirkte FLETCHER eine Unterstützung durch die amerikanische Regierung. Er konnte seine Erfahrungen auf einem Physiologenkongreß vorstellen, und der Physiologe RUSSEL HENRY CHITTENDEN (1856 - 1943) fand sich bereit, die Angaben über den erstaunlich geringen Nahrungsbedarf FLETCHERs in Yale nachzuprüfen. (vgl. Fletcher 1911, S. 152 - 154)
Die erstaunlichen körperlichen Leistungen FLETCHERs bei seinen Selbstversuchen reizten CHITTENDEN dazu, weitere Versuche mit dem Ziel der Ermittlung des geringsten Eiweiß- und Kalorienbedarfs anzustellen. Über mehrere Monate beobachtete er 27 Personen, die nach ihrer körperlichen Belastung in drei Gruppen eingeteilt waren und denen er eine Diät mit vergleichsweise niedrigem Eiweißanteil vorschrieb. CHITTENDEN bestimmte bei den Experimenten zwar die Stickstoffbilanzen der Probanden, führte aber keine Analyse des Gas- und Energiewechsels durch. Das Versuchsregime kam nicht entfernt demjenigen der VOITschen Schule gleich. Darauf dürften so anfechtbare Ergebnisse zurückzuführen gewesen sein, wie beispielsweise die Größe des Energiewechsels bei einer Gruppe von Athleten, die jeweils nur geringfügig über der des Grundumsatzes lag. (vgl. Rubner 1914, S. 61) - CHITTENDEN meinte im Anschluß an seine Versuchsreihe, daß Menschen gesund zu erhalten waren und sogar leistungsfähiger würden mit einer Nahrung, die etwa 2/3 des Brennwertes und 1/2 der Proteinmenge der Nahrung enthielt, die nach der gängigen physiologischen Lehrmeinung für die entsprechende körperliche Belastung als notwendig angesehen wurden. (vgl. Chittenden 1916, S. 18 - 29) Für die Eiweißmenge bedeutete das zwischen etwa 40g (vgl. Chittenden 1916, S. 19) und 70g (vgl. ebenda, S. 28). Eine tägliche Eiweißaufnahme, die über diesen Werten lag, bezeichnete CHITTENDEN als "Exzeß"

und meinte: "... jeder Exzeß bedeutet nicht nur Verschwendung, sondern, was viel wichtiger ist, einen unnützen Aufwand an Energie seitens der verschiedenen Organe und Gewebe des Körpers, welche die schädlichen Folgen des Exzesses zu paralysieren haben, ganz zu schweigen von den möglichen schädigenden Einflüssen, welche die zahlreichen überschüssigen Stoffe, die sich bei der Verbrennung oder Oxydation dieses unerwünschten Zuviel bilden, hervorrufen." (Chittenden 1916, S. 30) Zur Vermeidung größerer Mengen eiweißhaltiger Nahrungsmittel empfahl er eine Diät, die möglichst wenig Fleisch und um so mehr Vegetabilien enthalten sollte. (vgl. Chittenden 1916, S. 31)

Eine größere Resonanz als CHITTENDEN hatte in Deutschland der dänische Arzt MIKKEL HINDHEDE (1862 - ?). HINDHEDE entwickelte sein Ernährungssystem, das "... inhaltlich und dem zeitlichen Entstehen nach eine vollkommene Nachempfindung Chittendens ..." (Rubner 1914, S. 4) war, indem er sich an der "spartanische/n/ Kost"[105] (Hindhede nach Brauchle 1937, S. 343) westjütischer Heidebauern orientierte, welche er in der Kindheit selbst kennengelernt hatte. Durch Untersuchungen, die HINDHEDE überwiegend an sich selbst und an seinen Familienmitgliedern vorgenommen hatte, wollte er CHITTENDENs Lehre vom geringen Eiweißbedarf mit der Erkenntnis erweitert haben, daß der Mensch pflanzliches Eiweiß ebensogut wie tierisches verdauen kann (vgl. Hindhede 1911, S. 9) - eine Behauptung, die jedem ernsthaften Ernährungsphysiologen geradezu ins Gesicht schlagen mußte.

Die Schriften HINDHEDEs waren populär abgefaßt und wurden in Deutschland schon vor dem ersten Weltkrieg in großen

Auflagen verbreitet. HINDHEDE propagierte eine lakto-vegetabile Diät, d.h. eine Kostzusammenstellung, bei der zwar die pflanzlichen Nahrungsmittel dominierten, der Verzehr von Milch, Eiern und Käse als Quelle tierischen Eiweißes jedoch nicht völlig ausgeschlossen war. (vgl. Hindhede 1911, S. 10) Außerdem forderte er den Verzicht auf Genußmittel, eine mäßige körperliche Beschäftigung im Freien, wie sie das Siedlerleben am besten bieten konnte, das Tragen von Reformbekleidung und die strikte Einhaltung der Monogamie. (vgl. Brauchle 1937, S. 360f.) Bei diesen Prinzipien ist es nicht weiter erstaunlich, daß die Obstbau-Siedlung "Eden" HINDHEDE zu ihren treuesten Freunden zählte: "Ich kann dort an jede Tür klopfen und brauche nur meinen Namen zu nennen, um einem freundlichen Lächeln und guter Kameradschaft zu begegnen." (Hindhede nach Brauchle 1937, S. 342)
Nicht über die Eiweißproblematik, sondern über den Mineralstoffwechsel war der in Dresden tätige Arzt HEINRICH LAHMANN (1860 - 1905) zur vegetarischen Ernährung gekommen. Der Mineralstoffwechsel war seit VON LIEBIGs Arbeiten in der Jahrhundertmitte relativ unbeachtet geblieben, nicht zuletzt wohl auch wegen des großen Aufwandes an analytischen Untersuchungen, der für Bilanzberechnungen notwendig gewesen wäre. Dafür schuf LAHMANN erste Voraussetzungen, indem er 1895 dem von ihm sieben Jahre zuvor gegründeten Sanatorium auf dem Weißen Hirsch in Dresden ein physiologisch-chemisches Laboratorium anschloß. (vgl. Brauchle 1937, S. 294) LAHMANNs Theorie bestand in der Annahme, daß eine diätetisch bedingte Blutentmischung oder "... Dysämie (das Abweichen von der normalen Mischung) die Hauptwurzel aller Krankheitsdisposition ist." (Lahmann 1897, S. 22) Damit meinte er hauptsächlich eine Verminderung der Alkaleszenz des Bluts nach "... Zuführung von eiweissreichen und nährsalzarmen Nährgemengen.". (Lahmann 1897, S. 75) Bei Fleischnahrung würde der Körper zu wenig von dem für die Alkaleszenz des Bluts notwendigen Natron und Kalk aufnehmen, mit der Folge der seit HAIG gefürch-

teten "Verschlackung" des Organismus mit Harnsäure. Abhilfe sollte wiederum nur die Bevorzugung der "... natron- und kalkreichen grünen und Wurzelgemüse und Blattsalate, sowie die Früchte ..." (Lahmann 1897, S. 191), also der Vegetarismus schaffen können. - In seinem Sanatorium kamen neben den verschiedensten physikalischen Therapiemethoden der Naturheilkunde auch Wachsuggestion und Hypnose zur Anwendung. (vgl. Brauchle 1937, S. 305) LAHMANN konnte als der "... umfassendste Vertreter der Naturheilkunde bis zu seiner Zeit ..." (Brauchle 1937, S. 311) angesehen werden.[106]
Die Schwachpunkte der verschiedenen Systeme von Ernährungsreformern lagen offen zutage. Ein Kritiker meinte, daß die Art, in der sich solche Reformer mit dem eigenen Körper beschäftigten, durchaus damit verglichen werden könnte, wie sich ähnlich veranlagte Persönlichkeiten in früheren Zeiten mit "subtilen, religiösen Fragen" auseinandergesetzt hätten: "Die Befriedigung dessen, der in dieser Weise eine gründliche Ernährungsreform an sich durchführt, ist eine ähnliche wie die dessen, der metaphysische Fragen gelöst zu haben glaubt, denn die Autosuggestion erzeugt eine weitgehende Befriedigung, ein großes Wohlbefinden." (Kiszkalt 1931, S. 48)
Die Vertreter der Ernährungsreformen betrieben ihre Sache häufig gleich religiösen Eiferern und konnten zu einem ernsthaften Problem werden, wenn sie ihre unmittelbare persönliche Umgebung mit ihrer Lebensweise tyrannisierten (vgl. ebenda.) oder sogar ihr individuelles Befinden zum Maßstab für allgemeine Ernährungsregeln, für eine Reform der Volksernährung machen wollten (vgl. Rubner 1914, S. 10).
Die Eiweißfrage hatte nicht zuletzt auch eine volkswirtschaftliche Komponente. Fleisch war der teuerste Bestandteil der Volksernährung, und die Versorgung mit ausreichenden Fleischmengen war schwieriger, als die mit anderen Nahrungsmitteln. Einen hohen und ständig wachsenden Fleischbedarf hatten nicht nur die Ernährungsphysiologen der VOITschen Schule begründet, sondern auch der Statistiker ERNST ENGEL (1821 - 1896) und seine Anhänger.[107] - Indem Ärzte vegetarische Ernährungsformen propagierten, verschafften

sie unter Ausnutzung der Autorität des Berufsstandes den Reformideen auch auf verschiedenen Ebenen der staatlichen Verwaltung Gehör, wo die Argumentationen für eine drastische Senkung des Fleischkonsums mitunter interessiert aufgenommen wurden.
Selbst unter den Ernährungsphysiologen stießen die Reformer - aus welchen Gründen auch immer - nicht nur auf konsequente Kritik und Ablehnung.[108] Besonders bemerkenswert war die Position des Hallenser Physiologen EMIL ABDERHALDEN (1877 - 1950), der einerseits die Selbstversuche der Ernährungsreformer mit bis zum physiologischen Minimum reduzierten Eiweißmengen für die Wissenschaft nutzbar zu machen versuchte und würdigte (vgl. Abderhalden 1915, S. 1385), andererseits kritische Distanz behielt und nicht zum Fürsprecher des Vegetarismus wurde.

IV.1.2. RÖSEs Versuche zum Mineral- und Eiweißstoffwechsel

RÖSE hatte LAHMANN nicht mehr persönlich kennengelernt, dessen Vorstellungen über die Bedeutung des Mineralstoffwechsels durchaus Berührungspunkte mit RÖSEs "Pathologie der Erdsalzarmut" aufwiesen. Der von den Erben LAHMANNs als Direktor des Sanatoriums eingesetzte Professor ERNST VON DÜRING (1851 - ?) erfuhr von RÖSEs Arbeiten zur Kalkfrage und wurde mit ihm gerade in der Zeit bekannt, als RÖSE das Ende der Zentralstelle für Zahnhygiene voraussehen konnte und um eine andere Möglichkeit zur Förderung weiterer Forschungsvorhaben, nun auf dem Gebiet der Ernährungsphysiologie, besorgt sein mußte. Es gelang RÖSE, die Erben LAHMANNs davon zu überzeugen, daß die LAHMANNschen Konzepte dringend einer sichereren wissenschaftlichen Begründung bedurften. Eigens zu diesem Zweck wurde ein physiologisch-chemisches Institut eingerichtet und mit einem Etat von 20.000 M ausgestattet. Für die Leitung des Instituts vermittelte RÖSE seinen persönlichen Freund, den von ihm als analytischen Chemiker hochgeschätzten BERG. (vgl. Röse 1914, S. 12) In der Folge führten RÖSE und BERG

bis in die dreißiger Jahre eine Vielzahl von Stoffwechselversuchsreihen aus.
In der Fragestellung, die RÖSE unmittelbar nach der Auflösung der Zentralstelle für Zahnhygiene bearbeitete, spiegeln sich verschiedene Erfahrungen und Eindrücke aus dieser Zeit wider. Im Vordergrund dürfte ein heftiges Ischiasleiden gestanden haben, das RÖSE zum ersten Mal 1909 befallen hatte. Dazu kam vermutlich die intensive Beschäftigung mit den Theorien LAHMANNs, nach denen auch das Ischiasleiden eine Folge der 'Selbstvergigtung' des Körpers mit Harnsäure war. (vgl. Lahmann 1897, S. 131) Nach LAHMANN war für die Ausschwemmung der Stoffwechselschlacken aus dem Organismus die Zufuhr ausreichender Mengen von Natron und Kalk von Bedeutung. Weil RÖSE ohnehin beabsichtigte, mit der merkantilen Nutzung zweier von ihm aufgespürter stark kalkhaltiger Mineralquellen zukünftig seinen Lebensunterhalt zu bestreiten, lag es nahe, die diuretische Wirkung dieser Quellen zu testen.
Für entsprechende Versuche, denen sich außer ihm noch seine Frau und sein älterer Sohn unterwarfen, begab sich RÖSE im Wintersemester 1910/11 nach Jena. HEINRICH KIONKA (1868 - 1941), der dem dortigen Pharmakologischen Institut und einer halbamtlichen Zentralstelle für Balneologie (vgl. Röse 1925, S. 11) vorstand, gewährte RÖSE die erforderlichen Arbeitsmöglichkeiten. - Dieser stellte nun fest, daß "hydrokarbonatische und sulfatische Erdsalzquellen" ihre bekannte harntreibende Wirkung nicht dem Kohlensäuregehalt, sondern den gelösten Kalksalzen verdankten. Als eine weitere wichtige Wirkung der Kalksalze meinte RÖSE gefunden zu haben, daß sie "... eine E n t g i f t u n g des Körpers von schädlichen Stoffwechselprodukten, insbesondere von Schlacken und Abfällen der Eiweißverdauung ..." herbeiführten. (Röse 1912 II, S. 41) Bei späteren Selbstversuchen, ausgeführt im Winter 1915/16 an der II. Medizinischen Klinik in München, verglich RÖSE die unterschiedliche diuretische Wirkung von mehreren Salzen bzw. Salzgemischen, wobei nach seiner Meinung doppelt kohlensaurer

Kalk am besten abschnitt. (vgl. Röse 1917, S. 8) Doppelt kohlensaurer Kalk war aber nicht als Präparat im Handel. Er sollte außer mit Milch bevorzugt in Form von natürlichen Mineralwässern zugeführt werden (vgl. Röse 1915, S. 6), wobei RÖSE wohl besonders an seine Quelle in Herste dachte, die nach BERGs Analyse aus dem Jahre 1909 einen sehr hohen Kalziumbikarbonatanteil aufwies (vgl. Röse 1912 II, S. 10). - Die Mineralwasserversuche sind in RÖSEs gesamter Ernährungsforschung jedoch eher von untergeordneter Bedeutung. Sie zielten offenbar hauptsächlich auf die Verwertung der Quellen.
Den Anstoß zu dem Thema, das RÖSEs letzte Schaffensphase dominierte, brachte eine Begegnung mit HINDHEDE. RÖSE hatte äußerst starke Ischiasbeschwerden, als er im Frühjahr 1912 HINDHEDE aufsuchte, der zu dieser Zeit gerade Ernährungsversuche mit Kartoffeln durchführte.[109] Danach lebte RÖSE für mehr als neun Monate von einer Kartoffeldiät, mit dem Ergebnis, daß das Ischiasleiden verschwand. (vgl. Hindhede nach Brauchle 1937, S. 353) Überzeugt von der Schädlichkeit der im Eiweißstoffwechsel entstehenden "Schlacken" suchte RÖSE nach einer Kostform, die einen möglichst geringen Gehalt an Eiweiß hatte, ohne dabei den Bestand an Körpereiweiß auf die Dauer zu vermindern. HINDHEDE war bei seiner lakto-vegetabilen Diät mit Kartoffeln als hauptsächlicher Eiweißquelle mit äußerst geringen Eiweißmengen ausgekommen. Es lag nahe, daß RÖSE und BERG bei der Suche nach der Erklärung dieses Phänomens die Schlußfolgerungen aus ihren bisherigen Versuchen zum Mineralstoffwechsel einbrachten.
Schon VON LIEBIG hatte erwähnt, daß das Blut alkalisch reagieren muß, um seine Funktionen bei Ernährung und Atmung ausführen zu können. (vgl. von Liebig 1865, S. 291) Er vermutete, daß die Ionenkonzentrationen im Blut von den Aschenbestandteilen der zugeführten Nahrung abhängig wären, "... da man weiß, daß die /Aschenbestandteile, der Verf./ des Blutes von der Nahrung stammen, und beide identisch sind." (von Liebig 1865, S. 296) Außerdem sollte es

möglich sein, mit der Harnanalyse bequem Rückschlüsse auf die Zusammensetzung des Blutes zu ziehen: "Die Salze des Harns werden von dem Blute abgesondert durch die Nieren; vor dieser Absonderung waren sie Bestandtheile des Blutes." (von Liebig 1865, S. 299) Diese Hypothesen entsprachen dem zeitgenössischen Stand der Physiologie.[110]
Trotz der Fortschritte, welche diese Wissenschaft machte, hatten VON LIEBIGs Hypothesen auch zu der Zeit noch ihre Berechtigung, als RÖSE und BERG ihre Ernährungsexperimente begannen. Sie gingen davon aus, daß in der ersten Phase des Eiweißstoffwechsels die mit der Nahrung zugeführten Proteine hydrolysiert und in einer zweiten oxydiert werden. Der Grad der Oxydation sollte von der Alkaleszenz des Bluts und demzufolge vom Basengehalt[111] der Nahrungsstoffe abhängen. Bei hoher Basenzufuhr sollte die Oxydation und damit die Ausnutzung des Eiweißes vollständiger werden und der Bedarf entsprechend niedriger sein. Vollständige Oxydation bedeutete auch, daß die gefürchteten "Schlacken" nicht mehr anfielen. (vgl. Röse; Berg 1918, S. 1011)
Die aufwendigen Versuche mit langen Vorperioden wurden in mehreren Etappen in den Jahren von 1912 bis 1914 in BERGs Laboratorium durchgeführt. Die eintönige Nahrung und das strenge Versuchsregime machten RÖSE, der einzigen Versuchsperson, die alle Reihen über sich ergehen ließ, die Zeit zu einem "Sklavenleben" (vgl. Röse; Berg 1918, S. 1011); sein Sohn WALTER konnte nicht dazu bewegt werden, an allen Versuchen teilzunehmen.
Neben dem Stickstoffstoffwechsel sollte auch der Mineralstoffwechsel verfolgt werden. Die dazu nötigen Analysen hatte BERG erst vier Jahre nach Versuchsende, also im Jahre 1918, abschließen können. Dieses in seinem Umfang vielleicht einmalige Projekt, das wohl auch den Etat physiologischer Institute überschritten hätte, wurde in der Höhe der Gesamtkosten von 127.000 M durch die Erben LAHMANNs finanziert. Es hätte die Möglichkeit vollständiger Stoff- und Energiewechselbilanzen bestanden, wenn RÖSEs Bemühungen um ein Kalorimeterkabinet Erfolg gehabt hätten. (vgl.

Röse; Berg 1918, S. 1016)
Die Ergebnisse schienen RÖSEs und BERGs Hypothese glänzend zu bestätigen. Sie fanden, daß die niedrigste Eiweißmenge, bei der noch ein Stickstoffgleichgewicht zu erreichen war, von der Art der zugeführten Nahrungsmittel abhing. Das Niveau des niedrigsten Stickstoffgleichgewichts sank mit zunehmendem Basenüberschuß der Nahrungsmittel, der bei einer Kost am höchsten war, die ausschließlich aus Kartoffeln und Butter bestand. Unter mittlerer körperlicher Belastung reichte RÖSE bei dieser Ernährungsform mit durchschnittlich 33g Eiweiß am Tag, einer Menge, die im Bereich des physiologischen Eiweißminimums lag. Ungefähr die gleiche Menge wurde bei Fleisch benötigt, aber nur unter der Voraussetzung, daß der Körper in einer langen Vorperiode mit einem Basenüberschuß versehen worden war. Wurde in der Vorperiode säureüberschüssige Nahrung, z.B. Brot, verzehrt, dann stieg der Bedarf an Fleischeiweiß bis auf etwa 112g, was der Forderung im VOITschen Kostmaß nahe kam. (vgl. Röse; Berg 1918, S. 1014) Demnach schien die biologische Wertigkeit von Eiweißarten keine feststehende Größe zu sein, sondern vom Verhältnis der mineralischen Säuren und Basen im Nahrungsgemisch beeinflußt zu werden. Verglich RÖSE die Nahrungsmittel unter diesem Aspekt miteinander, dann mußte ihm allerdings die Kartoffel als "... ein wahres Gottesgeschenk für die Völker der gemäßigten Erdzone ..." erscheinen[112] (Röse 1925, S. 53), die stark säureüberschüssigen Nahrungsmittel Brot und besonders Fleisch dagegen als geradezu gefährlich (vgl. Röse 1914 I, S. 8). BERG faßte die Ergebnisse der Ernährungsversuche in einer Regel zusammen: "Iß siebenmal so viel Kartoffeln als Brot und Hülsenfrüchte und siebenmal soviel Gemüse und Früchte als Eier und Fleisch." (Berg nach Röse 1925, S. 62)
Die neue Theorie vom Einfluß des Mineralstoffwechsels auf den Eiweißstoffwechsel fand nicht sofort Anerkennung unter

den Ärzten, was RÖSE darauf zurückführte, daß die Arbeiten von LAHMANNs Sanatorium finanziert worden waren und eben auch die Vorstellungen LAHMANNs zu bestätigen schienen.[113] Er suchte deshalb nach Möglichkeiten, die Dresdener Ergebnisse von einem anerkannten Physiologen bestätigen zu lassen. Es gelang RÖSE, für dieses Vorhaben ABDERHALDEN zu gewinnen.[114]

Vom 15. Juni bis zum 5. August 1914 lebte RÖSE "... im Physiologischen Institute zu Halle a.S. unter strenger Kontrolle wie in einem selbstgewählten Gefängnisse ..." (Röse 1925, S. 34) Der Plan bestand darin, den "... g e s a m t e n S t o f f w e c h s e l u n t e r v e r s c h i e d e n e n B e d i n g u n g e n u n t e r E i n s c h l u s s d e r B e s t i m m u n g d e s M i n e r a l s t o f f w e c h s e l s ..." zu bestimmen. (Abderhalden et al. 1915, S. 511) ABDERHALDEN hielt diesen Aufwand für erforderlich, weil bekannt war, daß aus Aminosäuren im Stoffwechsel Kohlehydrate entstehen konnten und deshalb die bloße Stickstoffbilanz keine Eiweißbilanz darstellte. Um Rückschlüsse auf den Eiweißstoffwechsel ziehen zu können, war es nötig, die Bestimmung der Stickstoffbilanz mit einer Energiebilanz und der Analyse des Gasstoffwechsels zu kombinieren. - Durch den Kriegsausbruch blieben die Versuche jedoch in der ersten Phase, bei einer bloßen Kontrolle der Stickstoffbilanz, stecken. Die aufgenommene Nahrung bestand aus verschiedenen Kartoffel- und Brotsorten, wobei der Eiweißbedarf bei Kartoffeln geringer war als bei Brot. Beim Vergleich der Mengen Stickstoff, die im Kot ausgeschieden, also aus der Nahrung nicht resorbiert wurden, stellte sich heraus, daß "... die Verwertung des 'resorbierten' Brotstickstoffs ebenso günstig war, wie die des Kartoffelstickstoffs." (Abderhalden et al. 1915, S. 519) Trotzdem gab es auch bei den Hallenser Versuchsreihen mit Brot einen Effekt, der sich nicht allein mit der unterschiedlichen Ausnutzung der Eiweißarten erklären ließ: Im Verlaufe der Versuche mit Brotnahrung stiegen beständig und in gleichem Verhältnis der Eiweißbedarf und die Menge des im Urin nachgewiesenen Ammoniaks. Den von RÖSE angenommenen 'Zweck' der vermehrten Ammoniakbildung, nämlich die Neutralisation von Säuren im Körper, versah ABDERHALDEN jedoch mit einem Fragezeichen. (vgl. Abderhalden et al. 1915, S. 521) Damit bezeichnete ABDERHALDEN deutlich die Grenzen, die der Interpretation von Bilanzversuchen im Sinne exakter Wissenschaft gesetzt waren.[115]

Bemerkenswert war für ABDERHALDEN die Vielfalt äußerer und innerer Einflüsse, die bei den Experimenten zur Geltung kam. So stieg bei einem Schnupfen, an dem RÖSE erkrankte, sofort die Stickstoffausscheidung infolge des entzündungsbedingten Abbaus von Körpereiweiß, so daß ein Stickstoffgleichgewicht auf niedrigem Niveau nicht erreicht werden konnte. Außerdem gab RÖSE, der in Halle streng nach FLETCHERs Essensgrundsätzen lebte, ein Beispiel dafür, wie durch die Steigerung der Zahl der Kauakte auf 60 bis 100 pro Bissen der Ausnutzungsgrad der Nahrung gehoben werden konnte.[116]

ABDERHALDEN ließ sich auch durch RÖSE keinesfalls auf die Positionen der Ernährungsreformer ziehen. Gerade die Möglichkeit des Stickstoffverlustes selbst bei banalen Infekten zeigte ihm, "... d a s s e s n i c h t e r s t r e b e n s w e r t i s t , e i n e m ö g l i c h s t n i e d r i g e S t i c k s t o f f z u f u h r f ü r d a s p r a k t i s c h e L e b e n z u e m p f e h l e n ." (Abderhalden et al. 1915, S. 520) An anderer Stelle führte er, ebenfalls auf die Versuche mit RÖSE Bezug nehmend, aus: "Solange nicht erwiesen ist, daß eine Eiweißzufuhr, die über dem eigentlichen Stickstoffminimum steht, Schaden stiftet, darf eine solche nicht bekämpft werden. Vom ökonomischen Standpunkt aus kann angestrebt werden, daß die Eiweißmenge in der Nahrung eine beschränkte bleibt. Die Anschauung, daß die Eiweißzufuhr unbedingt mindestens 100g pro Tag /d.i. RUBNERs "hygienisches Eiweißminimum", der Verf./ für den erwachsenen Menschen betragen müsse, ist nach den Ergebissen der erwähnten Versuche nicht mehr haltbar." (Abderhalden 1915, S. 1384) Auch hinsichtlich der Nahrungszusammensetzung war ABDERHALDENs Stellung eindeutig: "Der Versuch und vor allem die Erfahrung haben gezeigt, *daß die beste Art der Ernährung eine aus Pflanzen- und Fleischkost zusammengesetzte, d.h. eine gemischte ist.*" (Abderhalden 1915, S. 1365)

Anders bei RÖSE, der sein weiteres Leben zu einem Dauerversuch über die Existenzmöglichkeiten bei einer monotonen, von Kartoffeln dominierten Kost mit geringem Eiweißgehalt machte, den er nur noch einige Male durch Einzelexperimente zu speziellen Fragestellungen unterbrach.

Die nächste größere Versuchsreihe führte RÖSE vom 5. November 1914 bis zum 30. April des folgenden Jahres in München durch. Er wollte dabei unter Zugabe verschiedener Salze bei einer Kost mit Fleisch als Eiweißquelle das Eiweißminimum erreichen, zu dem er bei den vorigen Versuchen mit Kartoffelnahrung gekommen war. In dieser Zeit belastete er seinen Körper mehrmals bis an die äußerste Grenze. Die wichtigste Schlußfolgerung war für RÖSE die folgende: "*Der menschliche Körper braucht eben zu seiner Gesunderhaltung nicht etwa nur basische Reaktion der Nahrung durch eine beliebige Base, sondern er braucht ein ganz bestimmtes Mischungsverhältnis der verschiedenen basischen Stoffe.*" (Röse 1925, S. 45) Dieses Mischungsverhältnis sollten allein die Vegetabilien bieten. - Daneben mußte RÖSE erfahren, daß "sein" Eiweißminimum, auf das er offenbar nicht wenig stolz war, noch unterboten werden konnte. Sein 1,71 m großer Sponsor KARCHER (? - ?), der nach "unsinnige/n/ Hungerkuren" nur noch 48 kg wog, kam mit 14,69g Eiweiß pro Tag bei einer Kalorienzufuhr von durchschnittlich 1.279 kal ins Stickstoffgleichgewicht.[117]

(vgl. Röse 1925, S. 53)
Von 1915 bis 1930 war RÖSE mit einer tagesdurchschnittlichen Eiweißmenge von 38 bis 40g ausgekommen: "Dabei habe ich mich einer vortrefflichen Gesundheit und voller Leistungsfähigkeit als Bauernsiedler erfreut ..." (Röse 1934, S. 579) Die Proteine stammten hauptsächlich aus Kartoffeln und Milch. - Im Jahre 1929 berichtete BENNO/?/ SÜSSKIND (? - ?) über einen Selbstversuch, bei dem er in den Jahren von 1923 bis 1925 25 Monate lang mit täglichen Eiweißmengen im Bereich des physiologischen Minimums ausgekommen sein wollte. Er leitete aus seinen Erfahrungen bei dem Experiment ab, daß man wohl für eine gewisse Zeit mit kleinsten Eiweißmengen existieren könne, jedoch würden sich nach spätestens 16 Monaten schwerste Ernährungsstörungen einstellen. Mit dieser Behauptung fühlte RÖSE seine eigene Theorie angegriffen, die er seit anderthalb Jahrzehnten im täglichen Leben für sich bewiesen hatte. Es genügte ihm nicht, aus SÜSSKINDs Angaben nachzuweisen, daß dieser in Wirklichkeit während eines Teils der Versuchsdauer absoluten Eiweiß- und außerdem noch Vitaminmangel gelitten hatte. RÖSE fühlte sich selbst noch einmal zu einem ausgedehnten praktischen Gegenbeweis angestachelt. Unterstützung fand RÖSE wieder bei ABDERHALDEN, der in seinem Institut über mehrere Jahre die nötigen Stickstoffanalysen von Nahrungsmitteln, Harn und Kot ausführen ließ (vgl. Röse 1934, S. 580 u. E.A. 669), und dem Schweizer Ernährungsspezialisten EDWIN SCHMID (? - ?), der zu dieser Zeit in Thun ein Sanatorium nach dem Vorbild BIRCHER-BENNERs betrieb.
RÖSE führte die Versuche mit minimaler Eiweißzufuhr - verzehrt wurden fast ausschließlich Kartoffeln und Milch (vgl. Slg.R. 74c) - zusammen mit SCHMID teils in dessen Sanatorium, teils in einem Forschungsinstitut auf dem Jungfrauenjoch aus. Sie begannen die achtzehn Monate währenden Experimente am 5. April 1930; beide befanden sich während dieser Zeit "in ausgezeichnetem Gesundheitszustande". (Röse 1934, S. 581) Zum Beweis ihrer körperlichen Leistungsfähigkeit führten SCHMID und der damals im siebten Lebensjahr-

zehnt stehende RÖSE nicht nur häufige Dauermärsche von bis zu zwölf Stunden, sondern auch mehrere Hochtouren aus.[118] (vgl. Röse 1934, S. 594) Damit nicht genug, beobachtete RÖSE an sich im Anschluß in zwei Serien von jeweils fünf Monaten Dauer die Folgen einer Eiweißzufuhr, die das physiologische Minimum bewußt unterschritt. - Mit der ständigen Kontrolle der Stickstoffbilanz war RÖSEs Versuchsanordnung derjenigen SÜSSKINDs methodisch überlegen. RÖSE konnte nach seinen Experimenten die Schlußfolgerungen SÜSSKINDs zu Recht als widerlegt betrachten.[119]

Die Ernährungsreformer sahen in SÜSSKIND einen Schwachpunkt in den Reihen der 'schulmedizinischen' Kritiker und erwogen, durch eine breiter angelegte Auseinandersetzung zwischen diesem und RÖSE, ihren Vorstellungen unter den Ärzten mehr Geltung zu verschaffen. SÜSSKIND gab die passende Gelegenheit. Er führte nochmals Selbstversuche durch und bot eine Arbeit mit der Darstellung der Ergebnisse 1934 zur Veröffentlichung in der Zeitschrift "Fortschritte der Medizin" an. Der Redakteur dieses Blattes, selbst homöopathischer Arzt, schrieb dazu an RÖSE: "Ich hätte diese Arbeit brennend gern gebracht. Denn wenn man von der /'schulmedizinischen'/ Gegenseite immer auf das Nichtbeweisende viel zu wenig zahlreicher Versuche bei den 'Reformköstlern' hinweist: so war hier die Gelegenheit gegeben, zu betonen, wie gerade diese Gegenseite seit Jahren auf die Versuche eines ganz vereinzelten Menschen so besonders viel gibt! Wie aber dieser einzelne Mensch alles andere als beweisend wäre: jeder erfahrene Arzt sieht Süsskind an, dass bei dem gesundheitlich etwas anderes nicht in Ordnung ist! ... Ich hatte leider keine Gelegenheit zu ... Erörterungen, denn es stellte sich heraus, dass Süsskind Jude ist, und aus diesem Grunde konnte ich unter den gegenwärtigen Verhältnissen meine auf Kampf eingestellte Zeitschrift nicht mit seiner Person belasten. Er hat dann in mir unverständlicher Aufdringlichkeit immer wieder versucht, trotzdem mit seiner Arbeit zu erscheinen, - aber, wie gesagt, ein solches Risiko, missverstanden zu werden, waren mir seine doch allzu

unmassgeblichen Auseinandersetzungen nicht wert." (Slg.R. 94)[120]
Für RÖSE fehlte immer noch der endgültige Beweis seiner Theorie: eine von anerkannten Physiologen beglaubigte Nachprüfung des Einflusses der Mineralstoffzufuhr auf den Eiweißbedarf. Die äußeren Umstände schienen ihm günstig genug, um eine finanzielle Unterstützung durch die Deutsche Forschungsgemeinschaft für das aufwendige Vorhaben erhoffen zu können. Auf einen Antrag, den RÖSE am 4. Februar 1935 gestellt hatte (Slg.R. 96), wurden im Herbst 1935 vorerst 2.000 M bewilligt und bei Bedarf weitere Unterstützung für die nächsten Jahre in Aussicht gestellt (E.A. 762 /1/).[121]
Es lag für RÖSE nahe, die Versuche bei dem befreundeten BERG in Dresden durchzuführen (vgl. E.A. 762 /1/), und zwar am Rudolf-Heß-Krankenhaus, dessen physiologisches Laboratorium BERG seit dem Herbst 1934 leitete (vgl. Brauchle 1937, S. 414). Dazu meinte der Redakteur der "Münchener medizinischen Wochenschrift": "Was nun Ihre Absicht betrifft, einen wissenschaftlichen Selbstversuch durchzuführen, so rate ich Ihnen dringend ab, sich mit Ragnar Berg zusammenzutun, denn Sie würden damit von vornherein Ihrem Unternehmen den Stempel des Aussenseitertums aufdrücken und sich in weiten ärztlichen Kreisen um jede Wirkungsmöglichkeit bringen." (Slg.R. 95)[122] Sehr souverän beruhigte ABDERHALDEN dagegen RÖSE hinsichtlich dieser Vorurteile: "Ragnar Berg. Es ist an und für sich vollkommen gleichgültig, was die Menschen von ihm sagen, wenn er nur absolut zuverlässig ist." (Slg.R. 97a)
Daraufhin nahm RÖSE im Winter 1935/36 über fünf Monate gemeinsam mit BERG in Dresden die geplanten Ernährungsversuche vor. Der Umfang der zu bewältigenden Analysen war so groß, daß mit mehreren Jahren gerechnet werden mußte, die bis zum Abschluß der Arbeiten vergehen würden. (vgl. Röse 1937, S. 126) - Die Basenzufuhr wurde durch Zugabe von Tomatensaft zur Nahrung reguliert, der mit einem basischen Salzgemisch angereichert war. BERG hatte dieses Präparat

entwickelt, das in seiner Zusammensetzung den Mineralgehalt von Pflanzen nachahmen sollte. Unter dem Namen "Basica" wurde es von einer Dresdener Firma produziert und vertrieben. Nach den erwähnten Versuchen regte RÖSE die Fabrikation von Tomatensaft mit einem Zusatz des Salzgemisches an. (vgl. Röse 1937, S. 4f.) Mit dem "Basica"-Tomatensaft hoffte RÖSE ein Mittel gefunden zu haben, mit dem selbst "... der Basenmangel des Fleisches einigermaßen ausgeglichen werden kann." (Röse 1937, S. 126) Denn er war zu dieser Zeit der Meinung: "Schädlicher ist weniger die Eiweißmenge des Fleisches an sich, als vielmehr der große Basenmangel in diesem Eiweiß!" (Röse 1937, S. 126)

Wenn auch keine Rede davon sein konnte, daß die Ernährungslehre von RÖSE und BERG in den dreißiger Jahren als gesicherte Tatsache allgemein akzeptiert wurde, fand RÖSE doch offensichtliche Befriedigung in der wachsenden Resonanz und offiziellen Förderung seiner Arbeiten. Daraus dürfte der inzwischen greise Enthusiast die Energie für sein letztes Projekt geschöpft haben, das zum Schlußstein seines Werkes werden sollte. RÖSE plante, noch einmal bei minimaler Eiweißzufuhr 4.000er Gipfel in den Schweizer Alpen zu besteigen.

Ursprünglich hatte RÖSE vor, wie bei den Serien mit SCHMID 1930 und 1931 die Stickstoffbilanzen zu kontrollieren. Er brachte aber in Erfahrung, daß Höhenunterschiede einen Einfluß auf die Stickstoffausscheidung hatten und Bilanzen bei Bergbesteigungen demzufolge immer verfälscht und wissenschaftlich nicht nutzbar waren. Trotzdem hielt RÖSE an seinem alpinen Vorhaben fest. Er schrieb an ABDERHALDEN: "Die Schweizer Versuche haben jetzt nur den einzigen wichtigen Zweck, weitesten Kreisen, vor allem den überalteten Schulmedicinern zu beweisen, dass man tatsächlich nach 26jähriger eiweissarmer Lebensweise und trotz hohen Alters noch auffällig leistungsfähig sein kann." (E.A. 479 /5/)

Die Unterstützung des Reichsärzteführers GERHARD WAGNER (1888 - 1939) und des Vorsitzenden der Vertrauensmänner der NSDAP an den medizinischen Fakultäten FRANZ WIRZ (1886 -

1969) ermöglichte RÖSE einen dreiwöchigen Aufenthalt in Grindelwald. (vgl. Röse 1939, S. 297) - Obwohl RÖSE die Besteigung des Mönch (4105 m) kurz vor dem Erreichen des Gipfels abbrechen mußte, brachte ihm diese Bergtour im 75. Lebensjahr die gewünschte Publizität (vgl. Röse 1939; Mitteldtsch. I. 1939; Mitteldtsch. Zeitg. 1939; Sömmerdaer Zeitg. 1939; Zahnärztl. Mitt. 1939) Noch unter dem Eindruck des dramatischen 8. Juli 1938 berichtete RÖSE an ABDERHALDEN: "Lieber Herr Geheimrat! Was ein 74jähriger nach 26jähriger eiweissarmer Lebensweise noch aushalten kann, das hat der gestrige Tag bewiesen. In dieser furchtbaren Schreckhaftigkeit habe ich bislang das Hochgebirge noch nicht kennen gelernt, obwohl ich doch schon einmal am Monte Rosa einen Schneesturm erlebt habe. - Bei schönstem Wetter begann ich mit Bergführer Bernet den Anstieg zum Mönche, den ich doch schon 2mal früher erstiegen hatte. Diesmal aber lag Neuschnee. Bei jedem Schritte sank man unten knietief ein und weiter oben in den Felsen erschwerte der Neuschnee das Klettern. Und urplötzlich schlug das Wetter um. Ein wütender Schneesturm drohte, uns von den oft nur 50cm breiten Graten 1500 m tief hinab zu schleudern. In halber Berghöhe riet der Führer zur Umkehr. Ich aber war leichtsinnig und wollte das äusserste wagen um das Ziel zu erreichen. So haben wir uns dann mühsam bis zu dem ... Vorgipfel emporgearbeitet. Dann aber wurde die Kälte so gross, dass die 4 Scheiben meiner Fernbrille und der Schneebrille mit dünner Eisschicht überzogen wurden. Auf einmal sah ich Nichts mehr. Nun hiess es umkehren. Aber, der Abstieg war <u>tatsächlich grauenhaft</u>!! Blindlings mit dem Fusse tastend musste ich Halt zu gewinnen suchen. Schliesslich habe ich beide Brillen abgenommen. Eine Stunde lang ging dann der Abstieg leidlich trotz meiner Kurzsichtigkeit. Dann aber wurde ich schneeblind. Schliesslich sind wir trotz aller dieser Übelstände doch noch heil zum Jungfraujoche und mit dem letzten Zug nach Grindelwald hinabgekommen. Heute ist der Schrecken von gestern überwunden. Ich fühle mich sehr wohl. Nur ist mein vom Eissturme misshandeltes Gesicht tüchtig geschwollen und die erfrorenen Fingerspitzen der linken Hand haben noch kein Gefühl." (E.A. 479 /8/) - Die weniger schwierige Besteigung der Jungfrau (4.167 m) gelang RÖSE am 20. Juli 1938 "anstandslos". (vgl. Röse 1939, S. 297)

Die Goethe-Medaille für Kunst und Wissenschaft

Nach den Versuchsreihen zu Anfang der dreißiger Jahre äußerte RÖSE die Hoffnung, "... dass das Braune Haus in München einmal wieder gut machen wird, was das Physiologische Institut vor 60 Jahren /eine Anspielung auf das VOITsche Kostmaß, der Verf./ am deutschen Volk gesündigt hat." (Slg. R. 74h) Diese 'Wiedergutmachung' konnte keinen deutlicheren Ausdruck finden als eine hohe staatliche Auszeichnung zum Zeichen der Anerkennung der wissenschaftlichen Arbeit RÖSEs. Diese kam zum 80. Geburtstag, wenn auch nicht aus dem Braunen Haus in München, so aus der Berliner Reichskanzlei. MARTIN VOGEL (1887 - ?), zu dieser Zeit Leiter des Forschungs-Instituts des Reichsgesundheits-Prüfungs- und Beratungsdienstes in Dresden, der schon mehrmals auf RÖSEs Ernährungslehre aufmerksam gemacht hatte (vgl. Vogel 1935 und Slg.R. 196), ergriff im März 1944 die Initiative. In einem Schreiben an den Rassenhygieniker Staatsrat KARL ASTEL (1898 - 1945) bat VOGEL diesen, sich für die Verleihung der Goethe-Medaille an RÖSE zu dessen 80. Geburtstag am 17. April 1944 einzusetzen. Zur Begründung führte er RÖSEs Arbeiten auf den Gebieten der wissenschaftlichen Zahnheilkunde (Studien zur vergleichenden Gebißmorphologie, vgl. oben Kap. II), der Zahnhygiene (Kariesstatistik und Bedeutung des Vollkornbrots bei der Kariesvorbeugung, vgl. oben Kap. III), der Ernährungsforschung (Zusammenhänge zwischen Mineral- und Eiweißstoffwechsel, vgl. Kap IV.1.) und der Rassenhygiene (die Bekenntnisse zur nordischen Bewegung seit den "Beiträgen zur europäischen Rassenkunde" von 1905/06, vgl. unten Kap. IV. 2 und 3.) an. (E.A. 767 /2-4) Mit der Bitte um Unterstützung seines Vorschlags wandte sich VOGEL

auch an ABDERHALDEN. (E.A. 767 /1/) Zustimmend äußerten sich außerdem WIRZ und der Leiter der "Wissenschaftlichen Gesellschaft für naturgemäße Lebens- und Heilweise", ERNST GÜNTHER SCHENCK (geb. 1904). (Slg.R. 196)
RÖSE wurde der hohen Auszeichnung für würdig befunden. Der Führer ADOLF HITLER (1889 - 1945) signierte die auf den 17. April 1944, RÖSEs Geburtstag, ausgestellte Verleihungsurkunde der Goethe-Medaille (Slg.R. 267). Sie wurde dem Jubilar zusammen mit einem Glückwunschschreiben des Gauleiters FRITZ SAUCKEL (1894 - 1946) von dem zuständigen Kreisleiter der NSDAP überbracht. (Slg.R. 174) In dem Brief von SAUCKEL hieß es u.a.: "Da Sie /Röse, der Verf./ als einer der ersten Bahnbrecher der exakten Rassen- und Vererbungswissenschaft schon vor dem ersten Weltkrieg hervorgetreten sind und sich auf dem Gebiet der Volksgesundheitspflege und Ernährung führend betätigt haben, wünsche ich sehr, daß es Ihnen vergönnt sein möge, bei bester Gesundheit auch die Zeiten des Aufbaues nach diesem Kriege noch mitzuerleben, für die Sie Vorarbeit geleistet haben." (Slg.R. 230)

IV.2. RÖSEs Rassenforschungen

IV.2.1. Physische Anthropologie

In engem Zusammenhang mit der zunehmenden Anerkennung der DARWINschen Evolutionstheorie in der zweiten Hälfte des neunzehnten Jahrhunderts stand die Herausbildung der physischen Anthropologie als Wissenschaft. Ein starkes Interesse an dieser Richtung gab es unter Ärzten, besonders unter Anatomen. Der Spiritus rector der ersten Phase der deutschen Anthropologie war RUDOLF VIRCHOW (1821 - 1902) als Leiter der 1869 gegründeten Berliner Gesellschaft für Anthropologie, Ethnologie und Urgeschichte. (vgl. Stölting 1987, S. 130) Er initiierte in den siebziger Jahren eine umfangreiche Studie mit dem Ziel, die Verteilung physischer Merkmale auf dem Gebiet des Deutschen Reiches zu bestimmen. Bei mehr als sechseinhalb Millionen Schulkindern war die Haut-, Haar- und Augen-

farbe bestimmt worden; die Auswertung des Materials wurde erst 1886 abgeschlossen. (vgl. Schwalbe 1903, S. 73)
Durch diese Untersuchung bekamen die Anthropologen einen unmittelbaren Eindruck von dem Aufwand, der für die Schaffung der empirischen Grundlagen ihrer Wissenschaft notwendig war. Deshalb griff der Straßburger Anatom GUSTAV SCHWALBE (1844 - 1916) die Anregung englischer Fachkollegen auf und empfahl die Erhebung und Sammlung anthropologischer Daten, wo immer sie als Nebenbefund anfielen. Er selbst und der Prosektor an seinem Institut, WILHELM PFITZNER (1853 - 1903), werteten seit dem WS 1887/88 die Sektionen im anatomischen Präparierkurs für eine Varietätenstatistik aus.[123] (vgl. Schwalbe; Pfitzner 1891, S. 584)
Es ist sehr wahrscheinlich, daß RÖSE über die Straßburger Varietätenstatistik und den ihr zu Grunde liegenden Gedanken Bescheid wußte.[124] Ob RÖSE Mitte der neunziger Jahre bei der Bestimmung der Gesichtsmaße im Zusammenhang mit der kariesstatistischen Erhebung an bayerischen Musterungspflichtigen bereits in ähnlicher Weise eine anthropometrische Statistik als Nebenbefund beabsichtigte, geht aus der entsprechenden Veröffentlichung nicht hervor. (vgl. Röse 1896 I) Es liegt aber im Bereich der Möglichkeiten. - Bei den Untersuchungen der "Centralstelle für Zahnhygiene" war ein solches "wissenschaftliches Nebenprodukt" (Röse 1905/06, S. 3) von vornherein eingeplant.[125]
Bei fast 43.000 Schulkindern (vgl. Röse 1905/06, S. 168) und 17.000 Musterungspflichtigen und Soldaten (vgl. ebenda, S. 156) bestimmte RÖSE den Gesichts- und größtenteils auch den Kopfindex (vgl. Anm. 68 und Anm. 129). Zur Auswertung kamen außerdem die Gesichtsindices von mehr als 13.000 Frankfurter Schulkindern, die von dortigen zahnärztlichen Kollegen bestimmt worden waren. (vgl. Röse 1905/06, S. 157)
Das rein anthropologische Ergebnis der Studie bestand in der Feststellung, "... daß im Gebiete des Deutschen Reiches ein nordisch-turanisches Mischvolk wohnt ...". (Röse 1905/06, S. 174) RÖSE war von der Annahme dreier europäischer Men-

schenrassen ausgegangen, die an physischen Merkmalen unterschieden werden konnten: "1. Nordische Rasse (langköpfig, großköpfig, groß von Gestalt, blond, hellhäutig). 2. Kurzköpfige (alpine, turanische, sarmatische) Rasse (kurzköpfig, von kleiner oder mittlerer Körpergröße). 3. Mittelländische Rasse (langköpfig, kleinköpfig, von geringer Körpergröße, braunäugig, dunkelhaarig, mit gelblicher oder bräunlicher Hautfarbe)." (Röse 1905/06, S. 1) Er meinte ausschließen zu können, daß die 'mittelländische' Rasse einen Anteil an der Zusammensetzung der deutschen Bevölkerung hatte. (vgl. Röse 1905/06, S. 3)
Der eigentliche Gegenstand der umfangreichen "Beiträge zur europäischen Rassenkunde", die RÖSE im zweiten und dritten Jahrgang des "Archiv/s/ für Rassen- und Gesellschafts-Biologie" veröffentlichte, war nicht 'reine', sondern 'angewandte' Anthropologie im Sinne von Sozialanthropologie.

IV.2.2. Sozialanthropologie bei RÖSE

Vorbemerkung: Physische Anthropologie - Sozialanthropologie

Die Anthropologie verstand sich in der Mitte des neunzehnten Jahrhunderts als eine Möglichkeit der Verbindung verschiedener natur- und geisteswissenschaftlicher Disziplinen mit dem Ziel der Kenntnis des Menschen in allen Sphären seiner Existenz. (vgl. Topinard 1888, S. VIIf.) Dieser Integrationscharakter übte eine große Anziehungskraft auf viele Gelehrte aus, die sich nicht mit den Begrenzungen abfinden wollten, welche die zunehmende Spezialisierung in den Einzelwissenschaften zwangsläufig mit sich brachten, und trug zum schnell wachsenden Interesse an der Anthropologie bei.
Von vornherein dürfte aber die naturwissenschaftliche Komponente in der neuen Wissenschaft dominiert haben, sei es wegen des allgemein großen Ansehens, das die erfolgreichen Naturwissenschaften in jener Zeit genossen, oder sei es

wegen der Konzentration auf die Erfassung biometrischer Daten, die in der Anfangsphase zur Schaffung einer empirischen Grundlage Vorrang hatte. In der Folge entwickelte sich die physische Anthropologie rasch. Es wurde jedoch zu einem Grundproblem dieser Richtung, daß, abgeleitet aus der anfänglichen umfangreichen Aufgabenstellung, aus der physischen Anthropologie Rückschlüsse auf gesellschaftliche Zusammenhänge gezogen wurden. Ein Beweis für die Zulässigkeit dieses Vorgehens existierte nicht.[126]

Inhalt und Anwendung der so verstandenen Anthropologie hingen wesentlich vom philosophischen und weltanschaulichen Hintergrund der Fachvertreter ab. In der ersten Phase konnte man zu Recht von einer "liberalen Anthropologie" (Weindlind 1989, S. 48) sprechen, die es sich beispielsweise als Verdienst anrechnete, mit ihren Mitteln für die Abschaffung der Sklaverei und die gleichberechtigte Integration der Algerier in das französische Staatsvolk eingetreten zu sein. (vgl. Topinard 1888, S. 11) Dem lag der Gedanke von der Einheit des Menschengeschlechts zugrunde, der aus der spätaufklärerischen Naturforschung übernommen und fortgeführt wurde. ALEXANDER VON HUMBOLDT (1769 - 1859) schrieb im "Kosmos": "Indem wir die Einheit des Menschengeschlechtes behaupten, widerstreben wir auch jeder unerfreulichen Annahme von höheren und niederen Menschenrassen. Es gibt bildsamere, höher gebildete, durch geistige Kultur veredelte, aber keine edleren Volksstämme. Alle sind gleichmäßig zur Freiheit bestimmt ...". (A. von Humboldt /1844/, Bd. 1, S. 263f.)

Ein ebenso überzeugendes Credo für die Einheit des Menschengeschlechtes gab mehr als vierzig Jahre später JOHANNES RANKE (1836 - 1916) ab (vgl. Ranke 1886f. Bd. 2, S. 231 - 236), der neben VIRCHOW bedeutendste Vertreter der ersten Phase der deutschen Anthropologie.[127] In dieser Hinsicht gab es in den letzten beiden Jahrzehnten des neunzehnten Jahrhunderts eine Wandlung, die sich am deutlichsten in der Auswertung einer anthropologischen Untersuchung der männlichen Bevölkerung des Landes Baden widerspiegelte.

Im August 1885 hatte die Deutsche Gesellschaft für Anthropologie, Ethnologie und Urgeschichte in Karlsruhe getagt. Unter dem Eindruck dieser Veranstaltung stellte OTTO AMMON (1842 - 1916) einen Antrag auf Gründung einer anthropologischen Kommission "... zur Erforschung der körperlichen Beschaffenheit der Bevölkerung des Grossherzogtums Baden ..." an den Karlsruher Altertumsverein, dem am 26. November 1885 entsprochen wurde. (vgl. Ammon 1899, S. 3) Die Untersuchung von etwa 30.000 Wehrpflichtigen und Mittelschülern wurde von 1885 bis 1891 größtenteils von AMMON selbst durchgeführt. Der Grund für die Anbindung dieses Unternehmens an den Karlsruher Altertumsverein lag in der Überzeugung von einer notwendigen Übereinstimmung zwischen Landesgeschichte und anthropologischen Befunden, so daß man einen unmittelbaren Nutzen für die historische Forschung erwartete. (vgl. Ammon 1890, S. 29)
AMMON ging über die ursprüngliche Zielstellung hinaus und verwendete das Material der Untersuchung als Basis einer biologistischen Gesellschaftstheorie. Er bezeichnete diese Anwendungsform der Anthropologie als Sozialanthropologie und verstand darunter "... ein Stück seiner /, des Menschen, der Verf./ physischen Naturgeschichte, vermehrt durch die Gesellschaftswissenschaft, oder die Gesellschaftswissenschaft, vermehrt durch die Kenntnis der natürlichen Anlagen des Menschen ...". (Ammon 1894, S. 12) Im Gegensatz zu der von VIRCHOW und RANKE repräsentierten ersten Phase der deutschen Anthropologie sah AMMON in dieser Wissenschaft geradezu ein Beweisinstrument für die Ungleichheit der Menschen.[128] Dem Darwinismus, der theoretischen Grundlage der Anthropologie, wies er in dessen Anwendung auf den gesellschaftlichen Existenzbereich der Menschen eine konservative Tendenz nach, die "... zu den Umsturzbestrebungen der Sozialdemokratie den schroffsten Gegensatz bildet...". (Ammon 1891, S. 5) AMMON versuchte nicht, seine politischen Ziele zu verbergen; er wandte sich eindeutig gegen die deutsche Sozialdemokratie, deren von der Gleichheit der Menschen ausgehenden Theorien "... unser gesundes

Gefühl als unausführbar, unnatürlich, um nicht zu sagen, als eine Verrücktheit empfindet ...". (Ammon 1894, S. 12)
Mehrere Anzeichen deuten darauf hin, daß RÖSE in seiner Freiburger Zeit über Ziel und Inhalt von AMMONs anthropologischer Untersuchung in Baden gut informiert war und Anregungen für die eigene Arbeit aufgenommen hat. - Vermittelnd wirkte hier vermutlich der Anatom ROBERT WIEDERSHEIM (1848 - 1923), an dessen Institut RÖSE seine anatomischen Forschungen durchführte. WIEDERSHEIM hatte AMMON schon im SS 1887 auf dessen Bitte hin Anleitungen im Hinblick auf die geplanten anthropologischen Untersuchungen gegeben. (vgl. Wiedersheim 1919, S. 98) Ein Jahr später wurde WIEDERSHEIM als "auswärtiges Mitglied" in die anthropologische Kommission des Karlsruher Altertumsvereins aufgenommen. (vgl. Ammon 1890, S. 4)
Einen weiteren Hinweis darauf, daß RÖSE die anthropologischen Untersuchungen in Freiburg wahrgenommen hatte, gibt eine Bemerkung aus späterer Zeit. Rückblickend schrieb RÖSE im Zusammenhang mit seiner ersten kariesstatistischen Arbeit über Freiburger Schulkinder, daß "... damals gerade Dr. O t t o A m m o n in derselben Gegend anthropologische Erhebungen vorgenommen ..." hatte. (Röse 1906, S. 2) Und wirklich könnte RÖSE zum Teil bei den von ihm untersuchten Schülern höherer Schulen (vgl. Röse 1894, S. 5) sogar die gleichen Probanden vor sich gehabt haben wie AMMON, der im März 1891 an den Schülern der vier oberen Klassen des Freiburger Gymnasiums Messungen vorgenommen hatte (vgl. Ammon 1899, S. 23).
Die Wandlung in der Grundhaltung der deutschen Anthropologie hat RÖSE sehr aufmerksam verfolgt und reflektiert. Er äußerte zu den Ausgangspositionen: "Professor R. Virchow in Berlin war ihr /, der Anthropologen, der Verf./ unfehlbarer Papst und Professor Ranke in München war Virchows Prophet. Es wurde in geistlosester Weise gemessen, nach allen Richtungen hin gemessen. ... Aber es war streng verpönt und galt geradezu als unehrenhaft, aus den anthropolo-

gischen Messungen irgend welche Folgerungen weltanschaulicher oder politischer Natur zu ziehen." (Slg.R. 118, Bl. 20r)

Zur Zeit der anthropologischen Nebenarbeit an der "Centralstelle für Zahnhygiene" regierte dieser Geist wenigstens in der Deutschen Gesellschaft für Anthropologie, Ethnologie und Urgeschichte nicht mehr. Dort hatte SCHWALBE 1903 einen Antrag für eine "umfassende Untersuchung der physisch-anthropologischen Beschaffenheit der jetzigen Bevölkerung des Deutschen Reiches" eingebracht, mit der die geographische Verteilung physischer Rassenmerkmale an erwachsenen Individuen bestimmt werden sollte. SCHWALBE führte zur Begründung weitreichende Argumente an: "Dass eine derartige Feststellung aber noch einen höheren Werth besitzt, dass eine physische Rasse auch mit besonderer Eigenart des Denkens und Handelns ausgerüstet ist, tritt immer mehr in den Vordergrund für die, welche das geschichtliche Geschehen verstehen lernen wollen, nicht minder für diejenigen, welche über die Ursachen der socialen Schichtung innerhalb ein und desselben Landes sich Aufklärung verschaffen wollen. Verschiedenes politisches und religiöses Denken und Handeln wird in Abhängigkeit gebracht von der verschiedenen Eigenart der Menschen, also von der verschiedenen physischen Rasse. G o - b i n e a u 's und C h a m b e r l a i n 's geschichtsphilosophische Anschauungen tragen sicher einen gesunden Kern. Somit wird eine allgemein statistische Erhebung über die somatischen Eigenschaften der Bewohner des Deutschen Reiches nicht bloss für den Anthropologen, ganz besonders auch für den Historiker, den Politiker und Staatsmann von grosser Bedeutung sein." (Schwalbe 1903, S. 74)

RÖSE befand sich demnach nicht im Widerspruch zur zeitgenössischen Anthropologie, wenn er seine Erhebungen im Sinne von AMMONs Sozialanthropologie interpretierte.

RÖSEs sozialanthropologische Vorstellungen

Bei seinen anthropologischen Erhebungen hatte AMMON festge-

stellt, daß der Kopfindex[129] bei der Stadtbevölkerung durchschnittlich niedriger war als bei Landleuten, die Menschen in der Stadt also 'längere' und die auf dem Land 'rundere' Köpfe hatten. Dieser Befund gab den Anlaß zu ersten Überlegungen (vgl. Ammon 1890, S. 36), die AMMON in wenigen Jahren zu seiner Gesellschaftstheorie ausbaute. AMMON brachte den Kopfindex in Zusammenhang mit der Abstammung von ursprünglichen, unvermischten Rassen, die in vorgeschichtlicher Zeit Europa bewohnt hatten: langköpfige, 'eingeborene' Nordeuropäer und rundköpfige Turanier, ein aus Asien eingewandertes Steppenvolk. (vgl. Ammon 1890, S. 3) Die Freien in der germanischen Gentilgemeinschaft hatten nach seiner Ansicht ausnahmslos der nordeuropäischen Rasse angehört. Durch ein Verbot der Ehe mit Unfreien war eine Rassenmischung bei den Freien verhindert worden. Die Schicht der Unfreien hatte hauptsächlich aus den rundköpfigen asiatischen Volksstämmen bestanden, die in verschiedenen Kriegszügen unterworfen worden waren. Daneben hatten zu den Unfreien aber auch Angehörige der nordeuropäischen Rasse gehört, die durch Kriegsgefangenschaft oder ökonomische Zwänge in diesen Stand geraten waren. Unter den Unfreien war es also schon in früher Zeit zur Vermischung der Rassen gekommen. (vgl. Ammon 1893, S. 271f.)
AMMON hielt es für erwiesen, daß die physischen Rassenmerkmale mit seelischen korrespondierten. Er meinte, eine "... Verschiedenheit, ja in vielen Fällen Gegensätzlichkeit der seelischen Anlagen von Lang- und Rundköpfen ..." beobachtet zu haben. (Ammon 1893, S. 313), die er ebenfalls auf die "alten G e r m a n e n" bzw. die "a s i a t i s c h e n Einwanderer" zurückführte: "Dem hochgemuthen Sinn des G e r m a n e n , der sich immer das Erhabenste zur Aufgabe stellt und nur im unaufhörlichen Streben seine Befriedigung findet, dem es aber häufig trotz seiner ausgezeichneten Verstandesschärfe an der klugen Berechnung und an der zähen Ausdauer fehlt, haben wir den bescheideneren Sinn des R u n d k o p f e s gegenüber gestellt, der zufrieden auf seiner Scholle ausharrt, und der in höhere Lebenslagen ver-

setzt, nicht selten durch Fleiss und Ausdauer die glänzende Begabung des Langkopfes schlägt, jedenfalls aber für sein *eigenes Wohl* besser zu sorgen versteht, als dieser." (Ammon 1893, S. 313)

Diese Unterscheidung hat RÖSE übernommen und in seinem Sinn variiert. Durch einen Vergleich zwischen dem Kopfindex vierzehnjähriger Schüler mit dem Gesamtzensurendurchschnitt und einer vom jeweiligen Lehrer erteilten Zensur über "geistige Befähigung" meinte er bewiesen zu haben, daß die "... *Langköpfe ... durchschnittlich am befähigsten, aber zugleich auch am faulsten* ..." waren. (Röse 1905/06, S. 79) Daraus folgerte RÖSE: "*Es liegt nicht im Charakter der nordischen Rasse, daß sie nach* <u>*Bienen*</u>*art in gleichmäßig geschäftiger aber gedankenloser Tätigkeit Honig sammelt; der nordische Langkopf arbeitet lieber stoßweise, indem er gern Zeiten äußerster Kraftanstrengung mit Zeiten verminderter Tätigkeit oder völliger Faulheit abwechseln läßt.*" (Röse 1905/06, S. 79)

Nach RÖSEs Ansicht waren "geistig hervorragende Menschen" in der Regel auch mit den physischen Merkmalen der nordischen Rasse ausgestattet. (vgl. Röse 1905/06, S. 109) Wenn gerade zu Symbolfiguren des Germanentums erhobene historische Persönlichkeiten in dieser Beziehung Schwierigkeiten machten, wurde viel Mühe zur Beseitigung der Zweifel angewandt. Aus diesem Grund beschäftigten sich AMMON (vgl. Ammon 1895 I und II) und RÖSE mit der "Gedankenwerkstätte" (Ammon 1895 I, S. 282) des Fürsten OTTO VON BISMARCK (1815 - 1898). Als Entschuldigung für den verhältnismäßig hohen Index von 80,2 (vgl. Ammon 1895 I, S. 282) und damit runden Schädel des verehrten Mannes fand AMMON auf Grund von Berechnungen: "*Unter allen berühmten Persönlich-*

keiten der Welt hat Bismarck den größten Schädelraum und das schwerste Gehirn."[130] (Ammon 1895 I, S. 286)
RÖSE griff das Problem auf und trieb die Spekulation weiter: "Der Schädelindex /von BISMARCK, der Verf./ wird voraussichtlich mit etwa 78,0 noch innerhalb der Langköpfigkeitsgrenze liegen. Es wäre ja auch wirklich ein merkwürdiges Spiel des Zufalls, wenn Bismarck, dieser 188 cm große, großköpfige, blonde, blauäugige und hellhäutige echte Germane nicht auch in seiner Kopfform dem nordischen Typus nahe gestanden hätte."[131] (Röse 1905/06, S. 137)
Die Angehörigen der "kulturschöpferischen, führenden Herrenschicht" aus der "arischen, langköpfigen, blonden, blauäugigen Nordlandrasse" (Röse 1920, S. 3) brauchten zu ihrer ungestörten Entfaltung "... die dienenden Schichten, die kurzköpfigen Turanier und Slawen deutscher Zunge ..." (ebenda, S. 18), von denen RÖSE eine drastische Schilderung gab: "In seelischer Hinsicht unterscheiden sich die mongoloiden Rundköpfe in allen wesentlichen Punkten grundsätzlich von der nordischen Rasse. Sie sind ausgesprochene Herdenmenschen, Knechtsnaturen, die ewig unzufrieden räsonieren, aber sich vor der starken Faust rasch ducken, lügnerisch, egoistisch, ins Gesicht widerlich freundlich, aber im Rücken falsch und Eselstritte austeilend, ohne jedes nordische Abstandsgefühl, geborene Materialisten. Aber sie haben einen stark entwikkelten Familiensinn, arbeiten unermüdlich und bringen es durch ihren Bienenfleiss fast immer zu einer gewissen Wohlhabenheit. Die Mongoloiden sind die geborenen Sozialdemokraten und Gleichheitsmacher, die nichts störker hassen als überragende geistige Grösse. Grosse Begabungen sind bei ihnen selten, grosse Schwätzer häufig. Eine gleichmässig mittlere Begabung macht sie zu kleinen Geschäftsleuten und zu Fabrikarbeitern besonders tauglich. Die geistige Öde der Fabrikarbeit, die dem nordischen Menschen unerträglich dünkt, sie stört den mongoloiden Rundkopf bedeutend weniger." (Slg. R. 118, Bl. 18r)
Durch die Verhältnisse der Neuzeit wurden nach RÖSEs Ansicht

die Hindernisse gegen die Vermischung der sozialen Schichten, und damit der Rassen aufgehoben. Deshalb wurde die Kombination typischer negativer Eigenschaften möglich. Im Ergebnis entstand der "deutsche Philister". "Germanische Uneinigkeit verbunden mit turanischer Knechtseligkeit!" (Slg.R. 116a) Der Typus des deutschen Philisters wurde nicht nur im Ausland verachtet, sondern war darüber hinaus eine Gefahr für die 'nordische Rasse', denn nach RÖSE "... bilden /die Philister, der Verf./ den Mist, auf dem der Stamm Juda so vortrefflich gedeiht." (Slg.R. 116b) Ungehemmt vollzog sich die schädliche Vermischung der Rassen, wie RÖSE vermutete, jedoch nur in den Städten: "Und so kommt es, daß ein anthropologisch geschultes Auge gerade in der Großstadt so häufig jenen merkwürdigen Rassenkreuzungen begegnet, die man am treffendsten als menschlichen 'Spitzpudeldoggdachs-Typus' bezeichnen möchte." (Röse 1905/06, S. 2) Dagegen verhinderte die ländliche Bevölkerung, gelenkt von einem konservativen Instinkt, die "Vermehrung des rasselosen Völkerbreies". (ebenda.) - Damit gab RÖSE der Bedeutung, die AMMON dem Bauernstand beimaß, eine etwas abweichende Nuance. Nach AMMON war der Bauer "... körperlich der am harmonischsten entwickelte Mensch. Auch die sittlichen Instinkte bewahren beim Bauern ihre ursprünliche Richtung und Kraft."[132] (Ammon 1891, S. 77) Er sah den "... Bauernstand nicht als einen Berufsstand wie einen beliebigen andern /an/, sondern als den Urquell und Jungbrunnen der Menschheit ...". (Ammon 1894, S. 9)
Diese Vorstellung AMMONs ist mit seiner Theorie vom 'Bevölkerungsstrom' verknüpft. Danach wurde vom Bauernstand ein Bevölkerungsüberschuß erzeugt, der auf dem Land wegen der begrenzten Zahl der Höfe und landwirtschaftlichen Arbeitsplätze nicht beschäftigt werden konnte und zwangsläufig in die Industriestädte zog, die ständigen Bedarf an Arbeitskräften hatten. Diese Abwanderung war eine erste Auslesestufe: Unter den Menschen, die auf dem Land blieben, waren mehr 'rundköpfige' als in der Gruppe, die es in die

Städte zog. (vgl. Ammon 1893, S. 313) Das entsprach den Charaktereigenschaften, die AMMON den Schädelmaßen zugeordnet hatte. (vgl. oben S. 121f.) - Durch das Stadtleben wurde der Mensch "... der freien Natur und den ihm allein zuträglichen Lebensumständen entzogen und unabänderlich zur Entartung verdammt." (Ammon 1894, S. 18)

Der Mensch begab sich in einen Kampf ums Dasein, der aber nicht so ausgetragen wurde, daß überlebte, wer sich den 'Gefahren' des Stadtlebens am besten anpaßte, sondern wer sie - wie auch immer - überwand. Nach AMMON wurden die Unterlegenen in diesem Kampf "... von dem Proletariat aufgenommen und ... /waren/ dauernd unvermögend, sich über dasselbe zu erheben." (Ammon 1894, S. 26) - Eine zweite und dritte Stufe der Auslese bildeten die beiden auf die städtischen Zuwanderer folgenden Generationen. Wenige Söhne der ersten Generation brachten es zu "... festen Stellungen als selbständige Gewerbetreibende oder Subalternbeamte ..." und erst deren Söhne, "... also die Enkel der ursprünglichen Einwanderer /gelangten/ in die studierten Berufsarten ...". (Ammon 1894, S. 29)

Diese Meinung vertrat auch RÖSE, ohne sich jedoch auf die genaue Generationsfolge festzulegen: "Und auch heute ergänzt sich der deutsche Mittelstand immer wieder durch Zuwanderung aus dem Bauernstande. Ob die Bauernsöhne unmittelbar in den städtischen Mittelstand übergehen, oder ob sie erst Gewerbetreibende auf dem Lande, Lehrer, Unterbeamte, evangelische Geistliche werden, das bleibt sich ja schließlich gleich." (Röse 1905/06, S. 51)

AMMON sah in dem 'Bevölkerungsstrom' einen wichtigen "Sonderungsvorgang". "Er bedeutet nichts Geringeres als die natürliche Auslese beim Menschen." (Ammon 1894, S. 29) Er gab zu, daß der "Natur" dabei manchmal Fehler unterliefen: "... oft trifft sie das Ziel nicht ganz richtig, denn nicht immer läßt sie die Tüchtigsten aufsteigen, sondern oft auch die Rücksichtslosesten, ..., und manchmal passiert auch das Gegenstück davon, daß ein höher Veranlagter in der Enge und Verkommenheit seiner Umgebung zu Grunde geht, der eines günstigeren Loses würdig gewesen wäre." (Ammon 1894, S. 30) - Es läßt sich denken, wie RÖSE bei seinem Schicksal von solchen Worten berührt wurde. - Aber AMMON hielt solche Fälle für Ausnahmen: "Im großen und ganzen geht aus dem zweimaligen Siebungsprozeß doch das Richtige hervor: es kommen die befähigsten Leute in diejenigen Stellungen, in welchen sie den größten Einfluß auf die Leitung der gemeinsamen Angelegenheiten ausüben."[133] (Ammon 1894, S. 30)

In AMMONs Augen entsprach die Ordnung der Gesellschaft dem Wirken von Naturgesetzen. Jeder reformierende Eingriff gefährdete potentiell die 'gesunde' Selbstregulation und mußte daher wegen der zu befürchtenden "Verschlechterung der Rasse" gründlich erwogen werden. (vgl. Ammon 1891, S. 84) AMMON hielt es dem Nutzen des Auslesevorgangs für angemessen, daß dieser mit einer "... großen Verschwendung an Menschenmaterial ..." verbunden war (Ammon 1894, S. 30), und daß schließlich sogar die in seinem Ergebnis zu den Ständen "... der höher Gebildeten, der Gelehrten, Beamten und Großindustriellen ..." aufgestiegenen Familien "... wie eine ausgepreßte Citrone weggeworfen /wurden/, um anderen Platz zu machen ...", sobald sie "... ihr Möglichstes als Leiter der Gesellschaft im Interesse derselben geleistet ..." hatten. (Ammon 1894, S. 32) Für das Aussterben der "sozial bevorzugten Familien" machte AMMON zwei Ursachen verantwortlich: "1. Die einseitige hohe Ausbildung der geistigen Fähigkeiten des Gehirns geschieht auf Kosten der körperlichen Gesundheit und zehrt an der physischen Lebenskraft. 2. Die Zahl der Kinder, welche in einer höheren sozialen Stellung auferzogen werden können, ist eine beschkänkte." (Ammon 1894, S. 15)

Auch in dieser Frage folgte RÖSE der Theorie AMMONs, hielt aber die nachteiligen Wirkungen des Stadtlebens auf die Gesundheit für weniger bedeutend als den Kindermangel: "Und da vor allem die höher stehenden germanischen Schichten von diesem Kindermangel viel stärker getroffen werden, so kann man mit vollem Rechte sagen, daß die hauptsächlich von Germanen geschaffene Industrie ihre eigenen Erzeuger frißt. D i e g r o ß e n S t ä d t e s i n d z u S c h ä - d e l s t ä t t e n f ü r d i e g e r m a n i s c h e R a s s e g e w o r d e n."[134] (Röse 1920, S. 19) Was AMMON für eine Art von 'natürlichem Verschleiß' gehalten hatte, deutete RÖSE in eine 'Gefahr für die Rasse' um, die um so größer war, weil sich zugleich "... die minderwertigen dienenden Volksschichten, hauptsächlich die mongoloiden deutscher Zunge, schrankenlos vermehren ..." konnten. (Slg.R. 118, Bl. 9r)

Eine Verminderung des Anteils der 'nordischen Rasse' an der Gesamtbevölkerung innerhalb längerer Zeitspannen meinte schon AMMON mit dem Anstieg des durchschnittlichen Kopfindex seit der "germanischen Urzeit" belegen zu können. Allerdings sah er darin noch keine Bedrohung. Für die Ursache dieses Vorgangs in der neueren Zeit hielt AMMON die Auslese durch den 'Bevölkerungsstrom'. Im Mittelalter sollten das erzwungene Zölibat des geistlichen Standes und die Gegenauslese durch die häufigen Kriege[135] in gleichem Sinn gewirkt haben. (vgl. Ammon 1893, S. 319)

Dieses historische Erklärungsmuster für den vermeintlichen Rückgang der 'nordischen Rasse' fand sich bei RÖSE (vgl. Röse 1905/06, S. 50f.) ebenso wie bei HANS F.K. GÜNTHER (1891 - 1968), dem Theoretiker der Nordischen Bewegung (vgl. Günther 1933, S. 124f.).

Den ersten Weltkrieg interpretierte RÖSE als einen Angriff auf die 'nordische Rasse'. (Sekt. Stom. Erfurt, 4.1.1922, Bl. 1r) Über die Niederlage urteilte er: "D e u t s c h - l a n d h a t d e n W e l t k r i e g v e r l o r e n , w e i l e s z u a r m g e w o r d e n i s t a n f ü h r e n d e n g e r m a n i s c h e n R a s s e n - b e s t a n d t e i l e n !"[136] (Röse 1920, S. 20) Den Krieg selbst bezeichnete RÖSE als "... eine ganz gewaltige Gegenauslese gerade der edelsten Rassenbestandteile der nordischen Rasse." (Slg.R. 118, Bl. 11r) Nach "... diesem furchtbaren Aderlasse edelsten nordischen Blutes ..." (ebenda.) meinte er, daß es "... in ganz Deutschland im Durchschnitte kaum noch 2 v.H. rassenreine Germanen geben..." dürfte. (Röse 1920, S. 17)

IV.2.3. Rassentheoretisch begründeter Antisemitismus im Werk von RÖSE

Einigkeit bestand unter den Rassentheoretikern über den kulturschöpferischen Wert der 'nordischen Rasse'; in ihrer Haltung zur 'jüdischen Rasse' gab es dagegen deutliche Unterschiede. AMMON polemisierte nicht gegen Juden. Er bezeichnete sie als "... eine a b g e s o n d e r t lebende Bevölkerungs-Gruppe von eigenartigem Ursprung." (Ammon 1893, S. 310) Als man ihn in einer Auseinandersetzung um das Werk CHAMBERLAINs einen "... der fanatisirtesten Rassen-Monomanen ..." nannte, verteidigte AMMON zwar CHAMBERLAIN, wehrte jedoch auch den Angriff gegen sich ab, indem er bemerkte: "Der Durchschnittsjude fühlt sich schon von dem Wort 'Rasse' höchst unangenehm berührt, und im Geiste sieht er die schmerzlichsten Folgen voraus, wenn das Problem im Sinne von Gobineau und Chamberlain gelöst werden sollte. Die Hochstellung des germanischen Ideals ist zugleich eine Herabdrückung des jüdischen, und wenn die Nachkommen der Germanen anfangen würden, sich als Herrenrasse zu fühlen, so müßte der edle Halbasiate, der jetzt selbst an der Herrentafel schmaust, nach einem Hebbelschen Wort an den Gesindetisch verwiesen werden. Das muß man verhüten, und daher die Geschäftigkeit der schriftstellernden Söhne des Orients in der Bekämpfung, Verwerfung, Lächerlichmachung jeglicher Rassentheorie."[137] (Ammon nach Lichtsinn 1987, S. 146f.)
AMMON hatte einen verhältnismäßig hohen Prozentsatz von Juden in der städtischen Bevölkerung und unter Gymnasiasten registriert. Dafür gab er folgende Begründung: "Es sind offenbar die s e e l i s c h e n A n l a g e n der Juden, welche sie in die Städte und in die studierten Berufsarten treiben, und sie werden dadurch unterstützt durch den Besitz von Vermögen, zu dessen Ansammlung sie

vorzüglich befähigt sind, und welches ihnen gestattet, ihren Kindern eine höhere Ausbildung zu Theil werden zu lassen." (Ammon 1893, S. 311) Damit räumte er eine gewisse 'Fremdartigkeit' ein, die jedoch in Zeiten der Prosperität noch keinen Anlaß zu Befürchtungen gab.

Für den Rassentheoretiker HOUSTON STEWARD CHAMBERLAIN (1855 - 1927) bildete das 'fremdartige' Wesen der 'jüdischen Rasse' nur einen Ausgangspunkt. In seinem als Geschichtswerk angelegten Buch "Die Grundlagen des neunzehnten Jahrhunderts"[138] entwickelte CHAMBERLAIN das Konzept einer unmittelbaren Bedrohung durch die 'jüdische Rasse' selbst[139] und einer mittelbaren durch die Verbreitung ihrer Wesensmerkmale.

RÖSE war mit dem Werk CHAMBERLAINs schon zur Zeit der Auswertung der anthropometrischen Daten der "Centralstellen-Statistik" vertraut, was nicht nur aus der Anführung des Buchs (vgl. Röse 1905/06, S. 52), sondern auch aus mehreren gedanklichen Parallelen hervorgeht.[140] Allerdings machte er in dieser Arbeit noch keine antisemitischen Äußerungen. Um so deutlicher erklärte sich RÖSE in den zwanziger Jahren.

Auch nach RÖSEs Ansicht gehörte die 'jüdische Rasse' zu den "... grimmigsten Hauptfeinden der germanischen Rasse...". (Röse 1920, S. 8) Zur Charakterisierung der Rasse führte er keine körperlichen, sondern nur seelische Merkmale an: "Der Jude ist der geborene Materialist und Pessimist, der einseitige, kalte Verstandesmensch und zersetzende Kritiker."[141] (Röse 1920, S. 9) RÖSE kritisierte die "platten Antisemiten", "... die es den Juden bloß nicht gönnen, daß sie im Verhältnisse zu ihrer geleisteten Arbeit einen viel zu großen Anteil des materiellen Reichtums dieser Welt an sich reißen...", weil diese so den "Kernpunkt der Judenfrage" verfehlten: "Diese Art von Antisemitismus ist für die Juden nicht nur ungefährlich, sondern sogar nützlich, indem sie das allgemeine Denken vom Kernpunkte des Problems ablenkt. G e s e t z t den F a l l , die J u d e n s t ü r b e n b i s a u f d e n l e t z -

t e n M a n n a u s , a b e r d e r d e m A b e n d l a n d e e i n g e i m p f t e j ü d i s c h e G e i s t b l i e b e b e s t e h e n - f ü r d i e a r i s c h e K u l t u r w ä r e d a d u r c h n i c h t d a s G e r i n g s t e g e w o n n e n ." (Röse 1920, S. 9) RÖSE schloß also physische Vernichtung nicht aus. Der einzige Vorbehalt war die mangelnde 'Effizienz'. - Für die Verbreitung des 'jüdischen Geistes' machte RÖSE - und auch hier lehnte er sich an CHAMBERLAINs Konzept - drei "große Danaergeschenke" verantwortlich, welche "... die Juden den germanischen Völkern mit aller List aufgenötigt haben ...": Das Christentum in der Form der römisch-katholischen Kirche, das römische Recht und "... die jetzige Geldwirtschaft, unser Zinssystem und .../den/ Kapitalismus ...". (Röse 1920, S. 11)

Die Feindschaft gegen den 'Ultramontanismus', die sich bei Vertretern der nächstälteren Generation von Naturwissenschaftlern, wie CARL GEGENBAUR (1826 - 1903) und ERNST HAEKKEL (1834 - 1919) fand (vgl. Gegenbaur 1901, S. 42 und Haekkel 1920, S. 333 und 337f.), hatte noch etwas von dem patriotischen Geist, der um 1848 geherrscht hatte[142], und wandte sich hauptsächlich gegen die fortschrittsfeindlichen Tendenzen in der Kirche. - RÖSE dagegen sah die Gefahr durch die römisch-katholische Kirche besonders "... auf dem Gebiete der Rassenzucht ...": "D i e j u d e n c h r i s t l i c h e P r i e s t e r s c h a f t d e r k a t h o l i s c h e n K i r c h e w a r s e i t j e h e r d i e e i f r i g s t e F ö r d e r i n d e r P a n m i x i e , d e s R a s s e n c h a o s ." (Röse 1920, S. 7f.) An anderer Stelle führte RÖSE diesen Gedanken weiter aus: "Das grösste Unheil der judenchristlichen Religionsauffassung liegt darin, dass sie die gottgegebene, verschiedenartige, rassische Wertigkeit leugnet und alle Menschen für gleichwertig erachtet. Darum ist das Kirchenchristentum so recht eine Religion für den rassenlosen Völkerbrei gewesen und wird es wohl auch in Zukunft bleiben. Das hochwertige nordische Germanentum aber wurde durch das jüdische verschandelte Kirchenchristentum von seinem Urquelle der reinen Rassenzucht abgelenkt und musste darob entarten." (Slg.R. 118, Bl. 6r - 7r) Hier herrschte auch eine deutliche Übereinstimmung mit GÜNTHER, der die Einführung des Christentums für den Fall angeblich ursprünglicher 'Rassenschranken' verantwortlich machte. (vgl. Günther 1933, S. 124)

RÖSE forderte eine Religionserneuerung, die zu einer "... rein germanische/n/ Religionsauffassung ..." führen sollte.[143] Die Gemeinden sollten ohne "berufsmäßigen Vermittler" zu Gott (Röse 1920, S. 6) in der Art der Freikirchen praktizieren. (vgl. Röse 1920, S. 29) Dieser Weg wurde in den zwanziger Jahren von der deutsch-kirchlichen Bewegung beschritten, welche "... die Kirche durch Betonung und Pflege der heimatlichen, völkischen und nordischen Werte, unter Ablehnung des Jüdischen und Südlichen ..." reformieren wollte. (Heussi 1949, S. 529)

Die zweite Komponente der angenommenen 'jüdischen Beeinflussung' war das römische Recht. Dieses hielt CHAMBERLAIN als Facit seiner 'Analyse' für "... das Werk eines unvergleichlichen tatkräftigen, indoeuropäischen Volkes /,das/ später von den spitzfindigsten Geistern der westasiatischen Mischvölker bearbeitet und gehandhabt wurde ...". (Chamberlain 1922, Bd. 1, S. 167) Im gleichen Sinn schrieb RÖSE: "Semitischen, nichtarischen Ursprunges war auch das R e c h t der spätrömischen Kaiserzeit. Das, was wir heute römisches Recht nennen, das hat ja mit dem altrömischen Rechte der arischen Gründer des Reiches wenig gemein. Es war die Rechtsprechung, die sich zur Zeit der spätrömischen Kaiserherrschaft herauskrystallisiert hatte, zugeschnitten auf den Leib des semitisierten Rasenchaos im römischen Reiche." (Röse 1920, S. 11) Eine besondere Gefahr sah RÖSE im Erbrecht, das in vielen Fällen die Weitergabe eines Bauernhofs in der Familie verhinderte und zur Abwanderung in die Städte zwang. (vgl. Röse 1905/06, S. 51 und 177)

Das dritte "Danaergeschenk" der 'jüdischen Rasse' war die Geldwirtschaft. RÖSE hielt die "... undeutsche Sitte des

Zinsnehmens ..." für eine wesentliche historische Wurzel der wirtschaftlichen und politischen Mißstände in den zwanziger Jahren. Er kritisierte, daß Geldanhäufen im großen Maßstab zur Lebensmaxime geworden wäre: "Ganz besonders die beiden führenden germanischen Völker, die Angelsachsen diesseits und jenseits des großen Wassers sind in dieser einen Hinsicht am meisten geistig verjudet." (Röse 1920, S. 12) Den "schrankenlosen Kapitalismus" seiner Zeit bezeichnete RÖSE als "jüdische Wirtschaftsordnung". (Slg.R. 118, Bl. 23r) Durch diese wäre ein "... unheilbarer Riß ... zwischen Arm und Reich ..." entstanden: "Und sofort nistete sich der Jude dort ein und schuf die Sozialdemokratie, schuf den Kommunismus und Bolschewismus." (Röse 1920, S. 12) - AMMON hatte sich Anfang der neunziger Jahre unter Berufung auf die Naturgesetzmäßigkeit der Grundlagen der Gesellschaftsordnung noch sehr selbstbewußt zu einer 'Gefahr von links' geäußert.[144] RÖSE meinte, "... daß Bolschewismus und Kapitalismus, d a ß L e n i n u n d R o t h s c h i l d b e i d e a u f d e m g l e i c h e n H o l z e g e w a c h s e n s i n d , d a ß s i e H a n d i n H a n d a r b e i t e n ." (Röse 1920, S. 12) Dementsprechend lautete seine rassentheoretische Auslegung der Situation im nachrevolutionären Rußland: "Den letzten Endkampf haben wir ja in den letzten Jahren schauernd in Russland toben sehen. Dort hat sich Juda mit den Mongoloiden, echten Mongolen und den Elementen des Rassenchaos verbündet. Und Alles, was in Russland noch einigermassen nordisches Blut in seinen Adern hatte, ist innerhalb weniger Jahre von jüdischen, mongolischen und mongoloiden Henkern gemordet worden. Nun kommt Deutschland an die Reihe." (Slg.R. 118, Bl. 23r) - 'Jüdische Rasse', Kapitalismus, Sozialdemokratie, Bolschewismus und die 'Gefahr aus dem Osten' hatte RÖSE schon in den zwanziger Jahren zu einer einzigen großen fiktiven Bedrohung verschmolzen.

Schrecklich bewahrheitet haben sich die Voraussagen zur politischen Zukunft Deutschlands, die RÖSE aus der rassentheoretischen Betrachtung seiner Zeit gezogen hatte. Er kündigte nicht nur einen "... Diktator /an/, der uns aus dem selbst verschuldeten Elend wieder emporführen soll ..." (Slg.R. 115b), sondern hielt es auch für "... gar nicht so unwahrscheinlich, dass zwischen Bolschewismus und Kapitalismus in absehbarer Zeit ein neuer Weltkampf entbrennt..." (Slg.R. 118, Bl. 28r).

IV.3. RÖSEs Reformvorstellungen

IV.3.1. Maßnahmen zur Kariesvorbeugung

Im Laufe der Zeit, in der RÖSE sich mit der Untersuchung der Ätiologie der Karies beschäftigte, paßte er seine Empfehlungen zur Zahn- und Mundhygiene seinen sich verändernden Ansichten an. Anfangs trat RÖSE für mechanische Reinigung und chemische Desinfizierung der Zähne und der gesamten Mundhöhle ein. Um so mehr sich bei ihm aber die Überzeugung durchsetzte, daß die Karies nur ein einzelnes Symptom einer Erkrankung des gesamten Organismus war, trat die Empfehlung allgemeiner Maßnahmen zur Vorbeugung in den Vordergrund, besonders einer entsprechenden Ernährungshygiene im weitesten Sinn. (vgl. oben Kap. III, S. 88f.) Anders als die heute angestrebte Ernährungslenkung, mit der Menge und Einwirkungszeit von kariogenem Substrat vermindert werden sollen, zielte RÖSE auf die Zufuhr von Mineralsalzen, die nach seiner Ansicht die Kariesresistenz der Hartsubstanzen endogen erhöhten. RÖSE zog jedoch noch andere allgemeine Maßnahmen zur Kariesvorbeugung in Erwägung.
Aus vielen Untersuchungen war die Seltenheit der Zahnkaries bei Angehörigen vorgeschichtlicher und solcher Völkerschaften bekannt, die mit der Zivilisation noch nicht in Berührung gekommen waren. Verglich man damit die große Verbreitung der Karies um die Jahrhundertwende und setzte man die Annahme voraus, daß Karies im Ergebnis verminderter Widerstandsfähigkeit der Hartsubstanzen entstand, folgte zwangsläufig die Frage nach den Ursachen für die Veränderung, die mit den dentalen Hartgeweben der neuzeitlichen Menschen vor

sich gegangen war. Diese Frage warf AMMON 1910 in einem von WOLTMANNs "Politisch-anthropologische/r/ Revue" veröffentlichten Artikel auf. (vgl. Ammon 1910)
AMMON hatte RÖSEs Arbeit über "Erdsalzarmut und Entartung" (vgl. Röse 1908) studiert. Bei aller Wertschätzung kritisierte er, daß die Erklärung der zunehmenden Verbreitung der Karies unter Verwendung der 'Erdsalztheorie' die Annahme der Vererbbarkeit erworbener Eigenschaften voraussetzen würde, eine Annahme, die von AUGUST WEISMANN (1834 - 1914) gründlich widerlegt worden war. Dagegen schien die Wirkung der 'Panmixie'[145] eine plausiblere und dem zeitgenössischen Stand der Entwicklungswissenschaften besser entsprechende Grundlage für eine Erklärung abzugeben. (vgl. Ammon 1910, S. 166f.) Zu einer Verschlechterung physischer Eigenschaften sollte es beim Menschen immer dann kommen können, wenn die Einführung technischer Hilfsmittel den Ausfall von Faktoren der natürlichen Auslese bewirkte. (vgl. Woltmann /1905/, S. 143f.) So sollten beispielsweise verbesserte Brillen zu einer Verbreitung der Sehschwäche beitragen. Eine erhöhte Kariesmorbidität wurde auf Grund dieser Erklärung auf die Fortschritte der Zahntechnik und die durch moderne Kochkunst verminderte Derbheit der Speisen zurückgeführt. Beides hob die Kaufähigkeit mittels natürlicher Zähne als wirksamen Faktor der natürlichen Auslese auf. (vgl. Ammon 1910, S. 167f.) AMMON meinte, daß diese Hypothese mit einer Statistik bewiesen werden könnte, die, wie er aus Erfahrung wußte, allerdings einen großen Aufwand erfordern würde. Nach seiner Ansicht rief die Lösung des Problems "... nach einem - Röse!" (Ammon 1910, S. 169)
RÖSE fühlte sich von dieser Aufforderung offenbar wenig geehrt und schien es AMMON sogar zu verübeln, daß er sich auf sein Feld gewagt hatte. AMMON, von dem man keinen Überblick über die zahnärztliche Literatur erwarten konnte, hatte nicht gewußt, daß RÖSE schon 1896 die Panmixie als "... w i c h t i g s t e/n/ G r u n d f ü r d i e a l l m ä h l i c h e V e r s c h l e c h t e r u n g

i m mikroskopischen Baue der Zähne ..." (Röse 1912, S. 3 und vgl. oben S. 72) und damit für die Zunahme der Kariesmorbidität bezeichnet hatte. Auf eine neue Kariesstatistik konnte und wollte RÖSE sich zu dieser Zeit nicht einlassen. Er machte aber bemerkenswerte Vorschläge, wie die nachteiligen Folgen der Panmixie für das Kauorgan verhindert werden könnten.

Den Kern bildete die Überlegung, daß "... die mangelhafte natürliche Auslese beim Menschen durch zielbewußte geschlechtliche Zuchtwahl zu ersetzen ..." sei. (Röse 1912, S. 7) RÖSE forderte - vielleicht als erster - die Zahnärzte auf, sie sollten "... ärztlich-biologisch denken und handeln...": Ausgehend von der Annahme, die Karies wäre eine "Teilerscheinung allgemeiner körperlicher Entartung" (Röse 1912, S. 7), sollten die Zahnärzte die "armen Entarteten" zwar behandeln[146], was dem "christlich-germanischen Kulturideale" entsprach, darüber hinaus mußte man diese aber "... mit allen nur denkbaren Mitteln ... von der Fortpflanzung abhalten, wenn es nicht anders geht durch gesetzliche Zwangsmittel." (Röse 1912, S. 5) Nur vor dem Hintergrund der Auffassung vom Wesen der Karies als Symptom einer allgemeinen Entartung wird verständlich, daß RÖSE diese weitreichende Forderung wirklich als dem Zweck angemessen erschien. - Geradezu begeistert begrüßte RÖSE in diesem Zusammenhang die in einigen nordamerikanischen Bundesstaaten bestehende Pflicht zur Vorlage eines ärztlichen Gesundheitszeugnisses als Voraussetzung für die Eheschließung: "Heil diesen noch jugendfrischen, zielbewußten Amerikanern!"[147] (Röse 1912, S. 7) Solange solche staatlichen Regelungen in Deutschland nicht existierten, gab RÖSE den "... geistig höherstehende/n/ Bevölkerungskreise/n/ ..." Ratschläge zur "Selbsthilfe": "Schon den kleinen Kindern muß immer wieder klar gemacht werden, daß gesund erhaltene Zähne ein köstliches Erbgut sind, das andere Vorteile, wie größeres Ver-

mögen u.a., reichlich ausgleicht. Wird bereits die Kinderseele mit Hochachtung vor einem guten Gebiß erfüllt, dann wird später auch bei der Auswahl der Ehegatten mehr Wert als bisher auf gute Zähne gelegt. Man muß schon den Kindern begreiflich machen, daß schlecht bezahnte Altersgenossen arme, bedauernswerte K r ü p p e l sind, die man schonend behandeln soll." (Röse 1912, S. 8)
RÖSE forderte, daß Ärzte und Zahnärzte generell einen Beamtenstatus erhalten sollten, damit sie ihrer eigentlichen Berufspflicht nachkommen könnten, "... K r a n k h e i t e n z u v e r h ü t e n und die zunehmende Entartung zu hemmen." (Röse 1912, S. 9) Außerdem sollte ihnen von seiten des Staates "... die Befugnis erteilt /werden/, zielbewußte Rassenhygiene zu treiben, durch Eheverbote die Fortpflanzung der am meisten entarteten Volksgenossen zu verhindern und durch Anbahnung vernünftiger Ernährungshygiene das weitere Fortschreiten der Entartung unmöglich zu machen." (Röse 1912, S. 9)

IV.3.2. Ernährungsreform

In verschiedenen seiner Schriften machte RÖSE Vorschläge für eine fleischarme, 'basenreiche' Ernährung, die nach seiner Ansicht eine wichtige Voraussetzung für eine gesunde Lebensweise war. Inhaltlich ließen diese sich in der einprägsamen Ernährungsvorschrift BERGs zusammenfassen: "'I ß s i e b e n m a l s o v i e l K a r t o f f e l n a l s B r o t u n d H ü l s e n f r ü c h t e u n d s i e b e n m a l s o v i e l G e m ü s e u n d F r ü c h t e a l s E i e r u n d F l e i s c h .'", erweitert um den Zusatz: "U n d M i l c h o d e r M o l k e u n d B u t t e r m i l c h , s o v i e l d u i h r e r h a b h a f t w e r d e n k a n n s t ." (Röse 1925, S. 62)
Den Vorschlägen lagen zwei Prinzipien zu Grunde: Das erste war die weitgehende Vermeidung des Fleischverzehrs, eine der Wurzeln der Lebensreformbewegung, über die in den verschie-

denen Richtungen - trotz sonstiger Differenzen - Einigkeit herrschte. Das zweite Prinzip war die angestrebte Autarkie in der Erzeugung der Nahrungsmittel: "M a ß g e b e n d f ü r j e d e s V o l k , d a s s e i n e F r e i - h e i t l i e b t , i s t d i e E r t r a g s f ä - h i g k e i t d e s e i g e n e n B o d e n s !" (Röse 1936, S. 76f.) RÖSE nannte deshalb Kartoffeln und Milch "... die beiden aus eigener Scholle wachsenden stärksten Grundpfeiler der heutigen und der zukünftigen Volksernährung in Deutschland ...".[148] (Slg.R. 74c) Hauptsächlich wegen der angestrebten Autarkie gehörte RÖSE auch nicht zu den Verfechtern der Rohkost, die ohne Einfuhr von Früchten aus anderen Klimazonen nicht praktikabel war: "Diesen Luxus ausländischer Früchteeinfuhr aber wird sich unser Volk vermutlich nicht andauernd gestatten können. Kurz, die reine Rohkost ... wird in unseren gemäßigten Erdbreiten nie zur Volksnahrung für die grosse Masse des Volkes werden können." (Slg.R. 74h)

Wie die Vorschläge anderer Reformer, trugen auch diejenigen RÖSEs dem eigentlichen Wesen der Ernährung keine Rechnung. Es war gerade der von der Reformseite geschmähte Physiologe RUBNER, der betonte, daß Essen für den Menschen mehr als ein "Bilanzproblem von Eiweiß-, Fett- und Kohlehydratgemischen" ist. (Rubner 1914, S. 12) Aus einer eingehenden Analyse zog RUBNER die Schlußfolgerung: "Der allgemeine Grundzug der Ernährung der Massen ist ... eine große Stetigkeit der einmal angenommenen Essensformen neben einem gewissen Wechsel, der sich in längeren Zeiträumen vollzieht." (Rubner 1913, S. 15)

Die um die Jahrhundertwende stattfindenden Veränderungen der Ernährung brachte RUBNER mit dem Prozeß der Urbanisierung in Zusammenhang: Diejenigen Teile der Landbevölkerung, welche in die Städte zogen, nahmen die städtische Ernährungsweise an, was in einer allgemeinen Erhöhung des Fleischkonsums zum Ausdruck kam. (vgl. Rubner 1913, S. 91 - 93) Ernährungsphysiologische Rücksichten spielten dabei keine Rolle. Die Wertschätzung des Fleisches hatte vor allem kulinarische Gründe: Es bot in der Küche bei geringem Arbeitsaufwand mehr Möglichkeiten zu abwechslungsreichen Speisen als andere Nahrungsmittel. (vgl. ebenda, S. 81) Diese Veränderung in der Ernährung entsprach dem "... Anspruch jedes Menschen an eine mundende Kost, die ausreichenden Wechsel bietet und einen gewissen Essengenuß /,der/ nicht als etwas Verwerfliches, sondern menschlich Berechtigtes ..." betrachtet werden mußte. (Rubner 1914, S. 12) Die von den Reformern geforderte Ernährung mit möglichst geringen Eiweißmengen konnte schon deshalb nicht auf Annahme in breiten Kreisen der Bevölkerung rechnen, weil sie die Aufhebung der freien Kostwahl bedeutete. (vgl. ebenda, S. 65)

Die bei den meisten Menschen bestehende intuitive Ablehnung größerer oder kleinerer Veränderungen in der gewohnten Ernährung war von jeher bekannt[149], und sie war auch RÖSE bewußt: "Nichts ist schwieriger, als fest eingewurzelte Unsitten ganzer Bevölkerungskreise auf dem Ernährungsgebiete zu bekämpfen." (Röse 1912, S. 5) RÖSE sah deshalb nur zwei Möglichkeiten: die Anwendung staatlicher Zwangsmaßnahmen oder Überzeugung bis zur bewußten Annahme der Reformvorschläge.

Im Jahre 1914 hatte RÖSE einen Versuch gemacht, die erste Möglichkeit in die Praxis umzusetzen. In einem Brief an das Kriegsministerium schlug er eine Umstellung der Grundlagen der Militärverpflegung von Fleisch und Brot auf Kartoffeln und Pflanzenöl vor. Diese Anregung fand aber keine Resonanz. (vgl. Röse 1925, S. 63) - Auf langwierige Überzeugungsarbeit in breiten Kreisen der Bevölkerung setzte RÖSE keine großen Hoffnungen. Er machte seine Reformvorschläge deshalb nur für eine Elite, etwa die "... wenigen übrig gebliebenen Hochrassigen ...", denen er die zweite Auflage seiner Schrift über "Eiweiß-Ueberfütterung und Basen-Unterernährung" widmete. (vgl. Röse 1925, S. 3) Mitte der dreißiger Jahre Jahre schrieb RÖSE über die von ihm angestrebte Ernährungsreform: "Dass ein an Fleischgenuss nun einmal gewöhntes Volk durch wissenschaftliche Belehrung in seiner Gesamtheit umlernen und sich des Fleischgenusses vollkommen enthalten würde, das wagt selbst der kühnste Lebenserneuerer nicht zu glauben. Es wird immer Materialisten geben, die auf den Genuss des starken Genussmittels Fleisch nicht verzichten wollen. ... Um diese grobe Wolle im Rassenteppich Gobineaus brauchen wir uns nicht zu kümmern. Nicht auf ihnen beruht die Zukunft der Kulturvölker, sondern auf der körperlichen und seelischen Gesundheit der begabten nordischen Auslesemenschen ... An diese rassische Auslese, wie sie in Deutschland jetzt durch S.S. und S.A. geschaffen werden soll, richte ich in erster Linie meine ernährungshygienischen Mahnungen."[150] (Slg.R. 74h)

IV.3.3. Nordische Rassenbewegung

Zwischen Rassenhygiene und Nordischer Rassenbewegung gab es in den zwanziger Jahren Berührungspunkte und Differenzen. GÜNTHER äußerte dazu: "Aufartung bedeutet den Bekennern des Nordischen Gedankens viel, doch nicht alles. Erst Aufartung u n d Aufnordung werden die eigentliche Deutschheit retten." (Günther 1933, S. 146) Die Rassenhygiene fiel nach seiner Ansicht in den Verantwortungsbereich des Staates, während eine Aufnordung nur durch die Selbsthilfe einer Gemeinschaft der nordisch gesinnten Deutschen zu erreichen wäre. (vgl. ebenda.) GÜNTHER forderte vom Staat sowohl Maßnahmen im Sinne der negativen Eugenik, z.B. gesetzliche Voraussetzungen für die freiwillige Unfruchtbarmachung im Fall bestehender Erbkrankheiten, als auch die Förderung der Fortpflanzung von 'Erblich-Hochwertigen' mit dem Ziel der 'Aufartung'. (vgl. Günther 1933, S. 145)
Im Sinne der Rassenhygiene hatte RÖSE schon bei der Auswertung der anthropologischen Statistik der "Centralstelle für Zahnhygiene" argumentiert. Er polemisierte gegen die Sozialgesetzgebung in Deutschland, von der er meinte, sie betriebe eine Art "Spatzenzucht" indem sie den "minderwertigen Teil der deutschen Arbeiterschaft" zu ungunsten der "begab-

ten ärmeren Volkskreise" fördere. Für letztere forderte er Unterstützung bei der Familiengründung und Kindererziehung. (vgl. Röse 1905/06, S. 175f.)
Im Gegensatz zu GÜNTHER hoffte RÖSE auch für den Schutz der angeblich bedrohten 'nordischen Rasse' auf staatliche Eingriffe, besonders auf dem Gebiet der Wirtschaft. Seine Forderungen waren: "1) Wiederabschaffung des uns aufgezwungenen römischen Privatrechtes und Wiedereinführung des altgermanischen Gemeinrechtes, 2) Bodenreform, 3) Gründliche Neugestaltung des Geldwesens." (Röse 1920, S. 30)
Für einen Zusammenschluß der nordisch Gesinnten, wie ihn GÜNTHER forderte, sah RÖSE zwei qualitativ und in der Zielsetzung unterschiedliche Formen vor: Neben germanischen Religions- und Kulturgemeinschaften "..., wo uns jeder gleichgesinnte germanische Mischling willkommen ist ...", sollten "germanische Rassengemeinschaften" gegründet werden. (Röse 1920, S. 35) Das Vorhandensein typischer physischer und seelischer Merkmale der 'nordischen Rasse' sollte die unbedingte Voraussetzung für die Aufnahme in die "Rassengemeinschaften" sein, denn diese hatten die "... heiligste religiöse Pflicht, die nordische Rasse in ihrer Reinheit zu erhalten, zu vermehren und zu vervollkommnen." (Slg.R. 118, Bl. 22r) Das ideale 'Ausgangsmaterial' für die "... strengste Reinzucht der germanischen Rasse ..." (Röse 1920, S. 14) stellten nach RÖSEs Ansicht "nordische Bauernsöhne und Gutsbesitzersöhne" (Sl.R. 118, Bl. 33r) dar.
Ihren Zielen entsprechend war die Nordische Rassenbewegung nicht auf Deutschland begrenzt. Als "Kulturvölker germanischer Rasse" bezeichnete RÖSE neben Deutschen "Skandinavier, Holländer, Engländer, Nordamerikaner.". (Slg.R. 115b) eines der Ziele der Nordischen Rassenbewegung war die Annäherung ähnlich gearteter Bestrebungen in diesen Ländern. So träumte der Rassenhygieniker FRITZ LENZ (1887 - 1976) von einer "blonden Internationale" (Lutzhöft 1971, S. 254), und GÜNTHER, der Vordenker der Nordischen Bewegung, erbte Mitte der zwanziger Jahre wenigstens eine "gewisse

Arbeitsgemeinschaft" zwischen den "nordisch gerichteten Kreisen der Völker germanischer Sprache" (ebenda, S. 257). Hierbei war aber Zurückhaltung geboten, weil dieser Punkt den Interessen nationalistischer Kreise widersprach (vgl. Lutzhöft 1971, S. 258), von deren Unterstützung die Nordische Bewegung offenbar abhängig war. Die gewünschte Annäherung sollte daher zuerst auf der Ebene persönlicher Kontakte vorbereitet werden. (Slg.R. 121, Bl. 2r) Eine der Aufgaben des von RÖSE 1920 geplanten "Germanenheims im deutschen Hochgebirge" (vgl. Anm. 11) sollte darin bestehen, solche Begegnungen zwischen "Germanen der ganzen Erde" zu ermöglichen. (Röse 1920, vorderer Innendeckel)
Vermutlich Anfang 1929[151] trafen sich in Dresden GÜNTHER, RÖSE und der Rittergutsbesitzer FÖRSTER (? - ?). Sie beschlossen die Bildung eines Aufsichtsrats, dessen Hauptaufgabe neben der vorsichtigen Aufnahme internationaler Kontakte - vorerst auf persönlicher Ebene[152] - darin bestehen sollte, "... den einzelnen nordischen Gruppen mit Rat und Tat beizustehen und die nordische Bewegung vor verderblicher Zersplitterung und vor nutzloser Kräftevergeudung zu bewahren.". (Slg.R. 121, Bl. 2r) Als Mitglieder für den Aufsichtsrat waren vorgesehen: "1) Geheimrat Konopath, als Führer des "nordischen Ringes". 2) August Kenstler als führendes Mitglied des jungnordischen Bundes und Artamanenführer. 3) Diplomlandwirt Darrê als Vererbungswissenschaftler. 4) Dr. Hans Günther als fruchtbarster nordischer Schriftsteller. 5) Hofrat Dr. med. Röse als ältester unter den heutigen Rassenforschern in Deutschland und als erfahrener Siedler. 6) (Vorschlag des Nordischen Ringes: Arthur Lahn als Führer der Nordunge)."[153] (Slg.R., Bl. 2r) Die sehr detailliert ausgeführten "Ziele der nordischen Rassenbewegung" (Slg.R. 121, Bl. 3r - 14r) entsprachen denjenigen, die HANNO KONOPACKI-KONOPATH (1882 - ?) seinem "Nordischen Ring" gesetzt hatte: Vereinigung aller nordisch gesinnten Menschen, Bildung eines "Rassenkerns" und Propagierung nordischer Ideale. (vgl. Bramwell 1985, S. 49)

Eines der zentralen Probleme der Nordischen Rassenbewegung war die Frage der Landsiedlung, in der die Meinungen weit auseinandergingen. WALTER DARRÉ (1895 - 1953), der sich in der Beurteilung der Bedeutung des Bauernstandes an den Schriften AMMONs orientierte (vgl. Lutzhöft 1971, S. 54), war der Meinung, daß der zahlenmäßig schwindende Bauernstand nicht durch Menschen aus der Stadt wieder aufgefüllt werden könnte. Wer einmal das Land verlassen hatte, war nach seiner Ansicht für den Bauernstand verloren. Deshalb widerstrebte DARRÈ auch einer Bodenreform, die höchstens zu einer 'Verunreinigung' des Bauernstandes führen könnte.[154] (vgl. Bramwell 1985, S. 55 - 57)
RÖSE dagegen forderte dringlich zur 'inneren Kolonisation' und 'Kleinsiedlung' auf: "H e r a u s a u s d e n ü b e r t ü n c h t e n S t a d t g r ä b e r n , h i n - a u s a u f s L a n d u m j e d e n P r e i s , u n d s e i e s a u c h z u n ä c h s t n u r a l s B a u - e r n k n e c h t !" (Röse 1920, S. 31) Problematisch war die Beschaffung der dazu notwendigen landwirtschaftlichen Nutzfläche. In diesem Zusammenhang bedauerte RÖSE, daß Deutschland die russische Revolution von 1905 nicht als Anlaß zu einem Krieg wahrgenommen hatte: "Welch herrliche Gelegenheit, um im 'Namen der Menschlichkeit' ins Baltenland einzurücken, sich mit Schweden auf Tod und Leben zu verbünden und die Ostsee zu einem germanischen Meere zu machen. Dann hatten wir das so dringend nötige Siedlungsland für unsere unheimlich wachsende Bevölkerung." (Röse 1920, S. 22) Um die Landsiedlung in Gang zu bringen, versuchte RÖSE, Großgrundbesitzer für die Siedlungsprojekte zu interessieren, allerdings ohne Erfolg.[155] (Slg.R.116b)
Für den Erhalt des vorhandenen und des für die Zukunft erhofften Bauernstandes wünschte RÖSE die Einführung des Anerbenrechtes. (vgl. Röse 1920, S. 31) Dieser Gedanke lag auch DARRÈs Idee der sog. Hegehöfe zugrunde, die im September 1933 mit dem "Erbhofgesetz" in die Rechtspraxis des Dritten Reichs Eingang fand. (vgl. Bramwell 1985, S. 58)

Es soll hier nicht im einzelnen darauf eingegangen werden, in welcher Weise mehrere von RÖSEs Reformvorschlägen zum 'Schutz der nordischen Rasse' in der Zeit des Nationalsozialismus umgesetzt wurden. Diesem Thema war bereits eine von dem Rassenhygieniker LENZ betreute Dissertationsschrift gewidmet, die kurz vor dem Ende des zweiten Weltkrieges, am 17. März 1945, in Berlin verteidigt wurde. In seinem Resümee schrieb der Autor der Arbeit: "Mit vorausschauendem Blick hat R ö s e die Gefahren erkannt, die der nordischen Rasse drohen. Von Grundlagen, die Männer, wie G o b i - n e a u, L a p o u g e, A m m o n und W o l t m a n n geschaffen haben und von eigenen Beobachtungen und Untersuchungen ausgehend hat er Wege gewiesen, auf denen diesen Gefahren begegnet werden kann. Diese Wege sind, mag auch im Einzelnen manche neue Erkenntnis hinzugekommen sein, im neuen Deutschland weitgehend beschritten worden." (Schnettler 1945, S. 23f.)

V. Zusammenfassung

Die augenfälligsten äußeren Kennzeichen von RÖSEs in fünf Jahrzehnten entstandenen wissenschaftlichem Werk sind dessen Umfang und thematische Zusammensetzung. Die bearbeiteten Probleme gehörten verschiedenen Spezialwissenschaften an. Zwar lassen sich innere Beziehungen zwischen den Fragestellungen nachweisen, jedoch waren ihre Kombination und die Art ihrer Bearbeitung auch von Faktoren abhängig, die in RÖSEs Person und unmittelbaren Lebensumständen lagen. Die - mit RÖSE als Bezugspunkt - inneren und äußeren Ursachen standen unter dem Einfluß der zeitgenössischen weltanschaulichen und politischen Auseinandersetzungen, in denen RÖSE mit seinen wissenschaftlichen Arbeiten Partei nahm.

Den Ausgangspunkt bildeten Arbeiten zur Gebißmorphologie, die sich an der von ERNST HAECKEL (1834 - 1919) geprägten Entwicklungswissenschaft orientierten. RÖSEs Konkreszenztheorie war eine Übertragung des biogenetischen Grundgesetzes auf die Zahnentwicklung in Phylo- und Ontogenese. Mit dieser Theorie bekannte er sich zu HAECKELs 'natürlicher Schöpfungsgeschichte' und damit zum Prinzip der Erkennbarkeit der Welt und zum Materialismus in der Gestalt des Monismus. Früh wurden aber andere Einflüsse in den Arbeiten von RÖSE deutlich, die aus seinem damaligen wissenschaftlichen Umfeld kamen.

RÖSE führte seine anatomischen Forschungen an der Freiburger Universität aus, die als ein zweites Zentrum für die Beschäftigung mit den Entwicklungswissenschaften einen Gegenpol zur Jenenser Universität bildete. Der in Freiburg tätige Zoologe AUGUST WEISMANN (1834 - 1914) stand zwar wie HAECKEL auf dem Boden des Darwinismus, stellte sich aber mit seiner Theorie von der Kontinuität des Keimplasmas gegen die Deszendenztheorie, welche die Vorstellung der Vererbung erworbener Eigenschaften einschloß. Mit den wissenschaftlichen Positionen unterschieden sich auch die

grundsätzlichen methodischen Ansätze. Während HAECKEL die Entwicklung des Lebens, ähnlich den exakten Naturwissenschaften, auf natürlicher, 'kausal-mechanischer' Grundlage erklären wollte, verzichtete WEISMANN bewußt auf eine kontinuierliche Verfolgung des Weges vom Einfachen zum Komplizierten. Das entsprach einer Absage an die dem Monismus innewohnende optimistische Hoffnung auf Erkennbarkeit der Welt und bahnte speziell auf dem Gebiet der Entwicklungswissenschaften die Vereinbarkeit des Darwinismus mit einer idealistischen Grundhaltung an.
Unter dem Eindruck dieser Auffassung nahm RÖSE, der in anderen Fragen hartnäckig die einmal eingenommenen Positionen beibehielt, immer mehr Abstand von seiner Konkreszenztheorie und den Forschungen zur Zahnentwicklung. Stattdessen wendete er sich mit der zahlenmäßigen Bestimmung der Kariesmorbidität einem neuen Gebiet zu. Er verband dabei Anregungen, die aus der Zahnheilkunde selbst kamen, mit solchen aus dem Kreis der Wissenschaftler um WEISMANN. Zu diesen gehörte OTTO AMMON (1842 - 1916), der damals seine große anthropologische Erhebung in Baden durchführte. AMMONs Arbeiten dürften nicht allein RÖSEs statistische Untersuchungen auf dem Gebiet der Kariesmorbidität und Anthropologie inspiriert haben: Von AMMONs Sozialanthropologie ausgehend fand RÖSE auch den Zugang zur Beschäftigung mit ähnlichen Fragen. - Der in der Freiburger Zeit vollzogene Wechsel vom Monismus zum Idealismus hat sich nachhaltig auf RÖSEs weitere wissenschaftliche Entwicklung ausgewirkt.
Das zeigte sich zuerst an der Veränderung der Zielstellung, mit welcher RÖSE seine Kariesstatistiken ausführte. Während er ursprünglich wie die Autoren vergleichbarer Studien den Umfang der Kariesmorbidität feststellen wollte, ging er bald dazu über, die Statistiken als Instrument zur Untersuchung der Ätiologie der Zahnkaries zu nutzen. Bei der bekannten Komplexität des Ursachengefüges dieser Krankheit war ein statistisches Herangehen unzweckmäßig, wenn überprüfbare Ergebnisse angestrebt wor-

den wären. RÖSE verzichtete mit seinem Ansatz von vornherein auf die vollständige Erklärung der ätiologischen Zusammenhänge und eröffnete sich Möglichkeiten zur willkürlichen Interpretation der Ergebnisse.
Die Verbindung vom Problemkreis der Kariesätiologie zu dem der Ernährungslehre stellte RÖSE mit dem Konzept von der "Pathologie der Erdsalzarmut" her. Auf Grund der seit 1900 an der "Centralstelle für Zahnhygiene" durchgeführten statistischen Erhebungen meinte RÖSE nachgewiesen zu haben, daß ein Mangel an Kalk in der Nahrung zu einer allgemeinen körperlichen Entartung führte, für welche die Karies nur ein Symptom sei.
RÖSEs Beschäftigung mit der Ernährungslehre stand ganz im Zeichen der zeitgenössischen Degenerationsdiskussion und der mit dieser in Beziehung stehenden Lebensreformbewegung. Bei der Untersuchung des Einflusses der Mineralstoffzufuhr auf den Eiweißbedarf verband RÖSE seine Forschungen zur 'Kalkfrage' mit einer zentralen Forderung der Reformbewegung, dem weitgehenden Verzicht auf Fleisch in der Ernährung.
Nur folgerichtig war das frühe Engagement RÖSEs in der nordischen Bewegung. Diese hatte viele inhaltliche Parallelen mit der Lebensreformbewegung. Für den rassentheoretischen Hintergrund war RÖSE aufgeschlossen, weil er in der idealistischen Auffassung des Darwinismus und seiner Anwendung auf den gesellschaftlichen Bereich mit führenden Rassentheoretikern wie HOUSTON STEWARD CHAMBERLAIN (1855 - 1927) übereinstimmte. Außerdem waren diese Anschauungen mit seinen von AMMON beeinflußten sozialanthropologischen Vorstellungen vereinbar.
Neben inhaltlichen Beziehungen haben die bearbeiteten Problemkreise formale Besonderheiten, die mit RÖSEs Persönlichkeitsstruktur in Beziehung stehen dürften, welche voraussichtlich in der vor ihrem Abschluß stehenden Dissertationsschrift von UTE HOPFER-LESCHER mehr Berücksichtigung finden wird. An den in der vorliegenden Arbeit ausgewerteten Quellen hat sich gezeigt, daß die Gebiete, auf

denen RÖSE geforscht hat, sämtlich an der Peripherie der jeweiligen Wissenschaft lagen. Die angewandten Methoden, die mikroskopische Untersuchung der Zahnentwicklung, die Erstellung umfangreicher Statistiken und über Jahre fortgesetzte Selbstversuche erforderten eine große Energie und Hartnäckigkeit, aber auch Freiräume, welche die an Universitäten etablierte Forschung nicht bieten konnte. Diese Art der wissenschaftlichen Beschäftigung konnte nur in weitgehender Unabhängigkeit durchgeführt werden, die sich RÖSE, wenn auch unter Schwierigkeiten und persönlichen Opfern, zu verschaffen wußte. Die von RÖSE beschrittenen Sonderwege führten zu einer wachsenden Isolation vom wissenschaftlichen Leben. Kritik an seinen Arbeiten, auf die RÖSE sehr empfindlich reagierte, mußte er in seiner selbstgewählten Außenseiterstellung immer weniger be fürchten. Andererseits vermißte er eine der aufgewandten Energie entsprechende Anerkennung.
Die größten Ehrungen empfing RÖSE in der Zeit des Nationalsozialismus, jedoch eher als noch lebender Vordenker von Theorien, die in das gesundheitspolitische Konzept dieser Zeit paßten, denn als aktiver Forscher. Damals wurde RÖSE in die Reihe der Pioniere der Naturheilkunde gestellt und von den deutschen Zahnärzten zum Traditionsträger einer biologisch orientierten Zahnheilkunde stilisiert.
In der neueren Zeit hat die wissenschaftliche Tätigkeit von RÖSE nur seitens der Geschichte der Zahnheilkunde einige Beachtung gefunden. Das von mehreren Autoren entworfene Bild muß jedoch aus verschiedenen Gründen kritisch beurteilt werden. Allen Studien ist gemeinsam, daß sie nur Teile des Gesamtwerks von RÖSE behandeln, vorwiegend die Beiträge zur Kariesätiologie und Kariesstatistik. Durch Unterlassung des Vergleichs mit den Arbeiten anderer Autoren seiner Zeit werden RÖSEs Leistungen und besonders seine Originalität zu hoch bewertet. Als problematisch muß es erscheinen, wenn RÖSE zu den Vorkämpfern einer sozialen Zahnheilkunde gerechnet wird. In theoreti-

scher Hinsicht war RÖSEs Auffassung von der Karies als Symptom einer allgemeinen Degeneration keine Stütze für eine soziale Zahnheilkunde, welche die Prophylaxe in Form der Schulzahnpflege als ihren Kern ansah, sondern eher ein Anlaß, deren Berechtigung in Zweifel zu ziehen. Sieht man in der sozialen Zahnheilkunde darüberhinaus ein Feld für die wirkende Humanität von Zahnärzten, wie das in der geschichtlichen Betrachtung der Zahnheilkunde häufig geschieht, dann paßt sich der radikale Sozialdarwinist und antisemitische Rassentheoretiker RÖSE ganz und gar nicht ein.

Es soll nicht angeregt werden, RÖSE der Vergessenheit anheimzugeben. Wichtiger als die Würdigung der verhältnismäßig wenigen wissenschaftlichen Leistungen von bleibendem Wert dürfte es aber sein, RÖSEs Beispiel als Anlaß zum Nachdenken darüber zu nehmen, welche Richtung wissenschaftliche Betätigung nehmen kann, die sich bewußt der Kritik entzieht und Gebote der Menschlichkeit verletzt.

Anmerkungen

1. Rückblickend äußerte sich RÖSE zu seiner Ausbildung auf dem Gymnasium: "Ich will nicht bezweifeln, dass die alten Sprachen ein vorzügliches Bildungsmittel sein k ö n - n e n und in vielen Fällen sind. Allein 'Eines schickt sich nicht für Alle!' Es giebt genug Deutsche, Knaben und Jünglinge, und es sind nicht die schlechtesten, denen Cicero und Vergil ein Gräuel ist, deren Phantasie lieber nach Wotan's Walhalla anstatt nach dem klassischen Olymp schweift, die lieber die zarten Geheimnisse der schönen Natur, der thierischen und pflanzlichen Lebewelt ergründen wollen, anstatt sich in die unserem Volksthume einigermaassen fremde klassische Welt einzuleben. Jüngst erzählte mir einer unserer berühmtesten, feingebildetsten Anatomen, dass ihn sein Schuldirector einst bei privaten Arbeiten über Pflanzenanatomie überrascht, ihm das Buch vor die Füsse geworfen und prophetisch erklärt habe: 'Aus Ihnen wird zeitlebens nichts Rechtes!' Aehnliche ungünstige Prognosen wurden mir vor 10 Jahren bei jeder Censurvertheilung gestellt wegen meines Hangs zu unnützen Spielereien, wie man die Beschäftigung mit Botanik u.s.w. zu nennen beliebte." (Röse 1893, S. 27)

2. RÖSE fühlte sich am Anfang seiner wissenschaftlichen Laufbahn dem Kreis der "früheren Schüler,/und/Verehrer" HAECKELs zugehörig. (E.H.H., 8.8.1889) In späterer Zeit kritisierte RÖSE sowohl das von HAECKEL vertretene biogenetische Grundgesetz (Sekt.Stom.Erfurt, 4.1.1922, Bl. 13r) als auch dessen monistische Philosophie (Slg. R. 118, 46).

3. In dieser Zeit machte RÖSE eine Reise nach Italien. Dort besuchte er Rom, die Ruinenstadt Pompeji und Florenz. (vgl. Röse 1893, S. 27)

4. AMMON gehörte zu einem Kreis von Akademikern um den Biologen AUGUST WEISMANN (1834 - 1914), der während der neunziger Jahre den "Naturwissenschaftlichen Verein Freiburg" zur Verbreitung von Ideen nutzte, die sich

gegen eine damals von führenden Sozialdemokraten getragene Interpretation des Darwinismus wandten. Dieser Kreis vertrat eine konservative Richtung darwinistischer Sozialanthropologie, wobei besonders AMMON die These von einer kulturschöpfenden germanischen Rasse zu stützen versuchte, die von Degeneration infolge zivilisatorischer Einflüsse bedroht sei. (vgl. Weindling 1989, S. 96 - 100)

5. Der VII. Internationale Geologenkongreß ist besonders wegen der anschließenden Exkursionen in wenig erschlossene Gebiete Rußlands in die Annalen der Geologie eingegangen. (vgl. von Zittel 1899, S. 225)

6. Es ist verständlich, daß RÖSE, nachdem er über Jahre so viel Energie an dieses Projekt gewendet hatte, mit allen Fasern daran hing. Noch Anfang der zwanziger Jahre, als die Odontographie durch die verstrichene Zeitspanne viel von ihrem wissenschaftlichen Wert eingebüßt haben dürfte, hoffte er auf ihre Drucklegung. (Sekt.Stom.Erfurt, 4.1.1922, Bl. 2r)

7. In die Münchener Zeit fiel auch RÖSEs Engagement in den Auseinandersetzungen um die Schaffung eines einheitlichen zahnärztlichen Berufsstandes, deren Höhepunkt der "Erfurter Tag" bildete. (vgl. Maretzky; Venter 1974, S. 88 - 91 und Romeick 1968, S. 92 - 97)

8. RÖSE hielt schon Mitte der neunziger Jahre "Odol" für ein "... trotz der damit getriebenen übermässigen Reklame ganz empfehlenswertes Mundwasser ..." (Röse 1895, S. 20f.) Dabei relativierte er - wie übrigens auch MILLER (vgl. Miller 1889, S. 181) - die Bedeutung der Mundwässer für die Zahnhygiene: "N u r b a u e m a n n i c h t z u s e h r a u f s e i n e /, die des "Odols", der Verf./ b a k t e r i e n t ö t e n d e K r a f t u n d v e r s ä u m e n i c h t d a r - ü b e r d i e m e c h a n i s c h e R e i n i - g u n g !" (Röse 1895, S. 21) Trotzdem hatte RÖSE schon seit 1897 sehr intensiv, allerdings erfolglos, versucht,

selbst ein "wohlschmeckendes Mundantisepticum" zu kreieren, das dem "Odol" überlegen sein sollte. (vgl. Röse 1900, S. 267)

9. RÖSE erhielt ein Stipendium, das der ihm freundschaftlich verbundene, auch in Ernährungsfragen engagierte Zahnarzt ALFRED KUNERT (1871 - 1945) (vgl. Jahnke 1966, S. 18) und der ehemalige Dresdener Berufskollege NEWELL SILL JENKINS (1840 - 1919) vermittelt hatten (vgl. Hertelendy-Michel 1963, S. 101). Weitere Unterstützung erhielt er von einem Münchener Privatmann, der sich später auch gemeinsam mit RÖSE Selbstversuchen zur Ermittlung des minimalen Eiweißbedarfs unterzog. (vgl. Röse 1925, S. 40 - 43)

10. An dieser Auszeichnung lag RÖSE besonders viel, jedoch waren seine Leistungen schon früher mehrfach anerkennend gewürdigt worden. So wurde ihm von Fürst KARL GÜNTHER VON SCHWARZBURG-SONDERSHAUSEN (1880/Regierungsantritt/ - 1909) am 18. März 1895 der Titel eines Hofzahnarztes (Slg.R. 6) und am 9. April 1908 der eines Hofrats (vgl. Romeick 1968, S. 103) verliehen. Im Jahre 1905 erhielt RÖSE die Goldmedaille des Centralvereins Deutscher Zahnärzte "Für hervorragende wissenschaftliche Verdienste". (vgl. Romeick 1968, S. 109) Mit seiner Schrift über Zahn- und Mundpflege wurde er zum ersten Preisträger in einem Wettbewerb des Vereins schwedischer Zahnärzte (vgl. Hertelendy-Michel 1963, S. 70), der RÖSE darüber hinaus zu seinem korrespondierenden Mitglied ernannte (Slg.R. 8).

11. RÖSE schwebte die Gründung eines "Germanenheims" vor, in dem sich "Germanen der ganzen Erde" bei "nährsalzbasenreicher Kost nach Berg-Lahmann-Röse" und Hochgebirgsklima für den "Kampf gegen die orientalischen Mächte" stärken könnten. (Röse 1920, Umschlaginnenseite)

12. In RÖSEs zweiter Ehe wurden sieben Kinder geboren (Slg. R. 74g), von denen ein Kind früh verstarb; der älteste Sohn aus zweiter Ehe fiel im zweiten Weltkrieg. (vgl.

Romeick 1968, S. 108)

13. Es spielte dabei für die Zahnärzte keine Rolle, daß RÖSE nach seinen ernährungsphysiologischen Arbeiten zu dieser Zeit dem 'säureüberschüssigen' Brot als Grundnahrungsmittel eher ablehnend gegenüberstand. Durch seine Kariestheorie, die mit den in den dreißiger Jahren vertretenen Vorstellungen bestens harmonierte, und nicht zuletzt durch seine frühen 'nordischen' Bekenntnisse wurde RÖSE für den zahnärztlichen Berufsstand in der Zeit des Nationalsozialismus zum idealen Traditionsträger.

14. Es war kein Zufall, daß diese Ehrung vom VII. Deutschen Zahnärztetag vorgenommen wurde. Auf dieser Veranstaltung wurde mit der Umbenennung des Reichsverbandes in "Deutsche Zahnärzteschaft" mehr als nur ein äußeres Zeichen für die "Einführung des Arierprinzips" in die zahnärztliche Standesorganisation gesetzt. (vgl. Guggenbichler 1988, S. 92) Es handelte sich dabei um einen weiteren Schritt in Richtung auf die "Ausschaltung der Juden aus der deutschen Zahnheilkunde". (Stuck 1939, S. 84)

15. Diese Theorie wandte GOETHE ursprünglich nur auf die Deutung des Hirnschädels an, der nach seiner Meinung aus drei Wirbelknochen bestand. Ein teilweise zerstörter Tierschädel, den GOETHE zufällig sah, brachte ihn 1790 auf den Gedanken, daß der Gesichtsschädel ebenfalls aus drei Wirbeln aufgebaut sei. (Goethe 1840, Bd. 40, S. 447)

16. GEGENBAUR und HAECKEL hatten wesentliche Teile ihrer Ausbildung und den Beginn der wissenschaftlichen Laufbahn in Würzburg absolviert und verpflanzten den fortschrittlichen Geist, der an dieser Universität herrschte, nach Jena. Beide hatten wichtige Eindrücke von den gleichen Lehrern empfangen, so von RUDOLF ALBERT VON KOELLIKER (1817 - 1905) in Würzburg und von JOHANNES MÜLLER (1801 - 1858) in Berlin. Sie waren schicksals-

und geistesverwandt und förderten einander gegenseitig. (vgl. Haeckel 1866 I, S. VII - IX)

17. Mit folgenden Sätzen hat der englische Darwinist THOMAS HENRY HUXLEY (1825 - 1895) die Grundfrage umrissen, welche sich die Biologie in der zweiten Hälfte des 19. Jahrhunderts gestellt hatte: "Die Frage aller Fragen für die Menschheit - das Problem, welches allen übrigen zugrunde liegt, und welches tiefer interessiert als irgend ein anderes - ist die Bestimmung der Stellung, welche der Mensch in der Natur einnimmt, und seiner Beziehung zur Gesamtheit der Dinge. Woher unser Stamm gekommen ist, welches die Grenzen unserer Gewalt über uns sind, auf welches Ziel wir hinstreben: das sind die Probleme, welche sich von Neuem und mit unvermindertem Interesse jedem zur Welt geborenen Menschen darbieten." (Huxley zit. nach Haeckel 1922, S. /3/)

18. Die Bezeichnung "Phylogenie" für die Stammesgeschichte war von HAECKEL geprägt worden. Die morphologischen Veränderungen während der Individualentwicklung faßte er unter dem Begriff "Ontogenie" zusammen.

19. Die Epigenetiker interpretierten die Individualentwicklung als eine Folge von Neubildungen und Differenzierungen von Teilen, wogegen der Präformation die Annahme der vollständigen Vorbildung des Gesamtorganismus in unsichtbarer Kleinheit zugrunde lag. (vgl. Schmidt 1931, S. 112 und 331) Die Anhänger der Präformation teilten sich noch in die Lager der Animalkulisten und Ovisten, je nachdem der vorgebildete Organismus im Spermatozoon oder in der Eizelle vermutet wurde. Der Streit der letzteren wurde endgültig erst 1875 durch O. HERTWIGs Beobachtung von der Verschmelzung von Ei- und Samenzellkern (Amphimixis) bei der Befruchtung von Seeigeleiern been det. (vgl. O. Hertwig 1909, S. 27)

20. "Demgemäß unterscheidet die vergleichende Anatomie die morphologisch gleichwerthigen Organe als H o m o l o g a von den physiologisch gleichbedeutenden Organen oder den

A n a l o g a . H o m o l o g i e und A n a l o g i e sind daher zwei scharf gesonderte Begriffe, von denen der eine die Beziehung des Organs zu seiner Genese, der andere jene zu seiner Verrichtung zum Objecte hat." (Gegenbaur 1874, S. 63)

21. Allerdings war GEGENBAUR, was philosophische Verallgemeinerungen anging, weit zurückhaltender als HAECKEL, so daß die Freundschaft der beiden Gelehrten schließlich über dem Buch "Die Welträtsel" des letzteren zerbrach. (vgl. Krauße 1984, S. 109)

22. Nach KIELMEYER waren die Lebewesen in einer Stufenleiter angeordnete, voneinander physiologisch und genealogisch unabhängige Verkörperungen des sich einzig entwikkelnden Weltgeistes. Die Veränderung der Formen während der Individualentwicklung nahm er als Zeichen dafür, daß jedes Lebewesen nicht nur die eigenen, sondern auch die Eigenschaften der vorangegangenen Stufen habe. (vgl. Mason 1961, S. 426f. und Zimmermann 1953, S. 253f.)

23. MÜLLER zeigte an der Klasse der Krustentiere, daß die verschiedenen in ihr enthaltenen Formen ein gleiches Larvenstudium (Naupliusform) durchlaufen. Daraus folgerte er, daß die Abstammungslinien verschiedener Formen von einem Tier ausgegangen sind, das im erwachsenen Zustand dem Nauplius glich. (vgl. Darwin /1872/, S. 496)

24. Wie nachhaltig HUNTER das gelang, zeigt das Beispiel der Zahntransplantation, von der RING schrieb: "... his /HUNTERs, der Verf./ outstanding reputation made this dubious procedure more widely accepted than it should have been". (Ring 1985, S. 180)

25. "Nun liegt aber der Schwerpunkt von D a r w i n 's Lehre - gleichwohl ob er von diesem großen Naturforscher bereits bestimmt so ausgesprochen wurde oder nicht - darin, daß derselbe die einfachsten m e c h a n i s c h w i r k e n d e n U r s a c h e n , rein p h y s i k a l i s c h - c h e m i s c h e N a t u r v o r g ä n g e , als vollkommen ausreichend nachweist, um

jene höchsten und schwierigsten aller Aufgaben /die Frage nach der Entstehung des Lebens und des Menschen, der Verf./ zu lösen." (Haeckel 1868, S. 11)

26. In der Klasse der Säugetiere wurden drei Unterklassen unterschieden: Gabeltiere (Monotremata), Beuteltiere (Marsupialia) und Zottentiere (Placentalia). HAECKEL sah zwischen diesen Unterklassen nicht nur charakteristische morphologische Differenzen, sondern faßte sie auch als "historische Bildungsstufen" der Säugetiere auf. (vgl. Haeckel 1920, S. 34)

27. "Wenn wir demnach an folgender Ahnen-Reihe festhalten: 1) P r o g o n a m p h i b i e n (Stegocephalen), 2) P r o r e p t i l i e n (Tocosaurier), 3) S a u r o m a m m a l i e n (Hypotherien), 4) P r o m a m m a l i e n (Architherien), so müssen wir doch gestehen, dass wir die Continuität dieser Stammfolge nur in den allgemeinen Hauptpunkten begründen können, dass uns aber zu einer speciellen Fixirung einzelner Stufen die palaeontologische Begründung noch fehlt." (Haeckel 1895, S. 423)

28. RÖSE zog die von WALDEYER und O. HERTWIG verwendete Bezeichnung "Zahnleiste" mit Rücksicht auf ihre spätere Funktion dem bis dahin üblichen Begriff "Schmelzorgan" vor. (vgl. Röse 1892 I, S. 83)

29. Ausdrücklich wurde in diesem Zusammenhang auf LOUIS CHARLES MALASSEZ (1862 - 1910) hingewiesen, dessen grundlegende Arbeit 1888/89 unter dem Titel "Über die Existenz epithelialer Massen um die Wurzeln der Zähne (paradentäre Reste)" in deutscher Übersetzung erschienen war. (vgl. Hoffmann-Axthelm 1985, S. 401) Die Reste der Zahnleiste entsprachen aber eher den schon seit 1817 bekannten sog. SERREschen Drüsen (vgl. ebenda, S. 438), während die MALASSEZschen Epithelnester in der Wurzelhaut als Überbleibsel der jeweiligen Epithelscheide angesehen wurden. (vgl. Zuckerkandl 1909, S. 157)

30. Auf Grund der MALASSEZschen Theorie widersprach BUSCH dieser Ansicht, da es wahrscheinlicher war, daß die Epithelreste zwar Zysten, aber keine normalen Hartsubstanzen bilden konnten. (vgl. Röse 1893 I,S. 129)

31. Bis dahin hatte man ein aktives Einstülpen der Papille in die Zahnanlage angenommen. - Die Frage, welche der Ansichten zu bevorzugen sei, blieb - wohl auch wegen ihrer geringen Bedeutung - ungeklärt. (vgl. Zuckerkandl 1909, S. 151)

32. Vor RÖSEs Studien wurde die Entstehung der epithelialen Anlagen der Ersatzzähne aus dem 'Hals' der Milchzahnanlagen als sicher angenommen. Nur BAUME hatte geäußert, daß sich die Zahnanlagen beider Dentitionen unabhängig voneinander bildeten. Er konnte aber die Relationen der Ersatzzahnanlagen zur Zahnleiste nicht sicher bestimmen. (vgl. Leche 1895, S. 8)

33. GUSTAV JACOB BORN (1851 - 1900) war Schüler von GEGENBAUR und seit 1886 a.o. Professor für Anatomie in Breslau. (vgl. Pagel 1901, S. 215) RÖSE wurde von BORN sowohl bei der Berliner Arbeit zur Zahnentwicklung (vgl. Röse 1891, S. 447) als auch bei der späteren Studie zur Zahnentwicklung der Reptilien (vgl. Röse 1892 II, S. 127) mit Untersuchungsmaterial unterstützt.

34. Auf die Wahl dieses Vergleichs dürften Kenntnisse gewirkt haben, die RÖSE während des WS 1884/85 in Jena bei den von ihm belegten Vorlesungen über Vulkanismus gesammelt hatte. (UA Jena, WS 1884/85 Best. G I, Nr. 283, 285)

35. Später hat RÖSE noch mehrmals Wachsmodelle hergestellt, so bei der Untersuchung der Zahnentwicklung der Doppelatmer oder Dipnoer (vgl. Röse 1892 VIII, S. 828ff.), der Beutelratte oder Didelphys opossum (vgl. Röse 1892 VI, S. 641) und des Krokodils (vgl. Röse 1894 I, S. 197). Die letztgenannten Modelle hatte RÖSE spätestens Anfang 1893 fertiggestellt. Er sah in ihnen eine Ergänzung für

die Modellserie zur Zahnentwicklung des Menschen und konnte auch in diesem Fall ZIEGLER für die Vervielfältigung gewinnen. (vgl. Röse 1895 I, S. 561) Bis zur Fertigstellung vergingen allerdings mehrere Jahre, und erst auf dem dritten internationalen zahnärztlichen Kongreß, der im August 1900 in Paris stattfand, konnten sie der Öffentlichkeit vorgestellt werden. (vgl. Groot 1901, S. 36) - Es darf als ein Zeichen der Wertschätzung von RÖSEs Modellen angesehen werden, daß FRIEDRICH LOUIS HESSE (1849 - 1906) ihren Erwerb als eine "erwünschte Vervollständigung" der Lehrmittelsammlung des Leipziger zahnärztlichen Universitätsinstituts in einem Bericht besonders erwähnte. (vgl. Hesse 1905, S. 279)

36. Vom separaten Beginn der Dentinablagerung meinte KÜKENTHAL später, daß es sich dabei um keine originelle Erkenntnis RÖSEs gehandelt habe, sondern um "... eine jedem Forscher, der sich einmal mit Zahnentwicklung befasst hat, bekannte Erscheinung -". (Kükenthal 1893, S. 448) Das ist aber zu unterscheiden von dem Befund der für jeden Höcker einzelnen epithelialen Anlagen, dem RÖSE für seine Theorie größere Bedeutung beimaß. (vgl. Röse 1892 III, S. 395 und Röse 1895 I, S. 577)

37. "Around this t r i t u b e r c u l y centers the whole modern morphology of the teeth of mammalia and the establishment of a series of homologies in the teeth of most diverse Types, ... , connecting the most ancient mammals with the most modern and specialized types, and applying even in the teeth of man." (Osborn 1898, S. XXXIf.)

38. Nach der Darstellung der Befunde bei Bartenwalen schrieb KÜKENTHAL: "... sind nicht die Säugetierbackzähne auch umgekehrt so entstanden, daß bei dem umgekehrten Prozeß, einer Verkürzung der Kiefer, welche die Vorfahren der heutigen Säuger bei ihrer Umwandlung aus reptilienartigen Vorfahren erlitten, je eine Anzahl einfacher, konischer Reptilienzähne zur Bildung eines Säugetierbackzah-

nes zusammentrat;" (Kükenthal 1891, S. 369f.)

39. Allerdings hatte selbst ein Rezensent der beiden Arbeiten von RÖSE und KÜKENTHAL die entsprechende Passage des letzteren überlesen, so daß er über RÖSE schrieb: "Verf. kommt zu einer von den seitherigen abweichenden, bis jetzt isolirt dastehenden Anschauung über die phyletische Entwicklung der Zähne." (Brubacher 1893 I, S. 44; vgl. auch Brubacher 1893 II, S. 43)

40. Die Arbeit über die Zahnentwicklung dieses Haifisches ist auch deswegen interessant, weil RÖSE hier eine erste Untersuchung an einer Tierart vorgenommen hatte, die erst 1881 entdeckt worden war und von ihrem Erstbeschreiber SAMUEL GARMAN (? - ?) für den ältesten lebenden Typus eines Wirbeltieres überhaupt gehalten wurde. (vgl. Röse 1895, S. 193)

41. Bei Molaren von rezenten Elefanten konnte RÖSE besonders an distalen, noch nicht in Funktion getretenen Lamellen eine Zusammensetzung aus einzelnen Elementen, sog. Digitellen, feststellen, die kegelförmigen Reptilienzähnen entsprachen. (vgl. Röse 1894 II, S. 185) Die im Dezember 1892 fertiggestellte Arbeit erschien jedoch zu einer Zeit, in der RÖSE selbst die Bedeutung der Verwachsungstheorie schon sehr relativierte.

42. Auch der 'modernen' Verwachsungstheorie fehlten die Belege aus Paläontologie und vergleichender Anatomie. Wie RÖSEs Version ließ sie sich mit der paläontologischen Umwandlungstheorie zwar ergänzend verbinden (vgl. Röse 1895 I, S. 575 und Adloff 1899, S. 464), aber ein wirklicher Einklang ließ sich ebensowenig herstellen wie eine endgültige Entscheidung treffen, welcher gemeinsame Modus der Molarenbildung in Phylogenese und Ontogenese zugrunde gelegt werden könnte. Noch 1909 bemerkte ZUCKERKANDL, daß sich beide Theorien, die der Differenzierung (Umwandlung) und die Konkreszenz (Verwachsung) "schroff gegenüber" stünden. (Zuckerkandl 1909, S. 119)

43. An mehreren Stellen in der Übersichtsarbeit zum Zahnsystem der Wirbeltiere wird deutlich, daß RÖSE nicht so konsequent auf den Homologiebegriff verzichtete, wie es BURCKHARDT nahegelegt hatte. (vgl. Röse 1895 I, S. 560 und 590)

44. In einer umfangreichen Arbeit beschäftigte sich RÖSE 1897 mit dieser Frage. An Überresten sehr früher Wirbeltiere, die ihm offenbar durch seine Teilnahme am Geologenkongreß in St. Petersburg zugänglich geworden waren (vgl. oben, S. 4), untersuchte er die Hartsubstanzbildungen. Die Arbeit ist ein eindeutiger Verzicht auf die Suche nach zahnmorphologischen Beiträgen zur Klärung der Frage nach der Herkunft der Säugetiere. Seitens 'histologischer Morphologien' waren hierfür keine Aussagen zu erwarten. Sie konnten aber, wie schon OWEN vorgeschlagen hatte, ein Hilfsmittel bei der Klassifikation der Vertebraten sein. (vgl. Röse 1897 I, S. 21f.)

45. Die beiden Dentitionen wären bloß das "... passendste Arrangement, um die ererbten, mehr oder weniger entbehrlichen Zähne, welche nun einmal durch die Macht der Vererbung entwickelt werden, zu verwerten." (Baume n. Zukkerkandl 1909, S. 201)

46. Schon kurz nach ihrer Veröffentlichung stieß die Annahme des "Scheindiphyodontismus" in HUGO ROST (? - ?) auf einen Gegner. ROST promovierte 1883 unter HAECKEL in Jena mit der Schrift "Versuch einer Phylogenie des Säugethier-Gebisses", die auf Studien in der dortigen Schädelsammlung basierte. (vgl. Uschmann 1959, S. 111)

47. SCHWALBE (vgl. unten "Physische Anthropologie") hat in einem Versuch, die 'moderne' Verwachsungstheorie mit vergleichend anatomischen Befunden in Übereinstimmung zu bringen, den Begriff des "Scheindiphyodontismus" noch einmal verwendet, aber auf die Erklärung des Zahnwechsels im Prämolarengebiet beim Menschen beschränkt. (vgl. Schwalbe 1894, S. 20 - 22) Die Hypothese SCHWALBEs war ein bemerkenswerter Balanceakt. Obwohl sie auf modernen

Untersuchungen beruhte, handelte es sich um eine rein spekulative 'Zahnphilosophie'. Anderen Forschern, wie LECHE, war klar, daß solche Versuche längst nicht mehr zeitgemäß waren.

48. Zu der Verwachsung kam es nach RÖSEs Ansicht, wenn die HERTWIGsche Epithelscheide, die formbildende Matrize bei der Entwicklung des Einzelzahns, nur ein begrenztes Wachstum hatte. An ihrem kaudalen Rand erzeugten hartsubstanzbildende Zellen ungleichmäßig strukturiertes Osteodentin, das den Übergang vom Dentin zum Knochengewebe darstellte. (vgl. Röse 1893 IV, S. 86)

49. Die 'Effektivität des Stoffverbrauchs' war als Argument auch in anderen Theorien RÖSEs enthalten. So hielt er besonders die Entstehung der Molaren als solidere Einzelzähne bei gleichzeitiger Verringerung der Zahl der Zahnwechsel für das Ergebnis einer Tendenz zur Reduktion des 'Stoffverbrauchs' (vgl. Röse 1895 I, S. 581), die typisch für Säugetiere sei. (vgl. ebenda, S. 576) Daher sollten auch die immerwachsenden prismatischen Molaren der Huftiere (Ungulaten) als die am höchsten entwickelten Zahngebilde angesehen werden (vgl. Röse 1892 IV, S. 638), bei denen Substanz nur noch durch die funktionelle Abnutzung verloren geht.

50. Im Ergebnis seiner gemeinsam mit BARTELS durchgeführten Untersuchung der Zahnentwicklung beim Rind konnte RÖSE nur noch eine Widerspiegelung der ältesten und jüngsten Vorkommnisse der Stammesgeschichte in der Embryonalentwicklung feststellen und formulierte: "Stammesgeschichte und Entwicklungsgeschichte sind verwandte Tonleitern, die hier und da stärkere und schwächere Anklänge zeigen, die aber in Einzelheiten oft starke Dissonanzen aufweisen. Hinsichtlich der Entwicklung der Zähne sind gerade in den Mittellagen die gemeinsamen

Anklänge sehr selten!" (Röse 1897 II, S. 110)

51. Diese generelle Tendenz war unter den mit der Entwicklungslehre beschäftigten Morphologen schon zehn Jahre zuvor zu verzeichnen. So lautete beispielsweise eine der von HAECKEL gebilligten Thesen, die KÜKENTHAL auf einem Kolloquium im Zusammenhang mit seinem Habilitationsverfahren am 6.5.1887 verteidigte: "Der Wert der Embryologie für phylogenetische Erkenntnis ist in letzter Zeit überschätzt worden." (Kükenthal nach Uschmann 1959, S. 155)

52. LECHE stellte sehr hohe Forderungen an Untersuchungen der Gebißmorphologie mit entwicklungsbiologischen Fragestellungen: "Die hierbei anzuwendende historische Methode fordert aber unbedingt, dass das fragliche Object, soweit möglich, in allen Instanzen der Biologie: vergleichende Anatomie, Embryologie, Paläontologie, Zoographie und Ökologie (vornehmlich Zoogeographie) geprüft wird." (Leche 1902, S. 3) Das unterstreicht die Einschränkung der Möglichkeiten interessierter Zahnärzte und anderer 'nebenberuflicher' Forscher für adäquate Arbeiten auf diesem Gebiet.

53. An den in diesem Zusammenhang oft erwähnten Hofzahnarzt AMADÉE-FRANCOIS TALMA (1792 - 1864) erinnerte man sich in dieser Zeit nicht mehr.

54. Die an "Poor Law and Public Schools" angestellten Zahnärzte schlossen sich 1896 zu einer "School Dentists Society" zusammen, deren wesentliche Forderung eine Schulzahnpflege war, die alle Kinder erreichte und nicht nur diejenigen, die um Behandlung nachsuchten. (vgl. Hillam 1990, S. 49)

55. MILLER gehörte diesem Komitee als deutscher Vertreter an. (vgl. Haderup 1894, S. 392)

56. In Schweden gab es damals schon seit einer Reihe von Jahren obligate regelmäßige ärztliche Untersuchungen der Schüler. Mit diesen konnten die Zahnärzte ihre Untersuchungen ohne Schwierigkeiten verbinden. (vgl. Haderup

1894, S. 393)

57. Bei der ersten Mitteilung scheint es sich nur um einen Zwischenbericht gehandelt zu haben, der etwa die Hälfte der endgültigen Probandenzahl umfaßte. Das geht aus einem Vergleich der in PARREIDTs Rezension enthaltenen Angaben mit denen von RÖSEs Vortrag bei der 66. Versammlung deutscher Naturforscher und Ärzte hervor. (vgl. Röse 1894, S. 21)

58. Nach dem ersten Bericht des "School Committee" der BDA wurden bei 90,8% von 5.249 untersuchten Kindern mit Wechselgebiß kariöse Zähne gefunden. (vgl. Fenchel 1894, S. 362)

59. Die Behandlung wurde systematisch durchgeführt, indem man in einem Jahr 1.000 Kinder sanierte, weitere 1.000 im folgenden Jahr, während die Patienten des Vorjahres nur kontrolliert und nachbehandelt wurden, usf. (vgl. Fenchel 1900, S. 516) Das spätere sog. "Bonner System" nach ALFRED KANTOROWICZ (1880 - 1962) stellte organisatorisch noch eine Verbesserung dar, weil es auf Altersgruppen, resp. Klassenstufen fixiert war und damit eine bessere Übersicht gewährte.

60. Bei dieser Einrichtung wurde schon ein standespolitischer Aspekt deutlich, der auch in der späteren Schulzahnpflege immer von Bedeutung war: die von den Zahnärzten angestrebte Ausgrenzung der Dentisten aus der sozialen Zahnheilkunde. Die wohltätigen Maßnahmen, einschließlich der vorbereitenden statistischen Untersuchungen dienten der Anerkennung der Zahnheilkunde "als einer vollgiltigen Disciplin der Heilkunde", "der Hebung unseres Standes und dem Wohle der Menschheit". (Kühns 1898, S. 321) Sicher hatte der verdienstvolle Hannoveraner Zahnarzt diese Reihenfolge der Begründungen bewußt im Hinblick auf die ihm bekannten Interessen seiner Kollegen gewählt. - Ganz ähnlich hatten sich schon mehrere Jahre zuvor badische Zahnärzte mit ihrer Forderung Gehör verschafft, die bis dahin für die Untersuchung und Behandlung in Kadettenanstalten eingestellten

Zahntechniker zu entlassen und durch Zahnärzte zu ersetzen. (vgl. Vereinsnachrichten 1894, S. 57f.)

61. Zur eindeutigen Abgrenzung der beiden Ursachengruppen gegeneinander schrieb MILLER: "Prädisponirende Ursachen liegen nur in den Zähnen selber, in ihrer Entwickelung, Stellung etc., dagegen sind alle von aussen her auf die Zähne einwirkenden Agentien als excitirend zu bezeichnen." (Miller 1889, S. 171)

62. MILLER nannte tiefe Fissuren und Foramina coeca, Schmelzspalten und -risse, unregelmäßige Zahnstellung und ungünstige Form des Einzelzahns, sowie die Bildung von Taschen bei Zahnfleischerkrankungen. (vgl. Miller 1889, S. 172f.)

63. Zu wenig behandelt ist noch die Frage, warum sich nach dem Erscheinen von MILLERs Monographie die Kariesforscher nicht auf den Ausbau der Theorie von der chemisch-parasitären Ätiologie konzentrierten, sondern bis in die Mitte unseres Jahrhunderts immer neue, völlig abweichende Erklärungsvorschläge entwickelt wurden. - Eine der Fragen, die auf der Grundlage der chemisch-parasitären Theorie nicht beantwortet werden konnten, war das 'Immunitätsproblem', d.h. warum bei bestimmten Menschen trotz vorhandener kariogener Noxen und ohne nachweisbare Besonderheiten des Mundmilieus oder der Hartsubstanzen keine Karies auftrat. (vgl. Parreidt 1901, S. 379)

64. Einen unmittelbaren quantitativen Zusammenhang hatte RÖSE nur in seinem Vortrag auf der 66. Versammlung deutscher Naturforscher und Ärzte 1894 erwähnt: "Je weniger Kalksalze ein Zahn bei seiner Bildung aufgenommen hat, um so weicher ist derselbe, um so rascher erliegt er der Zahnverderbniss." (Röse 1894, S. 3)

65. In seinem letzten vor Zahnärzten gehaltenen Vortrag äußerte RÖSE: "Es gibt einen Stoffwechsel im Schmelze! Und damit gewinnt die von mir empfohlene Erdsalztherapie auch für die Zähne des erwachsenen Menschen wesentlich an Bedeutung, während sie früher vorzugsweise von mir für Kinder empfohlen worden war, für die Zeit vor dem

Zahndurchbruche; ferner bei den Eltern für die Zeit vor der Zeugung." (Röse 1914, S. 24) - Der hier postulierte Stoffwechsel im ausgebildeten Schmelz bildete die Grundlage für endogene Kariestheorien, die im Zusammenhang mit der 'biologischen' Richtung der Zahnheilkunde in den dreißiger Jahren Anklang fanden.

66. Bei der Auswertung der Untersuchung thüringer Schulkinder hatte RÖSE die widersprechenden Ergebnisse in Steinbach-Hallenberg - Überwiegen der gelben und weiß-gelben Zähne und relativ wenig Karies bei niedrigen Härtegraden des Trinkwassers - nicht in die endgültigen Resultate einbezogen. (vgl. Röse 1894, S. 15)

67. RÖSE schrieb über die Bevölkerung der Bezirke Berchtesgaden und Rosenheim: "Merkwürdigerweise sind hier mit den langen Gesichtern häufig kurze Köpfe verbunden und wir erhalten so den Typus der oberbayrischen Tiroler Charakterköpfe, welche D e f r e g g e r auf seinen Gemälden so vortrefflich dargestellt hat." (Röse 1896 I, S. 34)

68. Der Gesichtsindex wurde folgendermaßen errechnet:

$$\text{Index} = \frac{100 \times \text{Gesichtshöhe}}{\text{Gesichtsbreite}}$$

Die Gesichtshöhe war der Abstand von der Sutura frontonasalis bis zur Mitte des unteren Randes des Unterkiefers. Als Gesichtsbreite nahm RÖSE "... die Jochbreite (nach Kollmann), d.h. der weiteste Abstand der beiden Jochbogen von einander, wo derselbe sich gerade findet." (Röse 1896 I, S. 28) RÖSE unterschied Breitgesichter mit einem Indexwert bis 84,9 , Mittelgesichter zwischen 85,0 und 89,9 und Langgesichter bei Werten von 90,0 und darüber. (vgl. ebenda, S. 29)

69. MILLER hatte Speichel mit Proben kohlehydrathaltiger Nahrungsmittel versetzt und festgestellt, "... dass die mit Brot und Kartoffeln versetzten Portionen nicht nur früher die saure Reaktion zeigen, sondern in einer ge-

gebenen Zeit mehr Säure bilden als die mit Zucker versetzten Portion." (Miller 1889, S. 164)

70. Konsequent hätte eine Einschränkung auf die Bildung der Hartsubstanzen des bleibenden Gebisses erfolgen müssen, da im Regelfall der Verzehr von Brot in entsprechenden Mengen eine angehend abgeschlossene Milchbezahnung vorausgesetzt haben dürfte.

71. LIEBIGs Bemerkung über das westfälische Schwarzbrot war geradezu kuriosen Wandlungen unterlegen. Ursprünglich hatte er im zweiunddreißigsten seiner chemischen Briefe geschrieben: "In Deutschland wird in vielen Gegenden, namentlich in Westphalen, die Kleie mit dem Mehle zu dem sogenannten Pumpernickel verbacken, und es giebt kein Land, in welchem die Verdauungswerkzeuge der Menschen sich in besserem Zustande befinden. Die Grenzen des Niederrheins und Westphalens lassen sich an der ganz besonderen Größe der Ueberreste genossener Mahlzeiten erkennen, welche Vorübergehende an Hecken und Zäunen hinterlassen, und es sind diese ausgezeichneten Documente des Verdauungswerthes, welche den Aerzten in England vielleicht die Idee eingeflößt haben, den Englischen Großen Brod aus ungebeuteltem Mehl zu empfehlen ..." (von Liebig 1865, S. 335) - RÖSE hatte die bei LIEBIG erwähnten "Verdauungswerkzeuge" umgedeutet und geschrieben: "Schon der berühmte J u s t u s v. L i e b i g führte die anerkannt vorzüglichen Zähne der westphälischen Landbevölkerung auf den Genuss des derben Schwarzbrotes zurück." (Röse 1894, S. 2) - Der Mühleningenieur STEFAN STEINMETZ (? - ?) hatte zwar richtig verstanden, welche "Verdauungswerkzeuge" LIEBIG gemeint hatte, legte aber den "Documente/n/ des Verdauungswerthes" eine andere Bedeutung bei: "Schon Liebig wußte, daß das westfälische Schrotbrot sehr schlecht ausgenutzt wird, man könne dies hinter den Zäunen sehen." (Steinmetz 1917, S. 10)

72. VON LIEBIG unterstrich seine Meinung über den Wert der

Kleie mit einem eindrucksvollen Zitat: "'Ist das feinste Weizenmehl ein eben so vollkommenes Nahrungsmittel als das rohe Mehl? Ich glaube nicht, und ich erinnere in dieser Beziehung an den Versuch Magendie's, in welchem ein Hund nach 40 Tagen starb, welcher ausschließlich mit weißem Weizenbrod gefüttert wurde, während ein zweiter Hund, welcher schwarzes Brod erhielt (Mehl und Kleien) am Leben blieb, ohne Störung seiner Gesundheit.' (Millon, Comptes rendus Tom. 28 p. 40.)" (von Liebig 1865, S. 330)

73. Einer der Autoren, der sich nach RÖSEs Vorgang mit der Beziehung von Brot und Karies beschäftigte, behauptete: "Durch den zum Zerkleinern eines derben Schwarzbrotes nothwendigen kräftigeren Druck der Kiefer gegen einander wird eine bessere Circulation und somit gleichzeitig die Anregung zu vermehrter Kalkablagerung und vollkommenerer Calcification gegeben. Schon J u s t u s v o n L i e b i g hat darauf hingewiesen, wie günstig der Genuss eines derben Schwarzbrotes auf die Zähne wirkt." (Voerckel 1898, S. 114) - Aus dem Nachsatz und dem weiteren Zusammenhang geht hervor, daß der Autor die "Kalkablagerung" infolge verbesserter "Circulation" auf die Zähne und nicht etwa auf die Kieferknochen bezog. - Schon MILLER hatte eine ähnliche Erklärung gegeben. (vgl. Miller 1889, S. 175)

74. Nach einer solchen Hypothese war die Karies Folge eines allgemeinen Phosphatmangels. Aus physiologischen Bilanzuntersuchungen war bekannt, daß beim Hungerstoffwechsel mehr Phosphat ausgeschieden als aufgenommen wurde. Als Depot, das die Quelle für diese überschüssige Ausscheidung darstellen sollte, wurden Knochen und Zähne angenommen, obwohl der Zahnschmelz bekanntermaßen keine organischen Voraussetzungen für entsprechende Stoffwechselprozesse hatte. In diese Phosphattheorie konnten verschiedene Komponenten der zeitgenössischen Ernährungsreform einbezogen werden: Kleiefreies Weizenbrot, Fleisch und Süßigkeiten galten wegen ihres geringen Gehalts an Phosphat als kariesfördernd, dagegen waren Schwarzbrot,

grünes Gemüse und Hülsenfrüchte der Gesundheit zuträglich und boten Schutz vor Karies. Der Autor war so konsequent, daß er die medikamentöse Verabreichung von Phosphat als Prophylaktikum empfahl. (vgl. Kielhauser 1900)

75. Unter dieser Voraussetzung meinte RÖSE die Einflüsse anderer Faktoren, wie Gesichtsform und Kalkgehalt des Bodens, ausschließen zu können. (vgl. Röse 1896 I, S. 41)

76. FENCHEL hatte beim Abdruck seines Vortrags auf der internationalen zahnärztlichen Versammlung in Kopenhagen darauf aufmerksam gemacht, daß RÖSE mit der Annahme der geringeren Karieshäufigkeit in wohlhabenden Kreisen im Widerspruch zu den Ergebnissen des 'School Committee' der BDA stand. Eine Statistik in Minsk hatte jedoch ähnliche Resultate wie die von RÖSE gebracht. (vgl. Fenchel 1894, S. 366 /Fußnote 1/)

77. RÖSE hatte eine entwicklungsgeschichtliche Argumentation, in der er sich auf die eigenen morphologischen Arbeiten stützte. Die seit dem Ende der achtziger Jahre viel geübte 'habituelle Extraktion' der Sechsjahrmolaren ging davon aus, daß diese Zähne "Zwischenzähne" und daher minderwertig wären. RÖSE verwies darauf, daß diese Annahme weder durch die Phylogenese noch durch die Ontogenese gestützt werden könnte. (vgl. Röse 1896 II, S. 10f. und oben, S. 28)

78. Aus methodischen Gründen hätten solche Versuche auch nur beschränkten Wert gehabt: Abgesehen von den Schwierigkeiten bei dem Vergleich von Statistiken verschiedener Autoren war das Vorgehen bei den Arbeiten nicht standardisiert und damit von vornherein nicht auf Vergleiche angelegt.

79. In einigen Fällen hoffte RÖSE eine oder mehrere Einflußgrößen als konstant annehmen zu können. So beschränkte er seine Untersuchungen bayerischer Musterungspflichtiger auf solche, die aus der ländlichen Bevölkerung kamen, "... weil dort die Lebensgewohnheiten besser zu übersehen sind." (Röse 1896 I, S. 26) - Erfreut nahm er die Ergeb-

nisse einer schwedischen Untersuchung zur Kenntnis, die seine Theorie von der Bedeutung der Trinkwasserhärte besonders sicher zu belegen schien: "Da in Schweden die Rassenverhältnisse und die ganzen Lebensverhältnisse ziemlich gleichartig sind, kommen in dieser Statistik die Einflüsse des verschiedenen Trinkwassers fast unverfälscht zur Geltung." (Parreidt 1899, S. 279) Auch diese 'ziemliche Gleichartigkeit' hat wissenschaftlich nur den Wert einer Vermutung.

80. Die kritischen Anmerkungen DIECKs z.B. behandelte RÖSE wenig sachlich als "gelehrte Zweifel", die bei entsprechender Erfahrung aus eigener kariesstatistischer Praxis nicht aufsteigen würden. (vgl. Röse 1896 I, S. 26)

81. Die Einheitlichkeit bei der Auswertung der Ergebnisse sollte durch die kostenlos von der Zentralstelle abgegebenen Formulare zustande kommen. (vgl. Kleine Mittheilungen 1900, S. 576) Diese Bögen waren unter den Zahnärzten bald gut bekannt und, da sie keine Kosten verursachten, wohl auch beliebt. So erwog JESSEN ihre allgemeine Verwendung für die jährliche Untersuchung der Schulkinder im Zusammenhang mit der praktischen Schulzahnpflege. (vgl. Jessen 1901, S. 216) JESSEN nahm wenig später gar keine Untersuchungen mehr vor, da er die generelle Behandlungsbedürftigkeit der Schulkinder als hinreichend erwiesen ansah. Nachdem er im Oktober 1902 die erste Schulzahnklinik hatte eröffnen können - ein Erfolg, den RÖSE nicht ganz neidlos anerkennen konnte (vgl. Röse 1902, S. 521) - konzentrierte sich JESSEN ausschließlich auf die Behandlung der Schulkinder. (vgl. Jessen 1904, S. 421)

82. Immerhin zeigten diese auf einer breiten Basis stehenden Daten noch einmal deutlich den Umfang der Aufgaben, dem sich die soziale Zahnheilkunde zu stellen hatte:

	Stadt	Land
Kinder mit kariösen Zähnen	77,4 - 99,7%	72 - 100%
durchschnittliche Zahl der kariösen Zähne je Proband	2,6 - 10,9	2,5 - 12,6
Anteil der durch Füllungstherapie versorgten kariösen Zähne der Kinder	0,53%	0,09%

(zusammengestellt nach Röse 1906 I, S. 1f. und 11)

Hinsichtlich der konservierenden Behandlung hatte RÖSE eine deutliche soziale Differenzierung festgestellt: "Bei den armen Volksschulkindern ist die Anzahl der gefüllten Zähne verschwindend gering, in den höheren Töchterschulen ist sie am größten." (ebenda, S. 17)

83. Die bleibende Härte des Trinkwassers nach dem Kochen steht nicht in einem festen zahlenmäßigen Verhältnis zu der sog. Gesamthärte bei der Entnahme, sondern sie wird vom Gehalt an "schwefelsaurem Kalk", also Kalziumsulfat, "im Vereine mit salpetersauren Erdsalzverbindungen" bedingt. (Röse 1908, S. 19f.)

84. RÖSE meinte, hinsichtlich der für die Ernährung wichtigen Erdalkalien würde ein Mangel an Magnesiumverbindungen seltener vorkommen als ein Kalkdefizit. (vgl. Röse 1908, S. 10)

85. Diesen Vermutungen widersprachen Experimente, die von MILLER schon in den achtziger Jahren an Hunden ausgeführt worden waren. Er hatte einen Teil der Jungtiere eines Wurfs mit kalkreicher, den anderen Teil mit kalkfreier Milch aufgezogen. MILLER hatte beobachten können, daß sich die erste Gruppe normal entwickelte, während bei der Gruppe mit Kalkdefizit ausgeprägte rachitisartige Erscheinungen am Knochensystem auftraten, ohne daß sich jedoch ein Einfluß auf die Ausbildung der Zahnhartsubstanzen oder die Durchbruchszeiten nachweisen ließ. (vgl. Röse 1902, S. 526f.) Die MILLERschen Befunde versuchte RÖSE damit zu erklären, daß die Folgen eines Kalkmangels in

der Entwicklungsphase am Knochensystem durch den beständigen Stoffwechsel später bis zu einem gewissen Grad aufgehoben werden können. An den Zähnen, besonders am Schmelz, konnten solche ausgleichenden Stoffwechselvorgänge nicht wirksam werden. (vgl. Röse 1902, S. 530)

86. Diese Meinung konnte vertreten werden, weil die Bedeutung der besonderen Eigenschaften mikrobieller Plaques bei der Kariesentstehung noch keine große Beachtung gefunden hatte. - Erste Erkenntnisse lagen jedoch vor. Sie stammten aus Arbeiten BLACKs, deren Ergebnisse u.a. von PARREIDT den deutschen Zahnärzten nahegebracht wurden. (vgl. Parreidt 1901, S. 381f.)

87. Die organischen Basen waren allerdings bei dem Versuch nicht ermittelt worden. Sie bildeten aber eine plausible Erklärung für die Differenz zwischen den in der Speichelasche bestimmten Basenäquivalenten und der titrierten Gesamtalkalizität.(vgl. Röse 1905 I, S. 30)

88. Hinsichtlich der kariesfördernden Wirkung des Verzehrs von weichem Brot zeigte sich ein weiterer Nachteil des statistischen Ansatzes. Schon lange war der generelle Einwurf bekannt, daß nicht die Qualität des Brots bei der Zubereitung, sondern unmittelbar beim Verzehr beachtet werden müßte: "Es kann z.B. Brot eine sehr günstige Wirkung auf die Zähne ausüben, wenn es, hart gebacken oder ausgetrocknet, mit den Zähnen verarbeitet wird. Das gleiche Brot kann aber eine solche nicht hervorbringen, wenn es in Suppe gekocht oder im Kaffee eingeweicht, gegessen wird." (Wellauer 1892, S. 179) RÖSE bezog sich aber nur auf untersuchte Brotproben und konnte keine Aussagen darüber machen, in welcher Form das Brot von seinen Probanden verzehrt wurde.

89. Ohne mit einer historischen Entwicklung rechten zu wollen, kann angenommen werden, daß die Kariesprophylaxe seit der Jahrhundertwende einen anderen Weg hätte nehmen können, wenn die Bedeutung der Plaques für die Kariogenese mehr Beachtung gefunden hätte. Das zeigen am be-

sten die Überlegungen, die PARREIDT seinem Referat über BLACKs Arbeit zu bakteriellen Zahnbelägen anschloß: "Sollen wir aus dieser kurzen Betrachtung für die Patienten Nutzen ziehen, so dürfte dieser darin bestehen, dass wir bei der Zahnpflege mehr als bisher das mechanische Moment zu betonen haben, solange uns unbekannt ist, durch welche chemischen Bestandtheile der Mundflüssigkeit die Bildung der gelatinösen Plaques verhindert werden kann." (Parreidt 1901, S. 382)

90. Auf Zweifel sachkundiger Kollegen hinsichtlich der Backbarkeit eines annehmbaren Vollkornbrots reagierte RÖSE mit der Behauptung: "Das alles sind Flausen von Bäckern. Mein Vater ist Mühlenbesitzer, und ich weiss daher genau Bescheid." (Röse 1901, S. 239) Es ist jedoch kaum wahrscheinlich, daß er gerade durch die Ölmüllerei des Vaters etwas über die Verwendbarkeit von Roggenschrot hatte erfahren können. Vielleicht ist RÖSE aber durch diese Diskussion, die in Hannover stattgefunden hatte, dazu angeregt worden, sich näher mit technischen Fragen der Brotbereitung zu beschäftigen.

91. Beiden Verfahren war gemeinsam, daß Vollkornschrot ohne Verwendung von Sauerteig verbacken wurde. Nach VON LIEBIG wurde als Treibmittel Backpulver zugesetzt, nach GRAHAM wurde dem in geschlossenen Knetmaschinen bereiteten Brotteig komprimierte Kohlensäure eingepreßt. Als besonderer Vorteil beider Methoden wurde erwähnt, daß der sonst bei der Sauerteiggärung anfallende Verlust eines Teils der Stärke, und damit des Nährwerts, nicht auftreten würde. (vgl. Brockhaus 1901, Bd. II, S. 227)

92. Auf das schwedische Knäckebrot, mehr als Kuriosität, war man in Deutschland schon früher aufmerksam geworden. So bemerkte der Maler WILHELM VON KÜGELGEN (1802 - 1867) in seinen Tagebuchaufzeichnungen unter dem 11. August 1829, als sein Schiff während einer Ostseereise an der Insel Gotland gelandet war: "Ich hätte meiner Frau gern ein Volksbrot ... mitgebracht und der Merkwürdigkeit halber

auch echtes schwedisches Knäckäbrö. ... /Man/ ... führte mich in eine Kammer, deren Wände mit Gestellen ganz bebaut waren, welche voll von Volksbroten aller Größen lagen ..., und das Knäckäbrö hing in Scheiben an Nägeln." (Kügelgen 1925, S. 206) - Als RÖSE 1902 mit CUNNINGHAM auf Gotland Schulkinder untersuchte, waren dort sowohl das pumpernickelartige 'Volksbrot' als auch das Knäckebrot aus der Mode gekommen. Statt dessen aß man in Gotland Weißbrot, das RÖSE für die relativ starke Kariesverbreitung verantwortlich machte. (vgl. Röse 1904 IV, S. 12)

93. "Im gleichen Grad mit .../der/ p h y s i o l o g i s c h e n Rückbildung des Gesichtsskeletts hat aber auch die G r ö ß e der Zähne abgenommen, derart, daß bei allen Rassen, die noch nicht einer krankhaften Kulturentartung verfallen sind, stets ein ausgeglichenes Wechselverhältnis zwischen Zahngröße und Kiefergröße besteht." (Röse 1905/06, S. 161)

94. VON BUNGE berief sich auf eine Untersuchung des Gynäkologen ALFRED HEGAR (1830 - 1914), der festgestellt hatte, daß nur 54% der Wöchnerinnen in den durchschnittlich 10 Tagen ihres Aufenthalts in der Freiburger Entbindungsanstalt ihr Kind ausreichend stillen konnten. Ohne weiteres leitete VON BUNGE daraus ab "..., dass die Zahl derer, die 9 Monate lang das Kind mit Milch versorgen konnten, nicht mehr als die Hälfte der Zahl, also keine 30% betrug. Für andere Orte liegt meines Wissens keine Statistik vor. Aber nach allen Erkundigungen, die ich eingezogen, glaube ich annehmen zu dürfen, dass in den Städten Mitteleuropas überhaupt die Mehrzahl der Frauen unfähig ist zu stillen. Diese Unfähigkeit ist offenbar im Wachsen begriffen." (von Bunge 1900, S. 17f.) Dieses Zitat ist ein Beispiel dafür, wie unsicher Phänomene empirisch begründet waren, die zu den wichtigsten Ausgangspunkten für die weitreichende Kulturkritik dieser Zeit gehörten.

95. Die Zahl der Fragebögen, aus denen dieser Zusammenhang abgeleitet wurde, betrug 539. (vgl. von Bunge 1900, S. 26)

Die Zahl dürfte für eine statistische Verallgemeinerung zu gering gewesen sein. Außerdem ließ sich VON BUNGEs Arbeit nicht entnehmen, ob die Angaben über die Zahlen kariöser Zähne auf den Fragebögen Ergebnis der Inspektion durch den Befrager oder eine Auskunft der befragten Frauen waren, was eine weitere Fehlerquelle dargestellt hätte.

96. Als Zeichen einer überstandenen Rachitis nahm RÖSE Schmelzhypoplasien (vgl. Röse 1905 II, S. 18), die jedoch als alleiniges diagnostisches Merkmal für eine solche Spätdiagnose nicht ausreichten. Es war bekannt, daß Schmelzhypoplasien auch die Folge anderer ätiologischer Faktoren sein konnten, im Prinzip aller überstandener Krankheiten, durch die über längere Zeit der Stoffwechsel des kindlichen Organismus beeinträchtigt worden war.

97. Auf die gleichen Phänomene bezog sich VON BUNGE. Allerdings sah er in ihnen Folgen des chronischen Alkoholabusus, der im Zentrum seiner wisenschaftlichen und propagandistischen Aktivitäten stand: "Mir scheint, dass alle Tatsachen vielleicht am ungezwungensten folgendermassen zu deuten seien: die ungenügende Widerstandskraft der Zahngewebe, die Verkümmerung der Speicheldrüsen und die Verkümmerung der Milchdrüsen sind drei Symptome der Degeneration und haben eine gemeinsame Ursache in der chronischen Alkoholvergiftung der Aszendenz." (von Bunge 1907, S. 35)

98. Sowohl für die zentrale Trinkwasserversorgung in den Städten als auch für viele technische und gewerbliche Zwecke war nur weiches Trinkwasser verwendbar. (vgl. Brockhaus 1901ff., Bd. 8, S. 820f.und Röse 1908, S. 145 - 147)

99. Speziell zur Kariesprophylaxe schrieb RÖSE: "Wer die Zahnverderbnis wirksam bekämpfen will, muß vor allem für eine naturgemäße, nährsalzreiche Nahrung sorgen, damit die Zähne die für ihren Aufbau erforderlichen Mengen von Kalk, Magnesia, Fluor usw. reichlich im Blute vorfinden. Die Zahnpflege des noch ungeborenen Kindes soll mit der

zweckmäßigen Ernährung der werdenden Mutter beginnen. Dann sollte das Kind solange wie möglich an der Brust gestillt werden. Schließlich gebe man ihm nährsalzreiche Kost, Milch, Eier, Obst, grüne Gemüse und als Getränk kalkreiches Trink- oder Mineralwasser. Jede Überfütterung mit Fleisch, Kartoffeln und weichen Mehlspeisen muß vermieden werden. Das billigste und beste Nahrungsmittel ist und bleibt: H a r t e s B r o t!" (Röse 1907, S. 11f.)

100. Von Anfang an war der Vegetarismus (oder Vegetarianismus) eine nicht ausschließlich auf Pflanzennahrung reduzierte Bewegung: "Nach ihren /der Vegetarier, der Verf./ Grundsätzen darf kein Fleisch gegessen, auch kein Thier getödtet, zu den Pflanzennahrungen kein Gewürz, selbst kein Salz zugesetzt, die Kleie nicht aus dem Mehl gesondert, kein aufreizendes Getränk, selbst nicht Kaffee od. Thee getrunken werden. Daneben müssen die V./egetarier/ sich fleißig Leibesbewegungen machen u. schlichte, von keiner Mode veränderte Kleidung tragen." (Pierer 1857ff. Bd. 18, S. 384)

101. BALTZER ging wie auch TH. HAHN davon aus, daß der Mensch von Natur ein Fruchtesser sei, und der Vegetarismus mit entsprechenden ethischen, hygienisch-medizinischen und volkswirtschaftlichen Konsequenzen die einzig naturgemäße Lebensweise des Menschen sei. (vgl. Rothschuh 1983, S. 110) Vermutlich leitete CUVIER, auf den man sich berief, die fructivore Natur des Menschen aus der vergleichenden Anatomie des Kauorgans ab. Als die Vegetarier und Naturheiler noch unverrückbar an diesem Prinzip festhielten, hatten Wissenschaftler wie VON LIEBIG längst darauf hingewiesen, daß es eher der Bau des menschlichen Verdauungskanals war, der mit der instinktiv bevorzugten gemischten Nahrung korrespondierte. (vgl. von Liebig 1874, S. 121)

102. Die am nachhaltigsten wirkende ärztliche Arbeit aus der neueren Zeit zur Diätetik im umfassenden Sinne war CHRISTOPH WILHELM HUFELANDs (1762 - 1836) "Makrobiotik". Dieses Werk, das in der Ausgabe letzter Hand 1823 erschien, enthielt so viele von den Lebensreformern aufgegriffene

Themen, daß es fünfzig Jahre darauf nicht als bloßes historisches Zeugnis, sondern mit aktualisierenden Anmerkungen wieder aufgelegt wurde. - HUFELAND warnte in der "Makrobiotik" ebenso vor den Gefahren des Lebens in der Stadt (vgl. Hufeland /1823/, S. 198ff.) und der Lebensverfeinerung durch "raffinierte Kochkunst" (vgl. ebenda, S. 201), wie er bei der Zusammenstellung der Speisen eine Bevorzugung der Vegetabilien empfahl, weil Menschen mit bemerkenswert hohem Alter dieses der vegetarischen Ernährung zu verdanken hätten (vgl. ebenda, S. 317f.).

103. VOITs Kostmaß mußte zu einer besonderen Wertschätzung der Fleischnahrung führen, da eine Zufuhr von 118 g Eiweiß durch Vegetabilien eine von Volumen und Masse her nicht zu bewältigende Nahrungsmenge bedeutet hätte. - Dieses Ergebnis war gerade für Vegetarier nicht annehmbar.

104. In Versuchsreihen, deren Ergebnisse von 1900 bis 1902 veröffentlicht wurden, hatte RUBNER bereits festgestellt, daß überreichliche Fettpolster die körperliche Leistungsfähigkeit herabsetzten und eine Entfettung umgekehrt zur Steigerung der Arbeitsleistung und darüber hinaus zu einer Verminderung des Nahrungsbedarfs führte. (vgl. Rubner 1914, S. 36 - 38) - Der von FLETCHER erzielte Effekt war also den Ernährungsphysiologen nicht unbekannt.

105. Bei den mehrfach ausgesprochenen Vorstellungen von "spartanischer Kost" schienen die ärztlichen Ernährungsreformer ausnahmsweise ihre Gymnasialbildung vergessen zu haben. Eine so leicht zugängliche Quelle wie die Lebensbeschreibung des LYKURG von PLUTARCH hätte sie belehren können, daß bei den Spartanern "... der Gesamtfleischkonsum vermutlich allgemein hoch ..." war, und daß besonders durch die reichliche Zufuhr von tierischem Eiweiß die spartanische Ernährung den Kostformen im übrigen Griechenland überlegen war. (vgl. Wurm 1989, S. 266f.)

106. Es ist bemerkenswert, in wie vielen Punkten LAHMANN mit VON LIEBIG übereinstimmte, ohne diesen aber zu erwähnen. Das betrifft beispielsweise die für LAHMANN grundlegende

Vorstellung von der Möglichkeit, aus der Harnanalyse Rückschlüsse auf die Zusammensetzung des Bluts zu ziehen (vgl. Lahmann 1897, S. 66f. und von Liebig 1865, S. 298f.), oder die Forderung nach Kochmethoden, die den Mineralstoffgehalt der Gemüse schonen (vgl. Lahmann 1897, S. 179f. und von Liebig 1874, S. 129f.).

107. ENGEL fand als Ergebnis des Vergleichs belgischer Wirtschaftsrechnungen aus den Jahren 1853 und 1891: "Die Zahlen weisen ohne Zweifel auf das Walten eines bestimmten, die Menschen bei der Auswahl ihrer Nahrung beherrschenden Naturgesetzes hin. Das Streben, die Nahrung zu verbessern, sie reicher an animalischen Bestandteilen zu machen, ist noch stärker, als ihre Menge zu vergrößern." (Engel nach Lichtenfelt 1913, S. VII)

108. Als im Jahre 1915 die wissenschaftliche Tragbarkeit des staatlich geförderten Versuchslabors für menschliche Ernährung HINDHEDEs in Kopenhagen überprüft werden sollte, konnte dieser Erklärungen von fünf namhaften deutschen Physiologen, ABDERHALDEN, KÖNIG, VON NOORDEN, SCHITTENHELM und ZUNTZ, beibringen, die seinen Arbeiten wissenschaftlichen Wert bescheinigten. (vgl. Brauchle 1937, S. 344)

109. In dem Abschnitt über Knollengewächse in seinem Musterkochbuch äußerte sich HINDHEDE folgendermaßen: "Da kommt auch meine besondere Freundin, die K a r t o f f e l . Ich habe mich dieses Nahrungsmittels so sehr angenommen, daß man glauben könnte, ich wolle empfehlen, fast ausschließlich von Kartoffeln zu leben. Das ist jedoch ein großer Irrtum. Ich vertrete den Standpunkt, daß das Brot in erster Linie kommt;... Kartoffeln müssen g u t sein und mit 'Verstand' gegessen, d.h. ordentlich gekaut werden." (Hindhede 1911, S. 30) HINDHEDE schrieb der Kartoffel einen großen Wert zu, weil er sie für besonders "harnsäureauflösend" hielt. (vgl. Brauchle 1937, S. 353)

110. Über die Mechanismen, welche die Alkaleszenz des Blutes auf einem konstanten Niveau hielten, erfuhr man erst im

zwanzigsten Jahrhundert. Erste Untersuchungen der Pufferfähigkeit des Bluts wurden 1908 ausgeführt, und die Alkalireserve des Bluts erstmals 1914 bestimmt (vgl. Rothschuh 1952, S. 6) - Obwohl Zweifel an der rein physikalischen Funktion der Niere schon 1883 geäußert wurden, konnten Untersuchungen, die zu den heute akzeptierten Vorstellungen über die exkretorischen Leistungen der Niere bei der Harnbereitung führten, erst im zweiten und dritten Jahrzehnt unseres Jahrhunderts vorgenommen werden . (vgl. Rothschuh 1952, S. 62f.)

111. Was unter 'Säuren' und 'Basen' in diesem Zusammenhang verstanden werden muß, bedarf einer Erklärung: "Die Mineralstoffe kommen als Säuren und Basen in den Nahrungsmitteln vor. Säuren nennt man Sauerstoff-Metalloidverbindungen; nur die Salzsäure ist eine Wasserstoff-Chlorverbindung. Die Basen sind Sauerstoff-Metallverbindungen. Außerdem kann das Ammoniak, eine Stickstoff-Wasserstoffverbindung, im Körper die Tätigkeit einer Base übernehmen.

In der Nahrung kommen weder die Säuren noch die Basen frei vor, sie werden nur für Augenblicke beim Ernährungsvorgang in den Zellen frei und müssen dann sofort, weil sie beide in freiem Zustand giftig sind, neutralisiert werden. Für die Neutralisierung der Basen steht im Blut immer die Kohlensäure im Übermaß zur Verfügung, so daß praktisch die Gefahr eines zu großen Basengehalts der Kost überhaupt nicht besteht.

Dagegen ist die Absättigung der Säuren schwieriger. Zu ihrer Neutralisierung werden zunächst die mit der Nahrung eingeführten Basen herangezogen; wenn diese aber nicht ausreichen, greifen die frei gewordenen Säuren das Eiweiß des Blutes und der Körpersubstanz an und bauen es zu Aminosäuren, Ammoniak und Ammoniakabkömmlingen ab. Das so entstehende Ammoniak wird dann zur Neutralisierung der Säuren beansprucht. Das ist, wie bereits Salkowski betont hat, eine Schutzmaßnahme des Körpers. Sie hat nur den

Nachteil, daß bei diesem ausgleichenden Eiweißzerfall Eiweißbruchstücke entstehen, denen die Bedeutung von Stoffwechselschlacken zukommt, so daß der Organismus mit ihrer Ausscheidung belastet wird. Wenn sie infolge einer Säureüberlastung des Organismus nicht ausgeschieden werden können, müssen sie in den Geweben zurückbleiben und erschweren dadurch dort den ganzen Verbrennungsbetrieb.
Bei starkem Basenmangel in der Nahrung werden, sagt Ragnar Berg, frei werdende Säuren auch an Eiweißbruchstücke gebunden, die gar nicht harnfähig sind und deshalb im Körper zurückbleiben müssen. Diese Verschlackung des Körpers sei von verhängnisvoller Bedeutung." (Brauchle 1937, S. 335f.)

112. RÖSEs Bewertung der Nahrungsmittel hatte sich im Vergleich zu den Arbeiten über das Kalkproblem völlig geändert. In diesem Zusammenhang hatte er bedauert, daß in vielen Gegenden mit unfruchtbaren Böden anstelle des wenig effektiven Getreideanbaus nur noch die "kalkarme Kartoffel" gezüchtet wurde. (vgl. Röse 1908, S. 144) - Der neuen Theorie wurden auch Ergebnisse aus den früheren Arbeiten angepaßt. So wurde z.B. 'Kalkmangel', den RÖSE früher für die 'Entartung' der Zähne verantwortlich gemacht hatte, einfach durch 'Basenmangel' ersetzt. (vgl. Röse 1925, S. 68)

113. "Dr. Lahmann hatte es zu seinen Lebzeiten gründlich verstanden, sich durch seine rücksichtslose Genialität viele Feinde zu machen." (Röse 1925, S. 33f.) Selbst nach seinem Tod richteten sich gegen LAHMANN als 'Nestbeschmutzer' noch die Angriffe des Ärztestandes: Die "Deutsche Gesellschaft zur Bekämpfung des Kurpfuschertums" versuchte im November 1905 eine Gedächtnisfeier für LAHMANN zu verhindern. Bemerkenswerterweise setzte sich aber der "Deutsche Bund der Vereine für naturgemäße Lebens- und Heilweise" als Veranstalter durch. (vgl. Brauchle 1937, S. 295)

114. Nachdem RÖSE erfahren hatte, daß der Baseler Physiologe

VON BUNGE sich mit dem Zusammenhang zwischen Brusternährung der Säuglinge und dem Auftreten von Karies beschäftigte (vgl. Röse 1905 II, S. 6), hat er zu diesem direkten Kontakt aufgenommen. RÖSE erwähnte eine "persönliche Besprechung" mit VON BUNGE, und daß dieser für RÖSE aus "persönlicher Gefälligkeit" zwei chemische Analysen ausgeführt hat. (vgl. Röse 1908, S. 79) Unter dem Einfluß des Physiologen wurde RÖSE abstinent. (Slg.R. 74a) - Gelegentlich des Besuchs bei VON BUNGE wurde RÖSE mit ABDERHALDEN bekannt (Slg.R. 212), der damals noch als Student am Baseler Physiologischen Institut forschte (Slg.R. 97a).

115. Auch an anderer Stelle betonte ABDERHALDEN, welche beschränkten Rückschlüsse auf den Eiweißstoffwechsel Bilanzuntersuchungen eigentlich nur zuließen: "Man übersieht allerdings ..., daß uns die Bedeutung der einzelnen Aminosäuren und ihrer Umwandlungsprodukte im Zelleben noch fast ganz unbekannt ist. Wir haben schon oft betont, daß die Verfolgung der Stoff- und Energiebilanz uns nicht entfernt einen Einblick in die Bedeutung der einzelnen Stoffe für den Organismus gibt." (Abderhalden 1915, S. 1368)

116. RÖSE war mit VON BOROSINI bekannt (vgl. Röse 1925, S. 14), der 1911 FLETCHERs Buch in deutscher Sprache in einer erweiterten Fassung unter dem Titel "Die Eßsucht und ihre Bekämpfung" herausgegeben hatte. (vgl. Fletcher 1911) In einem Artikel in der "Deutschen Zahnärztlichen Wochenschrift" hatte RÖSE 1912 versucht, den deutschen Zahnärzten FLETCHERs Prinzipien nahezubringen. (vgl. Röse 1912 III)

117. Aus den Münchener Versuchen läßt sich erkennen, daß RÖSE bei der Ernährung mit Kartoffeln durchschnittlich mehr Wärmeäquivalente zu sich nahm als bei den Fleischserien (vgl. Röse 1925, S. 41) und damit den seit 1877 bekannten eiweißsparenden Effekt einer erhöhten Kalorienzufuhr (vgl. Abderhalden 1915, S. 1370) nutzte.

118. Im Sommer 1930 bestiegen RÖSE und SCHMID Mönch, Jungfrau, die Dufourspitze und die Signalkuppe des Monte Rosa, sowie das Matterhorn; im Spätsommer 1931 noch einmal den Mönch und außerdem Niessen und das große Fiescherhorn. (Slg.R. 74g)

119. Allerdings darf der wissenschaftliche Wert beider Versuche, sowohl der von SÜSSKIND als auch der von RÖSE, nicht zu hoch veranschlagt werden, da in die Auswertung keine Kritik einbezogen war. SÜSSKIND hatte die Eiweißmengen, die seine Versuchsnahrung enthielten, nur aus Tabellen ermittelt, und selbst das Stickstoffgleichgewicht, in dem er sich befunden zu haben glaubte, war durch keine chemische Analyse bestätigt. (vgl. Röse 1934, S. 581f.) RÖSE vernachlässigte seinerseits die begünstigenden Umstände während seiner Experimente: der Aufenthalt in einem Sanatorium in den von ihm seit der Jugend geliebten Alpen, die anregende Wirkung der Flucht aus dem strapaziösen Siedlerleben, die Befriedigung darüber, noch einmal wissenschaftlich gefordert zu sein, und schließlich der hartnäckige Wille, die Theorie zu verteidigen, an der er mit jeder Faser hing.

120. Der 1944 in den "Zahnärztlichen Mitteilungen" veröffentlichte Artikel "Süßkind contra Röse" griff die Kontroverse noch einmal auf, ohne jedoch dabei wissenschaftliche Absichten zu verfolgen. In der Tonart nationalsozialistischer Propagandaschriften wurde RÖSE - in Vorbereitung auf die zu seinem 80. Geburtstag zu erwartenden Ehrungen - als positiver Gegenpol zu einer von 'Juden' beeinflußten 'schulmedizinischen' Ernährungsphysiologie dargestellt. (vgl. Zahnärztl. Mitt. 1944)

121. Etwa zur gleichen Zeit wie die Unterstützung der DFG erhielt RÖSE den mit 750 M dotierten MILLER-Preis der Deutschen Zahnärzteschaft. Auch dieses Geld wollte er zur Finanzierung der Versuche verwenden. - Um die Rücksichtslosigkeit gegenüber der eigenen Person aber auch gegenüber der Familie bewerten zu können, die in diesem Enthu-

siasmus lag, sei als Beispiel erwähnt, daß RÖSE während seiner Eiweißmangelversuche 1931/32 aus Angst vor den Krankenhauskosten eine Blinddarmoperation bis zum Entstehen einer lebensgefährlichen Situation herausgezögert hatte. (Slg.R. 74e)

122. Die schlechte Reputation BERGs unter den Ärzten bestand schon in der ersten Phase der gemeinsam mit RÖSE 1912 bis 1914 durchgeführten Ernährungsversuche. RÖSE schrieb über die Rezeption dieser Arbeiten: "Berg, Hindhede und ich, wir waren Aussenseiter auf dem Gebiete der fachmässigen Physiologie. Berg war nicht einmal Arzt. Da in Aerztekreisen keine genügend rasche Anerkennung zu erzielen war, so wandte sich mein Mitarbeiter Berg in zahlreichen öffentlichen Vorträgen unmittelbar an das grosse Publikum der Naturheilbewegung und hat es tatsächlich erreicht, dass die neuzeitliche Ernährungslehre bereits in weitesten Volkskreisen Fuss gefasst hat. Nur die grosse Mehrheit der Aerztewelt verharrte leider weiterhin in eisiger Abwehr." (Slg.R. 74b)

123. SCHWALBE stellte auch Überlegungen zum Wert solcher Sammlungen anthropologischer Nebenbefunde an, die den Umfang kleiner Stichproben nicht überschritten. Er meinte, daß sich, eine entsprechende lokale Begrenzung vorausgesetzt, von einigen Merkmalen schon bei ca. 100 Fällen Werte ermitteln ließen, die als konstant angesehen werden könnten. (vgl. Schwalbe; Pfitzner 1894, S. 490)

124. SCHWALBE beschäftigte sich Mitte der neunziger Jahre mit Untersuchungen der Zahnentwicklung und widmete diesem Thema sein Referat auf der VIII. Versammlung der Anatomischen Gesellschaft, die in Straßburg stattfand. (vgl. Schwalbe 1894) Daß SCHWALBE mit dem auf Fragen der Zahnentwicklung spezialisierten RÖSE im benachbarten Freiburg in Verbindung stand, ist sehr wahrscheinlich. Mehrmals räumte SCHWALBE RÖSE auch die Möglichkeit zur Veröffentlichung von Studien in seiner Zeitschrift "Morphologische Arbeiten" ein (vgl. Röse 1894 I, 1894 II, 1895 II,

1895 V; Röse 1897 II), was sicher als Zeichen der Wertschätzung angesehen werden darf. - SCHWALBEs Prosektor PFITZNER und RÖSE waren einander freundschaftlich verbunden. (Slg.R. 118, Bl 20r)

125. Später erinnerten sich deutsche Zahnärzte an dieses Vorgehen. Als in den ersten Monaten der nationalsozialistischen Diktatur nach Möglichkeiten gesucht wurde, die Übereinstimmung der Zahnärzte mit den rassenhygienischen Zielen des neuen Systems zu demonstrieren, wurde auf RÖSEs Arbeit als nachahmenswertes Beispiel verwiesen. Die Schulzahnärzte wurden aufgefordert, neben Gebißbefunden regelmäßig auch anthropologische Daten zu registrieren: "Die rassenpflegerische Arbeit ist m.E. das Kernstück unserer Aufgaben und sie soll ... sofort in ihrem ganzen Umfang praktisch angegriffen und bahnbrechend durchgeführt werden. ... Wir werden jedenfalls im gesamten unserem Arbeitsbereich zugänglichen Untersuchungskreis eine ungewöhnliche Fülle von Unterlagen erhalten, mit denen wir nach der gesundheitsstatistischen, der sozialhygienischen, der konstitutionellen, der erbwissenschaftlichen und der rein rassenkundlichen Seite hin wertvollste Ergebnisse herausstellen können, als Wegbereiter einer erfolgreichen Gesundheitspolitik unseres deutschen Volks, unseres Staates und der Rasse." (Steiner 1933, Sp. 1372)

126. Ein moderner Anthropologe kennzeichnete es als besonderes Problem seines Faches, wenn wissenschaftliche Gutachten für "außerwissenschaftliche" Zwecke verlangt würden. (vgl. Vogel 1985, S. 122f.) Eine solche Unterscheidung kann für die Anfangsphase der Anthropologie wahrscheinlich nicht vorgenommen werden, weil genau diese Möglichkeiten durch die Verbindung der Naturwissenschaften und der Geisteswissenschaften erhofft wurden.

127. Auch HAECKEL stand in dieser Tradition. Aus seiner monophyletischen Theorie folgerte er die "Arteinheit des Menschengeschlechts". (Haeckel 1922, S. 48f.) Besonders betonte HAECKEL die "Phyletische Einheit der Säugetierklas-

se", die schon in den neunziger Jahren von mehreren seiner ehemaligen Schüler, u.a. von RÖSE (vgl. oben, S. 41ff.), in Frage gestellt worden war: "Die übereinstimmenden Zeugnisse der drei großen phylogenetischen Urkunden bezeugen so unzweideutig die g e m e i n s a m e A b s t a m m u n g a l l e r S ä u g e t i e r e v o n e i n e r e i n z i g e n S t a m m f o r m , daß wir diese bedeutungsvolle Erkenntnis jetzt als eine h i s t o r i s c h e T a t s a c h e behaupten müssen. Die philosophische Tragweite derselben ist unermeßlich ...". (Haeckel 1922, S. 69f.)

128. Einen kuriosen Hinweis auf die Herkunft seiner Überzeugungen gab AMMON in der folgenden Beweisführung: "1) Alle Menschen sind einander gleich. 2) Es gibt aber Dummköpfe, welche dies durchaus nicht greifen können. Aus 2. ergiebt sich meines Erachtens der untrügliche logische Schluß: 3) Folglich sind n i c h t alle Menschen einander gleich, d.h. Satz 1 ist falsch." (Ammon 1895, S. 195)

129. "Man versteht unter Kopfindex die für den Rassencharakter wichtige Prozentverhältniszahl der größten Breite des Kopfes zur horizontalen Länge, letztere = 100 gesetzt. Nach den Indices von 5 zu 5 Einheiten ansteigend, theilt man die Köpfe in Klassen ein, ... Die drei Klassen mit weniger als Index 80 werden in der Bezeichnung 'Dolichoide' zusammengefaßt, die drei Klassen von Index 85 aufwärts in der Bezeichnung 'Rundköpfe'." (Ammon 1890, S. 8) Die Bezeichnung der Untergruppen lautete:

Index		
65 - 69,9	Hyperdolichocephal	Dolochoide
70 - 74,9	Dolichocephal	Dolochoide
75 - 79,9	Mesocephal	Dolochoide
80 - 84,9	Brachycephal	
85 - 89,9	Hyperbrachycephal	Rundköpfe
90 - 94,9	Ultrabrachycephal	Rundköpfe
95 - 101	Extrembrachycephal	Rundköpfe

(nach Ammon 1890, S. 9)

130. Um die Jahrhundertwende war die Hirnforschung im makroskopischen Bereich gerade so weit fortgeschritten, daß alle exterozeptiven Sinneswahrnehmungen und damit verknüpfte Gedächtnisvorstellungen, Gedanken und Bewegungen auf der Großhirnrinde lokalisiert werden konnten. (vgl. Kästner /1989/, S. 11f.) Der von Anthropologen häufig als selbstverständlich vorausgesetzte Zusammenhang zwischen Hirnvolumen bzw. -gewicht und Intelligenz beruhte jedenfalls nicht auf Erkenntnissen der zeitgenössischen wissenschaftlichen Hirnforschung.

131. Aus ähnlichen Gründen stellte HOUSTON STEWARD CHAMBERLAIN (1855 - 1927) die Kopf- und Gesichtsbildung MARTIN LUTHERs (1483 - 1546) derjenigen DANTE ALIGHIERIs (1265 - 1321) gegenüber und polemisierte gegen einen Anthropologen: "Von einem derartigen Antlitz /,demjenigen LUTHERs, der Verf./ zu sagen, ..., es repräsentiere den norddeutsch-slavischen Typus, ist durchaus irrig. Eine so gewaltige Erscheinung ragt über derartige Spezifikationen weit hinaus; sie zeigt uns die äussere Einkleidung einer der erstaunlich reichen Entwickelungsmöglichkeiten des germanischen Geistes in ihrer höchsten Fülle." (Chamberlain 1922, Bd. 1, S. 549f.) Den anthropologischen 'Beweis' für LUTHERs Zugehörigkeit zur 'nordischen Rasse' lieferte LUDWIG WOLTMANN (1871 - 1907). (vgl. ebenda.)

132. Seine Hypothese von der besseren physischen Beschaffenheit der Bauern, gemessen an der Militärtauglichkeit, sah AMMON später durch RÖSE bestätigt. In der zweiten Auflage seiner Schrift über "Die Bedeutung des Bauernstandes für den Staat und die Gesellschaft" merkte AMMON an: "Die Tatsache ist bestritten aber mit größerem Nachdruck bestätigt worden; ausschlaggebend ist die Arbeit von Dr. Karl R ö s e im Archiv für Rassen- und Gesellschafts-Biologie, Berlin 1905 und 1906 ... Die größere Tauglichkeitsziffer der jungen Landwirte tritt bei R ö s e schlagend hervor..." (Ammon 1906, S. 5)

133. AMMON und RÖSE stimmten darin überein, daß dieser Form der

natürlichen Auslese in der Gesellschaft hauptsächlich die männlichen Individuen unterworfen waren. Nach AMMON beruhte die Stellung der Geschlechter zueinander "... auf der besseren Anpassung an spezielle Aufgaben: die der Frau an die Hervorbringung und Pflege des Neugeborenen, die des Mannes an die Ernährung und den Schutz der Familie." (Ammon 1891, S. 111) Entsprechend war der Mann mit "... höheren Kräften des Geistes wie des Körpers ausgestattet." (Ammon 1893, S. 309) Für die Frau waren andere Auslesekriterien, wie körperliche Schönheit, entscheidend. Als Beweis mußte die aus wenigen Messungen abgeleitete, durchschnittlich geringere "Schädel-Capacität" von Frauen herhalten. (vgl. Ammon 1893, S. 309f.) - Nach eigenen Messungen meinte RÖSE, daß "... der Kopf und das Gehirn der Frau auf einer mehr kindlichen Entwicklungsstufe stehen geblieben ..." wären. (Röse 1905 /06, S. 40) Er wendete sich gegen den von dem Leipziger Nervenarzt PAUL JULIUS MÖBIUS (1853 - 1907) gewählten Terminus (vgl. Theopold 1983) für einen angeblichen Befung, den RÖSE aber keinesfalls in Zweifel zog: "Wenn M ö b i u s vom 'physiologischen Schwachsinne' des Weibes gesprochen hat, so ist das ein wenig glücklicher Ausdruck, der mit Recht viele unnötige Erbitterung erregen mußte. Das Gehirn des Weibes ist durchaus nicht etwa von geringerer Güte, es ist nur nicht voll entwikkelt. Man stelle sich einmal vor, das weibliche Gehirn sei ein Zwergstamm, das männliche ein Hochstamm von einer guten Obstsorte. Der Zwergstamm bringt genau so vorzügliche, ja bei manchen Obstsorten noch bessere Früchte als der Hochstamm; aber die Masse der Früchte ist geringer." (Röse 1905/06, S. 48)

134. Die Veränderung in der Einschätzung der Gefahren des Stadtlebens ist eines der Beispiele für die generelle Umwertung dieses Problems aus ärztlicher Sicht im ausgehenden neunzehnten Jahrhundert: "In den 70er und frühen 80er Jahren, als die /Mortalitäts-/Statistiken deutlich zu ungunsten der Städte sprachen, waren die Ärzte

durchweg optimistisch und bauten auf eine baldige Bewältigung der Probleme. Jetzt, wo deutlich sinkende Sterblichkeitszahlen es nahe legten, an den Erfolg der Hygienemaßnahmen zu glauben, schienen viele Ärzte daran gar nicht interessiert zu sein. Vielmehr dramatisierten sie die Zustände und warnten vor den unvermeidlichen Gefahren der Verstädterung." (Bleker 1983, S. 132)

135. In seiner Haltung zur Bedeutung von Kriegen für die Auslese in der Gesellschaft war AMMON nicht eindeutig. Kurz zuvor hatte er die Kriege in früherer Zeit zwar als günstigen Auslesefaktor bezeichnet, sie jedoch in einen Gegensatz zu den modernen Kriegen gestellt: "Bei unseren mit Feuerwaffen ausgerüsteten Massenheeren werden die körperlich kräftigsten Leute der Gefahr der Vernichtung im Kampfe ausgesetzt, ... Unterdessen hängt die Erneuerung der Nation von den Greisen, den Krüppeln, den Kranken und Schwachen ab." (Ammon 1891, S. 35f.) Später meinte er: "Der Krieg ist nicht bloß in d e m Sinne ein Werkzeug der natürlichen Auslese, daß er der an Geist und Kraft stärkeren Nation die verdiente Oberherrschaft gewährt, s o n d e r n e r w i r k t a u c h a u f d i e e i n z e l n e n I n d i v i d u e n i n v o r t e i l h a f t e m S i n n e a u s l e s e n d. Dies allerdings nur bei kurzer Dauer und im ganzen mäßigen Verlusten." (Ammon 1895, S. 237)

136. Bei der Suche nach Gründen für die deutsche Niederlage war RÖSE variabel. So meinte er aus dem Zusammenhang seiner Ernährungslehre: "Durch das von einer irre geleiteten Wissenschaft leider so kräftig unterstützte Fleischnotgezeter haben wir den Weltkrieg verloren. Hindhede hat leider nur allzusehr Recht: Das deutsche Schwein hat uns besiegt!" (Röse 1925, S. 62)

137. Es handelt sich dabei um einen Widerspruch in sich: Es kann nur CHAMBERLAINs Werk verteidigt oder der rassentheoretische Antisemitismus, den CHAMBERLAIN ohne Zweifel vertrat, abgelehnt werden. Die Autorin der angeführ-

ten Studie über AMMON (vgl. Lichtsinn 1987) ist auf diesen Widerspruch jedoch nicht weiter eingegangen.

138. Ein zeitgenössischer Historiker distanzierte sich von diesem Werk aus methodischen Gründen - CHAMBERLAIN arbeitete nicht mit Quellen - und wegen der vom Verfasser vertretenen Rassentheorie, da "... Rassentheorien - in jetziger Zeit wage ich zu sagen immer - politisch orientiert sind. ... Der Erfolg des Buchs ist zu verstehen aus politischen Gründen, aus Gründen eines gewandten Stils (ich streite auch seine mannigfachen Anregungen für den Laien nicht ab) und des selbstbewußten Tones, aber ich vermisse eines, und da lasse man sich durch das eben Erwähnte nicht täuschen; denn dieses Eine erscheint mir unerläßlich, ich meine die g r ü n d l i c h e Beherrschung des Gegenstandes." (Ulrich 1923, S. 37f.)

139. "In Demut soll er /,der 'Jude', der Verf./ sich vor Gott beugen, nicht aber in jener inneren Demut, von der Christus spricht, sondern er beugt das Haupt vor Jahve, weil ihm verheissen wird, durch die Erfüllung dieser Bedingungen werde er allen Völkern der Welt den Fuss auf den Nacken setzen, Herr und Besitzer der ganzen Erde werden. Diese eine Grundlage jüdischer Religion schliesst also ein unmittelbares verbrecherisches Attentat auf alle Völker der Erde ein, und zwar kann das Verbrechen nicht darum in Abrede gestellt werden, weil die Macht zur Ausführung bisher fehlte; denn die Hoffnung selbst ist es, die verbrecherisch ist und die das Herz des Juden vergiftet." (Chamberlain 1922, Bd. 1, S. 492)

140. Nur zwei Parallelen seien erwähnt. So schrieb z.B. wie CHAMBERLAIN (vgl. Chamberlain 1922, Bd. 2, S. 691 - 694) auch RÖSE den Rassen ein unterschiedliches Religionsempfinden zu: "Man beobachte nur einmal, in welcher Weise ein Süditaliener einerseits, ein westfälischer Bauer andererseits das Wesen derselben römisch-katholischen Kirchenlehre auffaßt. Das sind trotz wörtlicher

Übereinstimmung des Bekenntnisses durchaus grundverschiedene Religionen: Dort uralter Götzendienst in christlichem Gewande, hier echt germanische Verinnerlichung der katholischen Kirchenlehre." (Röse 1905/06, S. 2) - Als zweites Beispiel: RÖSE gestand neben den Germanen auch anderen historischen Völkern, darunter dem jüdischen, einen 'Kulturwert' zu, weil diese "... zum Teile ebenfalls nordisches Blut in ihren Adern ..." hätten. (Röse 1905/06, S. 174) Ähnlich ging CHAMBERLAIN vor, als er einen 'Beweis' für die arische Abkunft des Stammvaters DAVID (vgl. Chamberlain 1922, Bd. 1, S. 404) und von JESUS CHRISTUS (vgl. ebenda, S. 228 - 235) konstruierte.

141. In RÖSEs Satz ist der wesentliche Inhalt von CHAMBERLAINs Schilderung der Eigenschaften der 'jüdischen Rasse' zusammengefaßt, die sich durch dessen gesamtes Rassenwerk zieht. Dort heißt es an einer Stelle, die auch im weiteren Zusammenhang zu dem angeführten Abschnitt aus RÖSEs "Germanendämmerung" paßt: "Die besondere Geistesanlage der Juden, ihre durch die tyrannische Vorherrschaft des Willens herbeigeführte Phantasielosigkeit, hat sie zu einem sehr eigentümlichen a b s t r a k t e n M a t e r i a l i s m u s geführt." (Chamberlain 1922, Bd. 1, S. 250)

142. Das bekannteste Beispiel populärer bürgerlicher Kirchenkritik in dieser Zeit war eine Schrift von OTTO VON CORVIN-WIERSBITZKI (1812 - 1886), die seit der zweiten Auflage (1869) unter dem Titel "Pfaffenspiegel" erschien.

143. In einer Analyse der Wurzeln der Blut-und-Boden-Politik heißt es zur Religionsauffassung der Nordischen Bewegung: "A pantheistic religious feeling replaced organised religion for Darrē and his circle ... A naturistic holism was seen as compatible with the commitment for rationalism and the scientific approach. It is interesting to compare here the pre-First World War pantheistic rationalism of Haeckel, the biologist, and founder of the Monist League." (Bramwell 1985, S. 60)

144. "Wenn D a r w i n s Lehre kein leeres Hirngespinst ist, dann kann dem vierten Stande trotz der vorhandenen Theilbegabungen n i e m a l s die Führerschaft oder gar (wie der Sozialistenpapst Karl Marx meint) die D i k t a - t u r in der Gesellschaft zufallen, und wenn der vierte Stand je einmal mittelst Anwendung der rohen Gewalt einen Erfolg erringen sollte, dann würde es nur ein Eintagserfolg sein. Die Leute von Talent in den anderen Ständen und in seiner eigenen Mitte würden bald wieder obenauf kommen, und die 'natürliche Auslese' könnte von vorne beginnen." (Ammon 1891, S. 76)

145. Der Begriff Panmixie war von WEISMANN geprägt worden. Er bedeutete 'allgemeine Vermischung' und wurde mit dem Gegenteil von Auslese gleichgesetzt. Das klassische Beispiel für Panmixie war der Grottenolm (Proteus anguineus), bei dem im Laufe der Stammesentwicklung von den Augen nur funktionslose Rudimente zurückgeblieben waren, weil die Sehfähigkeit bei den in ständiger Dunkelheit lebenden Amphibien keinen Auslesefaktor darstellte. (vgl. Ammon 1891, S. 97)

146. Äußerst plastisch stellte RÖSE dar, welche Schäden Zahnärzte nach seiner Meinung anrichteten, die 'nur' Krankheiten im Zahn- und Kieferbereich behandelten: "Gar manches schlecht bezahnte junge Mädchen würde trotz reichlicher Geldmittel infolge ihres häßlichen Aussehens nicht zur Ehe gelangen und würde die Anlage ihrer schlechten Zähne nicht weiter vererben, wenn wir Zahnärzte sie nicht verschönt hätten. Gar mancher schlecht bezahnte und zugleich allgemein entartete junge Mensch würde zu seinem eigenen und der Menschheit Heile besser in jungen Jahren einer wohltätigen Krankheit zum Opfer fallen, oder würde Junggeselle bleiben, als daß er, durch unsere Kunst verschönt und notdürftig am Leben erhalten, zur Ehe gelangt und noch stärker entartete Kinder zeugt, die nur sich und anderen Leuten zur Last leben und das Entartungsniveau des ganzen Volkes erhöhen." (Röse 1912, S. 4f.)

147. In den USA fand RÖSEs Artikel entsprechende Beachtung. Er erschien in vollständiger Übersetzung unter dem Titel "The fundamental causes of dental deterioration, and the supreme aims of dental hygiene" noch im gleichen Jahr im "Dental Cosmos". (vgl. Röse 1912 I)

148. Milch war nach RÖSEs Meinung eine notwendige Ergänzung zur Kartoffel als Hauptnahrungsmittel, weil es dieser an Kalk mangelte. - Zur Erhöhung der Milchproduktion empfahl er eine Umstellung der Viehwirtschaft von der Schweinemast auf die Milchviehhaltung. (Slg.R. 74h)

149. VON LIEBIG hatte entsprechende Erfahrungen gemacht: Sein Versuch, in München Vollkornbrot einzuführen, war kläglich gescheitert. (vgl. von Liebig 1874, S. 132) Er schrieb dazu: "Die grosse Masse hat zuletzt in Sachen der Gewohnheit einen harten Kopf, härter als ein Schmiede-Ambos, auf den ein paar tausend Schläge erst einen merklichen Eindruck machen, und obwohl die Ernährungsgesetze so einfach sind, dass sie ein Knabe versteht, so mag es doch noch lange dauern, ehe sie den wissenschaftlichen Erwerb zu ihrem Besten verwerthen gelernt hat." (ebenda, S. 131)

150. Einer der wenigen gelungenen Versuche zur Ernährungsreform in Deutschland war die Einführung des Vollkornbrots. Unterstützt von KUNERT hatte RÖSE die 'Brotfrage' im ersten Jahrzehnt unseres Jahrhunderts in den Kreis der Zahnärzte getragen. Im Jahre 1932 wurde eine "Forschungsgemeinschaft für Roggenbroternährung (Forrog)" gegründet, der neben Schulzahnärzten auch mehrere Ernährungsexperten, darunter RÖSEs Mitstreiter BERG, angehörten. (vgl. Nickol; Schenkel 1989, S. 321) Die "Forrog" bildete einen Ausgangspunkt für die "Reichsvollkornbrotaktion", die mit staatlicher Unterstützung, forciert in den Kriegsjahren, für die Propagierung und Verbreitung verschiedener Arten von Vollkornbrot, wie z.B. Knäckebrot (vgl. oben, S. 84) sorgte. (vgl. Proctor 1988, S. 235 - 237)

151. Das genaue Datum der Zusammenkunft geht weder aus RÖSEs

Manuskript der "Richtlinien für die Förderung der nordischen Rassenbewegung in Deutschland" (Slg.R. 120) hervor, noch aus der geringfügig überarbeiteten Fassung, die als Typoskript (Slg.R. 121) vorliegt. Der Zeitpunkt kann nur von einem an RÖSE adressierten Briefumschlag abgeleitet werden, der beide Schriftstücke enthielt. Der Umschlag trägt den Vermerk "Richtlinien für Rassenbewegung" von RÖSEs Hand, und die Marken sind mit einem Stempel des Postamts "Berlin-Tempelhof 1" vom 2.4.1929 entwertet. (Slg.R. 119)

152. "Freilich ist es das Endziel der ganzen nordischen Rassenbewegung, die nordischen Menschen aller Länder einander nahe zu führen, um schließlich einen nordischen Weltbund aller noch leidlich rassenreinen nordischen Menschen herbeizuführen. Aber das ist vorläufig noch ein Ziel auf weite Sicht ... Immerhin sollten die einzelnen Führer der nordischen Bewegung in Deutschland nach Möglichkeit versuchen, mit den Führern anderer Länder persönlich Fühlung zu nehmen ..... /Internationale Kongresse, der Verf./ werden später kommen, aber erst dann, sobald die nordische Bewegung überall so stark geworden ist, daß sie die Öffentlichkeit nicht mehr zu scheuen braucht und ihren Gegenern offen Trotz bieten kann." (Slg.R. 121, Bl. 1r - 2r)

153. In RÖSEs handschriftlichem Entwurf stand an dritter Stelle der Mitgliederliste "Dr. v. Lanz-Liebenfels als Führer der ältesten nordischen Vereinigung.". (Slg.R. 120, Bl. 2r) Der Vermerk ist von fremder Hand gestrichen und dafür DARREs Name eingesetzt worden.

154. AMMON bemerkte zu dieser Frage: "Der Rückstrom von den Städten nach dem Lande wäre nichts weniger als günstig für die Gesammtheit. Die städtischen Arbeiter würden ihre auf eine höhere Stufe der Kultur zugeschnittenen Gewohnheiten auf das Land hinaustragen und die einfachen Sitten der bäuerlichen Bevölkerung untergraben. Auch die städtischen Laster würden mit verpflanzt werden und die

Gesundheit der naturgemässen, genau angepassten I n s t i n c t e des Landvolkes anstecken. Das hiesse aber die Q u e l l e vergiften, aus welcher die Menschheit ihre besten Kräfte zieht ..." (Ammon 1893, S. 318)

155. Es scheint allerdings Siedlungsprojekte gegeben zu haben, die in die Praxis umgesetzt wurden. So stand beispielsweise der Verlag Frei-Deutschland, in dem RÖSEs Schrift "Germanendämmerung?" erschien, mit einer "Freiland-Siedlung Donnershag" in Sontra/Hessen in Verbindung. (vgl. Röse 1920, hinterer Innendeckel)

Literaturverzeichnis

Anmerkung:

Bei der Angabe der Zeitschriftenartikel im zweiten Teil des Literaturverzeichnisses (Primärliteratur) wurde versucht, die Zeitschriftenabkürzungen zu vereinheitlichen. Als Vorlage diente das "Verzeichnis der Zeitschriftenabkürzungen für die Jahre 1915 bis 1931. /Index der deutschen zahnärztlichen Literatur und zahnärztlichen Bibliographie./ - Hrsg. Richard Hesse. - o.O.u.J.". In Ausnahmefällen wurde auf eine Abkürzung verzichtet.
Es folgen die Auflösungen für die Abkürzungen häufig auftretender zahnärztlicher Zeitschriften:
DMfZ. - Deutsche Monatsschrift für Zahnheilkunde
D.V.Z. - Deutsche Vierteljahrsschrift für Zahnheilkunde
D.z.W. - Deutsche zahnärztliche Wochenschrift
Ö.-U.V.f.Z. - Österreichisch-Ungarische Vierteljahrsschrift für Zahnheilkunde
Verh.dtsch.odont.Ges. - Verhandlungen der deutschen odontologischen Gesellschaft
Z.M. - Zahnärztliche Mitteilungen

1. Dokumente und Archivalien

EA 479 /5 - 6/ - Brief RÖSEs an ABDERHALDEN vom 19.6.1938, 2 Bl., Archiv der Deutschen Akademie der Naturforscher Leopoldina, Halle, im Nachlaß Emil Abderhalden, Mappe Nr. 479

EA 479 /8/ - Postkarte RÖSEs an ABDERHALDEN vom 9.7.1938, ebenda

E.A. 669 - "Dr. Roese. (N-Bestimmungen.)", Mappe mit den handschriftlichen Ergebnissen der Stickstoffanalysen von Harn- und Kotproben, durchgeführt vom April 1932 bis Juni 1935, ebenda, Mappe Nr. 669

EA 762 /1 - 3/ - Brief RÖSEs an ABDERHALDEN vom 13.10.1935, 3 Bl., ebenda, Mappe Nr. 762

EA 767 /1/ - Brief VOGELs an ABDERHALDEN vom 7.3.1944,

1 Bl., ebenda, Mappe Nr. 767

EA 767 /2 - 4/ - Brief VOGELs an ASTEL vom 6.3.1944, 3 Bl., ebenda, Mappe Nr. 767

E.H.H. 8.8.1889 - Postkarte von RÖSE u.a. an HAECKEL vom 8.8.1889, im Bestand des Ernst-Haeckel-Hauses der Friedrich-Schiller-Universität Jena, mitgeteilt durch Frau Dr. E. Krauße in einem Brief an den Verf. vom 20.12.1989

Sekt. Stom. Erfurt, 4.1.1922 - RÖSE, Carl: Die Concrescenstheorie im Lichte einer philosophischen Idee. ("Eing. 4.I.22 N° 224"), Ms, 16 Bl., Bibliothek der Sektion Stomatologie der Medizinischen Akademie Erfurt

Slg.R. 1 - Maturitätszeugnis von RÖSE vom 24.3.1884, Sammlung Dr. Romeick 1

Slg.R. 2 - Duplikat des Militair-Passes von RÖSE von 1884, Sammlung Dr. Romeick 2

Slg.R. 3 - Dienst-Zeugnis von RÖSE vom 1.10.1884, Sammlung Dr. Romeick 3

Slg.R. 4 - Zeugnis über die ärztliche Vorprüfung von RÖSE vom 3.3.1886, Sammlung Dr. Romeick 4

Slg.R. 5 - Promotionsurkunde von RÖSE vom 16.5.1888, Sammlung Dr. Romeick 5

Slg.R. 6 - Urkunde über die Ernennung zum Hofzahnarzt von RÖSE vom 18.3.1895, Sammlung Dr. Romeick 6

Slg.R. 7 - Empfehlungsschreiben VON KUPFFERs für RÖSE vom 27.9.1898, Sammlung Dr. Romeick 7

Slg.R. 8 - Ernennungsurkunde zum korrespondierenden Mitglied der Gesellschaft Schwedischer Zahnärzte für RÖSE vom 20.3.1902, Sammlung Dr. Romeick 8

Slg.R. 74 a - h - RÖSE, Carl: 4 Jahre an und unter der Grenze des Eiweissmindestbedarfes. Ms, 5 Dbl., 1 Bl., 2 Dbl., o.J., Sammlung Dr. Romeick 74

Slg.R. 94 - Brief WOLFFs an RÖSE vom 14.12.1934, Sammlung Dr. Romeick 94

Slg.R. 95 - Brief von SPATZ an RÖSE vom 17.4.1935, Sammlung Dr. Romeick 95

Slg.R. 96 - Brief GREITEs an RÖSE vom 17.5.1935, Sammlung Dr. Romeick 96

Slg.R. 97 a - c Brief ABDERHALDENs an RÖSE vom 26.4. 1935, 3 Bl., Sammlung Dr. Romeick 97

Slg.R. 116 - RÖSE, Carl: Was nun?, Ms, 2 Bl., o.J., Sammlung Dr. Romeick 116

Slg.R. 118, 1 - 47 - RÖSE, Carl: Vom Evangelium der nordischen Rasse, Typoskript, 47 Bl., o.J., Sammlung Dr. Romeick 118

Slg.R. 119 - Briefumschlag ("Richtlinien für Rassenbewegung"), 2.4.1929, Sammlung Dr. Romeick 119

Slg.R. 120 - RÖSE, Carl: Richtlinien für die Förderung der nordischen Rassenbewegung in Deutschland. Ms, 12 Bl., o.J., Sammlung Dr. Romeick 120

Slg.R. 121 - RÖSE, Carl: Richtlinien für die Förderung der nordischen Rassenbewegung in Deutschland. Typoskript, 14 Bl., o.J., Sammlung Dr. Romeick 121

Slg.R. 174 - Die Goethe-Medaille für Hofrat Dr. Röse. Zeitungsausschnitt, o.O.u.J., Sammlung Dr. Romeick 174

Slg.R. 196 - Brief VOGELs an RÖSE vom 15.4.1944, Sammlung Dr. Romeick 196

Slg.R. 212 - Brief ABDERHALDENs an RÖSE vom 18.4.1944, Sammlung Dr. Romeick 212

Slg.R. 230 - Brief SAUCKELs an RÖSE vom 15.4.1944, Sammlung Dr. Romeick 230

Slg.R. 239 - Auszug aus dem Taufregister der Ev.-Lutherischen Kirche St. Gumberti in Clingen, Jg. 1864, Nr. 8, (ausgestellt am 26.4.1978), Sammlung Dr. Romeick 239

Slg.R. 267 - Verleihungsurkunde der Goethe-Medaille für Kunst und Wissenschaft an RÖSE vom 17.4.1944, Fotografie, Sammlung Dr. Romeick 267

Slg.R. 277 - Brief von EULER an RÖSE vom 8.10.1935, Fotografie, Sammlung Dr. Romeick 277

UA Jena, WS 1885/86 Best. G I, Nr. 291 - Teilnehmerliste an den Präparierübungen, Universitätsarchiv der Friedrich-Schiller-Universität Jena, mitgeteilt durch Frau Dr. Arnold in einem Brief an den Verf. vom 6.7.1990

UA Jena, WS 1884/85 Best. G I, Nr. 283, 285 - Vorlesungsverzeichnis für WS 1884/85, Universitätsarchiv der Friedrich-Schiller-Universität Jena, mitgeteilt durch Frau Dr. Arnold s.o.

UA Jena, WS 1885/86 Best. G I, Nr. 290, 293 - Vorlesungsverzeichnis für WS 1885/86, Universitätsarchiv der Friedrich-Schiller-Universität Jena, mitgeteilt durch Frau Dr. Arnold s.o.

2. Primärliteratur

Abderhalden 1915 - ABDERHALDEN, Emil: Lehrbuch der physiologischen Chemie in Vorlesungen. - 3. Aufl. - Berlin und Wien: Urban und Schwarzenberg, 1915

Abderhalden et al. 1915 - ABDERHALDEN, Emil: EWALD, Gottfried; FODOR, Andor: RÖSE, Carl: Versuche über den Bedarf an Eiweiss unter verschiedenen Bedingungen. Ein Beitrag zum Problem des Stickstoffminimums. - In: A.f. (ges.) Physiol. - 160 (1915). - S. 511 - 521

Adloff 1899 - ADLOFF, P.: Ueber den gegenwärtigen Stand unserer Kenntnisse von den Dentitionen. - In: DMFZ. - 17 (1899). - S. 457 - 470

Ammon 1890 - AMMON, Otto: Anthropologische Untersuchungen der Wehrpflichtigen in Baden. - Hamburg: Verlagsanstalt und Druckerei A.-G. (vormals J.F. Richter), 1890. - (Slg. gemeinverständl.

wiss. Vorträge, hrsg. von R. Virchow und W. Wattenbach, N.F., V. Serie, Heft 101)

Ammon 1891 - ders.: Der Darwinismus gegen die Sozialdemokratie. Anthropologische Plaudereien. - Hamburg: Verlagsanstalt und Druckerei A.-G. (vormals J.F. Richter), 1891

Ammon 1893 - ders.: Die natürliche Auslese beim Menschen. Auf Grund der Ergebnisse der anthropologischen Untersuchungen der Wehrpflichtigen in Baden und anderer Materialien. - Jena: Gustav Fischer, 1893

Ammon 1894 - ders.: Die Bedeutung des Bauernstandes für den Staat und die Gesellschaft. - Berlin: Trowitzsch und Sohn, 1894

Ammon 1895 - ders: Die Gesellschaftsordnung und ihre natürlichen Grundlagen. Entwurf einer Sozial-Anthropologie zum Gebrauche für alle Gebildeten, die sich mit sozialen Fragen befassen. - Jena: Gustav Fischer, 1895

Ammon 1895 I - ders.: Die Gedankenwerkstätte des Fürsten Bismarck. - In: Tägliche Rundschau. Unterhaltungsbeilage. - (1895) 71. - S. 282f. und 72. - S. 286f.

Ammon 1895 II - ders.: Fürst Bismarcks Haupt und die Schädelmeßkunst. - In: Tägliche Rundschau. Unterhaltungsbeilage. - (1895) 98. - S. 389f. und 99. - S.394

Ammon 1899 - ders.: Zur Anthropologie der Badener. Bericht über die von der anthropologischen Kommission des Karlsruher Altertumsvereins an Wehrpflichtigen und Mittelschülern vorgenommenen Untersuchungen. - Jena: Gustav Fischer, 1899

Ammon 1906 - ders.: Die Bedeutung des Bauernstandes für den Staat und die Gesellschaft. Sozialanthropologische Studie. - Zweite vom Verfasser durchgesehene Auflage. - Berlin: Trowitzsch & Sohn, 1906

Ammon 1910 - ders.: Die gesunden Gebisse vorgeschichtlicher Menschen und die Zahnverderbnis der Gegenwart. Versuch einer Erklärung. - In: Politisch-anthropologische Revue. - 9 (1910). - S. 161 - 169

Baume 1882 - BAUME, Robert: Versuch einer Entwickelungsgeschichte des Gebisses. - Leipzig: Arthur Felix, 1882. - (Erster Theil von: Odontologische Forschungen)

von Borosini 1911 - BOROSINI, A. von: Vorwort zu Fletcher 1911 (siehe dort). - S. V - XI

Brauchle 1937 - BRAUCHLE, Alfred: Naturheilkunde in Lebensbildern. - Leipzig: Ph. Reclam jun., 1937

Brauchle 1944 - ders.: Grosse Naturärzte. - Leipzig: Ph. Reclam jun., 1944

Brockhaus 1901ff. - Brockhaus' Konversations-Lexikon. - Berlin und Wien: F.A. Brockhaus, 1901ff.

Brubacher 1893 I - /BRUBACHER; Rez.:/ C. Röse: Ueber Entstehung und Formabänderung der menschlichen Molaren. (Anatom. Anzeiger 1892, Nr. 13 u. 14, S. 392 - 421). - In: DMfZ. - 11 (1893). - S. 44f.

Brubacher 1893 II - /BRUBACHER; Rez.:/ Willy Kükenthal (Jena). Einige Bemerkungen über die Säugethierbezahnung. (Anatom. Anzeiger, Juli 1891, Nr. 13). - In: DMfZ. - 11 (1893). - S. 43f.

von Bunge 1900 - BUNGE, Gustav von: Die zunehmende Unfähigkeit der Frauen ihre Kinder zu stillen. - 1. Aufl. - München: Ernst Reinhardt, 1900

von Bunge 1907 - ders.: dass. - Fünfte, durch neues statistisches Material vermehrte Auflage. - München: Ernst Reinhardt, 1907

Burckhardt 1892 - /BURCKHARDT; Rez.:/ Röse: Ueber die Entwicklung der Zähne des Menschen. (Archiv für mikroskopische Anatomie 1891, 38. Bd., S. 447). - In: DMfZ. - 10 (1892). - S. 410

Busch 1894 - BUSCH, Friedrich: Ueber niedere Menschenrassen

mit Vorführung einiger menschlicher Rassenschädel. - In. Verh.dtsch.odont.Ges. - 5 (1894). - S. 93 - 164

Chamberlain 1922 - CHAMBERLAIN, Houston Steward: Die Grundlagen des neunzehnten Jahrhunderts. - 2 Bde. - 14. Aufl. - München: F. Bruckmann, 1922

Chittenden 1916 - CHITTENDEN, Russell H.: Ökonomie in der Ernährung. - Dtsch. von Suchier. - 2. Aufl. - München: Otto Gmelin, 1916

Cope 1898 - COPE, Edward D.: Syllabus of Lectures on the Vertebrata. - Philadelphia: University of Pennsylvania, 1898

Cuvier 1810 - CUVIER, George: Vorlesungen über vergleichende Anatomie ... Gesammelt und unter seinen Augen herausgegeben von G.L. Düvernoy ... Dritter Theil, welcher die Organe der Verdauung enthält. Uebersetzt und mit Anmerkungen und Zusätzen vermehrt von I.F. Meckel ...- Leipzig: Paul Gotthelf Kummer, 1810

Darwin /1872/ - DARWIN, Charles: Die Entstehung der Arten durch natürliche Zuchtwahl. - Aus dem Englischen /der 6. Auflage von 1872/ übers. von Carl W. Neumann. - Leipzig: Ph. Reclam jr., 1980. - (RUB 831)

Escher 1938 - ESCHER, O.: Hofrat Dr.med. Carl Röse zum 50jährigen Promotions-Jubiläum am 15. Mai 1938. - In: Z.M.. - 29 (1938). - S. 372 - 376

Fenchel 1893 - FENCHEL, Ad.: Zahnärztliche Thätigkeit in Volksschulen. - In: DMfZ. - 11 (1893). - S. 462 - 465

Fenchel 1893 I - ders.: Odontologische Schädelmessungen. - In: DMfZ. - 11 (1893). - S. 429 - 439

Fenchel 1894 - ders.: Ueber die Versorgung von Volksschulkindern mit zahnärztlicher Hilfe. (Vortrag, gehalten am 13. August 1894 auf dem internationalen zahnärztlichen Congress zu Kopenhagen.). - In: DMfZ. - 12 (1894). - S. 361 - 368

Fenchel 1900 - ders.: Die "Mellin-Stiftung" in Hamburg, ihr Zweck und ihre Einrichtung. - In: GROOT, H.: Dritter internationaler zahnärztlicher Congress, Paris, 8. bis 14. August 1900. - In: DMfZ. - 18 (1900). - S. 426 - 429; 512 - 521; 570 - 575. - bes.: S. 515f.

Fischer 1914 - FISCHER, Alfons: Gesundheitspolitik und Gesundheitsgesetzgebung. - Berlin und Leipzig: G.J. Göschen, 1914. - (Slg. Göschen, 749)

Fletcher 1911 - FLETCHER, Horace: Die Eßsucht und ihre Bekämpfung. - Autorisierte deutsche Bearbeitung nebst Zusätzen von Dr. A. v. Borosini. - Dresden: Holze & Pahl, 1911

Flinzer 1905 - FLINZER, Rudolph: Die Medizinal-Gesetze und Verordnungen des Königreichs Sachsen. - 2 Bde. - 2. Aufl. - Leipzig: Arthur Roßberg, 1905. - (Juristische Handbibliothek, 172 und 173)

Förberg 1900 - FÖRBERG, Elof: Welchen Einfluß üben Nahrungsmittel und das Trinkwasser auf die Entwicklung und den Bestand der Zähne aus? - In: Odont. Blätter. - (1900) 24.; (1900 - 1901) 1 und 3. - (zit. nach PORT: Index der deutschen zahnärztlichen Literatur und zahnärztliche Bibliographie /bis 1902/. - Heidelberg: Heidelberger Verlagsanstalt, 1910. - S. 581)

Gegenbaur 1874 - GEGENBAUR, Carl: Grundriss der vergleichenden Anatomie. - Leipzig: Wilhelm Engelmann, 1874

Gegenbaur 1901 - GEGENBAUR, Carl: Erlebtes und Erstrebtes. - Leipzig: W. Engelmann, 1901

Giebel 1852 - GIEBEL, C./hristian/ G./ottfried/: Allgemeine Palaeontologie. ... I. Abtheilung: Palaeozoologie. - 2. Auflage. - II. Abtheilung: Palaeophytologie. - Leipzig: Ambrosius Abel, 1852

Giebel 1855 - ders.: Odontographie. Vergleichende Darstellung des Zahnsystems der lebenden und fossilen Wirbelthiere. - Leipzig: Ambrosius Abel, 1855

Goethe 1840 - GOETHEs sämmtliche Werke in vierzig Bänden. - Stuttgart und Tübingen: J.G. Cotta, 1840

Groot 1901 - GROOT, H.: Dritter internationaler zahnärztlicher Congress, Paris, 8. bis 14. August 1900. - In: DMfZ. - 19 (1901). - S. 32 - 37

Günther 1933 - GÜNTHER, Hans F.K.: Kleine Rassenkunde des deutschen Volkes. - 3. Aufl. - München: J.F. Lehmann, 1933

Haderup 1894 - HADERUP, Viktor: Internationale zahnärztliche Versammlung zu Kopenhagen, den 13. und 14. August 1894. - In: DMfZ. - 12 (1894). - S. 389 - 394 und S. 429 - 438

Haeckel 1866 - HAECKEL, Ernst: Generelle Morphologie der Organismen. - 2 Bde. - Berlin: Georg Reimer, 1866

Haeckel 1868 - ders.: Ueber die Entstehung und den Stammbaum des Menschengeschlechts. Zwei Vorträge. - Berlin: C.G. Lüderitz'sche Verlagsbuchhandlung A. Charisius, 1868. - (Sammlung gemeinverständlicher wissenschaftlicher Vorträge, Serie III, Heft 52/53)

Haeckel 1895 - ders.: Systematische Phylogenie. Entwurf eines natürlichen Systems der Organismen auf Grund ihrer Stammesgeschichte. - Dritter Theil: Systematische Phylogenie der Wirbelthiere (Vertebrata). - Berlin: Georg Reimer, 1895

Haeckel 1905 - ders.: Ueber die Biologie in Jena während des 19. Jahrhunderts. - In: Jenaische Z. Naturwiss. - 39, N.F. 32 (1905). - S. 713 - 726

Haeckel 1920 - ders.: Die Welträtsel. - 12. Aufl. - Stuttgart: Alfred Kröner, 1920

Haeckel 1922 - ders.: Über den Ursprung des Menschen. Vortrag, gehalten auf dem vierten internationalen Zoologen-Kongress in Cambridge am 26. August 1898. Mit einem Nachwort über phyletische Anthropologie. - 13. Aufl. - Leipzig: Alfred Kröner, 1922

O. Hertwig 1874 - HERTWIG, Oscar: Ueber das Zahnsystem der Amphibien und seine Bedeutung für die Genese des Skelets der Mundhöhle. - In: A.f.mikr. Anat.. - 11 (1874). - Supplementheft.

O. Hertwig 1888 - ders.: Lehrbuch der Entwicklungsgeschichte des Menschen und der Wirbelthiere. - Jena: Gustav Fischer, 1888

O. Hertwig 1909 - ders.: Der Kampf um Kernfragen der Entwicklungs- und Vererbungslehre. - Jena: Gustav Fischer, 1909

O. Hertwig 1910 - ders.: Die Elemente der Entwicklungslehre des Menschen und der Wirbeltiere. - 4. Aufl. - Jena: Gustav Fischer, 1910

Hesse 1886 - HESSE, Friedrich Louis: Zahncaries bei Bäkkern. - In: DMfZ. - 7 (1886). - S. 238f.

Hesse 1905 - ders.: Das zweite Jahrzehnt des zahnärztlichen Instituts der Universität Leipzig. - In: DMfZ. - 23 (1905). - S. 277 - 288

Hindhede 1911 - HINDHEDE /,Mikkel/ : Mein Ernährungs-System. Eine Umwälzung und Verbilligung unsrer Ernährung. Mit einem Muster-Kochbuch. - Berlin und Leipzig: W. Vobach & Co., 1911

Hufeland /1823/ - HUFELAND, Chr./istoph/ Wilh./elm/: Makrobiotik oder Die Kunst das menschliche Leben zu verlängern./Text der 5. Aufl. von 1823/. - Hrsg. P. Dittmar. - Leipzig: Ph. Reclam jun., 1905

A. von Humboldt /1844/ - HUMBOLDT, Alexander von: Kosmos. Entwurf einer physischen Weltbeschreibung. -

4 Bde. - Stuttgart: J.G. Cotta, o.J.

Jahresbericht 1893 - Jahresbericht des Vereins badischer Zahnärzte über das Jahr 1893. - In: Beibl. DMfZ. - 34 (1894). - S. 42f.

Jahresbericht 1893/94 - Jahresbericht des Zahnärztlichen Vereins in Hamburg. - In: Beibl. DMfZ. - 34 (1894). - S. 71 - 73

Jessen 1901 - JESSEN, Ernst: Zahnhygienische Forderungen. - In: DMfZ. - 19 (1901). - S. 211 - 218

Jesssen 1904 - ders.: Mitteilungen aus der Straßburger Schulzahnklinik. - In: KÖHLER; SCHAEFFER-STUCKERT: Bericht über die 43. Jahresversammlung des Central-Vereins Deutscher Zahnärzte zu Straßburg am 24. bis 26. Mai 1904. - In: DMfZ. - 22 (1904). - S. 397 - 441. - bes. S. 418 - 422

Jung 1894 I - /JUNG; Rez.:/ (Witthaus: Über die Vererbung erworbener Eigenschaften und den Einfluss der Cultur auf das menschliche Gebiss. - In:) Verhandlungen der odontologischen Gesellschaft. Bd. VI, Heft 1 und 2. - In: DMfZ. - 12 (1894). - S. 439 - 446. - bes. S. 439f.

Jung 1894 II - /JUNG; Rez.:/ (Busch: Über die Schädelbildung bei niederen Menschenrassen. - In:) Verhandlungen der deutschen odontologischen Gesellschaft. Bd. VI, Heft 1 und 2. - In: DMfZ. - 12 (1894). - S. 439 - 446. - bes. S. 440f.

Kielhauser 1900 - KIELHAUSER, Hubert: Die Ursache der Zahncaries. - In: DMfZ. - 18 (1900). - S. 345 - 366

Kirchner 1903 - KIRCHNER, Martin: Der Zahnarzt als Hygieniker. - In: DMfZ. - 21 (1903). - S. 125 - 141

Kiszkalt 1931 - KISZKALT, K.: Ernährung. - In: Handwörterbuch der psychischen Hygiene. - Hrsg. O. Bunke u.a. - Berlin und Leipzig: Walter De Gruyter, 1931. - S. 45 - 52

Kleine Mitteilungen 1907 - Kleine Mitteilungen. Schulzahnklinik. - In: DMfZ. - 25 (1907). - S. 192

Kleine Mittheilungen 1900 - Kleine Mittheilungen. Wissenschaftliche Centralstelle für Zahnhygiene. - In: DMfZ. - 18 (1900). - S. 575f.

Köhler; Schaeffer-Stuckert 1906 - KÖHLER, Otto; SCHAEFFER-STUCKERT /,Fritz/: Verhandlungen der 45. Jahresversammlung des Central-Vereins Deutscher Zahnärzte. Dresden vom 4. - 6. August 1906. - In: DMfZ. - 24 (1906). - S. 533 - 592

Kügelgen 1925 - KÜGELGEN, Wilhelm von: Erinnerungen 1802 - 1867. Zweiter Band: Zwischen Jugend und Reife des Alten Mannes 1820 - 1840. - Leipzig: Koehler & Amelang, 1925

Kühns 1893 - KÜHNS, Carl: Anstellung von Schul-Zahnärzten. - In: Beibl. DMfZ. - 33 (1893). - S. 74 - 76

Kühns 1898 - ders.: Bericht über die Untersuchung von 400 Schulkindern zu Hannover. - In: FRIEDEMANN: Bericht über die 32. Versammlung des Zahnärztlichen Vereins für Niedersachsen am 6. Februar 1898 zu Hannover. - In: DMfZ. - 16 (1898). - S. 303 - 324. - bes. S. 316 - 324

Kükenthal 1891 - KÜKENTHAL, Willy: Einige Bemerkungen über die Säugetierbezahnung. - In: Anat.Anz. - 6 (1891). - S. 364 - 370

Kükenthal 1892 - ders.: Ueber die Entstehung und Entwicklung des Säugetierstammes. - In: Biol. Centralblatt. - 12 (1892). - S. 400 - 413

Kükenthal 1893 - ders.: Vergleichend-anatomische und entwicklungsgeschichtliche Untersuchungen an Walthieren. - 2. Theil. - Jena: Gustav Fischer, 1893. - (Denkschriften der Medicinisch-naturwissenschaftlichen Gesellschaft zu Jena. Dritter Band)

Kunert 1901 - KUNERT, Alfred: Die Zahncaries bei Bäckern und Conditoren. - In: DMfZ. - 19 (1901). - S. 351 - 357; S. 426 - 444; S. 454 - 468

Kunert 1935 - KUNERT /,Alfred/: Zur Brotfrage. - In:

Forrog-Bl. - 2 (1935). - Sp. 17 - 24

Lahmann 1897 - LAHMANN, Heinrich: Die diätetische Blutentmischung (Dysämie) als Grundursache aller Krankheiten. - 7. Aufl. - Leipzig: Otto Spamer, 1897

Leche 1895 - LECHE, Wilhelm: Zur Entwicklung des Zahnsystems der Säugethiere, zugleich ein Beitrag zur Stammesgeschichte dieser Thiergruppe. - Erster Theil: Ontogenie. - Stuttgart: Erwin Nägele, 1895. - (Bibliotheca zoologica, Hrsg. R. Leuckart und C. Chun, Heft 17)

Leche 1900 - ders.: Mammalia /Bogen 37 - 73/. - In: Dr. H.G. Bronn's Klassen und Ordnungen des Thier-Reichs,... Sechster Band, V. Abtheilung, Band 1. - Leipzig: C.F. Winter'sche Verlagshandlung, 1874 - 1900

Leche 1902 - ders.: Zur Entwicklung des Zahnsystems der Säugethiere, zugleich ein Beitrag zur Stammesgeschichte dieser Thiergruppe. - Zweiter Theil: Phylogenie. - Erstes Heft: Die Familie der Erinaceidae. - Stuttgart: Erwin Nägele, 1902. - (Zoologica. Hrsg. Carl Chun, Heft 37)

Lichtenfelt 1913 - LICHTENFELT: Die Geschichte der Ernährung. - Berlin: Georg Reimer, 1913

von Liebig 1865 - LIEBIG, Justus von: Chemische Briefe. Wohlfeile Ausgabe. - Leipzig und Heidelberg: C.F. Winter, 1865

von Liebig 1874 - ders.: Reden und Abhandlungen. - Leipzig und Heidelberg: C.F. Winter 1874

Lipschitz 1897 - LIPSCHITZ, M.: Beiträge zur Cariesfrequenz bei Schulkindern und Bekämpfung der Caries. - In: ders.: Bericht über den XII. Internationalen Medicinischen Congress zu Moskau. 19. - 26. August 1897. - In: DMfZ. - 15 (1897). - S. 445 - 461; S. 507 - 515; S. 546 - 559. - bes. S. 451 - 461

Lührse 1899 - LÜHRSE, L.: Die Verbreitung der Zahncaries

bei den verschiedenen Gewerbetreibenden. - In: DMfZ. - 17 (1899). - S. 249 - 258

Magitôt 1867 - MAGITOT, Émile: Rêcherches ethnologiques et statistiques sur les altérations du système dentaire. - In: Bull.Soc.Anthrop. Paris. - (1867). - (zit. nach Röse 1904 V, S. 12)

Michel 1897 - MICHEL, A.: Untersuchungen über den Fluorgehalt normaler und cariöser Zähne. - In: DMfZ. - 15 (1897). - S. 332 - 338

Miller 1884 - MILLER, Willoughby Dayton: Die Pilze der Zahncaries, ihr Reinzüchten und ihre pathogenen Eigenschaften. - In: Bericht über die am 4., 5. und 6. August 1884 in Berlin abgehaltene XXII. Jahresversammlung des Central-Vereins deutscher Zahnärzte /Dritter Sitzungstag, Mittwoch, den 6. August 1884/. - In: DMfZ. - 2 (1884). - S. 481 - 486

Miller 1889 - ders.: Die Mikroorganismen der Mundhöhle. - Leipzig: Georg Thieme, 1889

Mitteldtsch. Ill. 1939 - Hofrat Dr.med. Carl Röse ... - In: Mitteldeutsche Illustrierte. - (1939) 16. - S. 8

Mitteldtsch. Zeitg. 1939 - Hochalpinist mit 75 Jahren! - In: Mitteldeutsche Zeitung. - (1939) 88.

Möller 1920 - MÖLLER, Siegfried: Wege zur körperlichen und geistigen Wiedergeburt. Alte und neue bewährte und begründete Methoden zur Wiedererlangung der Gesundheit. - Berlin: Otto Salle, 1920

Mummery 1870 - MUMMERY, John R.: Ueber die Beziehungen der Zahnkaries bei den alten Bewohnern Britanniens und noch bestehenden Urracen zu deren Nahrungsmitteln und socialen Zuständen. - In: D.V.Z.. - (1870). - S. 85. - (zit. nach Port: Index der deutschen zahnärztlichen Literatur und zahnärztliche Bibliographie /bis 1902/. - Heidelberg: Heidelberger Verlagsanstalt, 1910. - S. 589)

Niemeyer 1899 - /NIEMEYER, Heinrich; Rez.:/ Dr.med. Bartels (Freiburg i.Br.): Die Ergebnisse meiner Schul- und Militär-Untersuchungen in Freiburg i.Br. und dessen Umgebung. (Schweizerische Vierteljahresschrift für Zahnheilkunde. Band VII. Nr. 4 Oktober 1897.). - In: DMfZ. - 17 (1899). - S. 85 - 90

Osborn 1898 - OSBORN, Henry Fairfield: The Life And Works Of Cope. Illustrating The Training Of A Naturalist And The Essential Characteristics Of A Great Comparative Anatomist. - /i.e. introduction to: COPE, Edward D.: Syllabus of Lectures on the Vertebrata. - Philadelphia: University of Pennsylvania, 1898/

Owen 1840 - 1845 - OWEN, Richard: Odontography, Or A Treatise On The Comparative Anatomy Of The Teeth; Their Physiological Relations, Mode Of Development, And Microscopic Structure In The Vertebrate Animals. - Vol. I. Text. - London: Hippolyte Bailliere, 1840 - 1845

Pagel 1901 - PAGEL, Julius Leopold: Biographisches Lexikon hervorragender Ärzte des neunzehnten Jahrhunderts. - Berlin; Wien: Urban & Schwarzenberg, 1901

Parreidt 1894 - /PARREIDT, Julius; Rez.:/ Die Zahnverderbniss unter den Schulkindern Freiburgs. Dr. C. Röse. Siehe "Der Hausfreund", Unterhaltende Sonntagsbeilage zum Freiburger Tageblatte vom 24. Juni 1894. - In: DMfZ. - 12 (1894). - S. 289 - 291

Parreidt 1899 - /ders.; Rez.:/ Dr.med. C. Röse: Ueber den Einfluss der Bodenbeschaffenheit auf die Häufigkeit der Zahnverderbniss. (Münchener medicinische Wochenschrift, Nr. 3, 18. Januar 1898.). - In: DMfZ. - 17 (1899). - S. 279

Parreidt 1900 - /ders.; Rez.:/ Dr. H.Chr. Greve (Magdeburg): Altes und neues zur Cariesfrage. (Wiener zahnärztliche Monatsschrift, I. Jahrg. No. 12. Dec. 1899.). - In: DMfZ. - 18 (1900). - S. 382f.

Parreidt 1901 - ders.: Zur Aetiologie der Zahncaries. - In: DMfZ. - 18 (1900). - S. 379 - 385

Pierer 1857ff. - Pierer's Universal-Lexikon der Vergangenheit und Gegenwart. - 4. Aufl. - 19. Bde. - Altenburg: H.A. Pierer, 1857 - 1865

Poliklinikbericht 1893 - Poliklinikbericht 1893. Erstattet vom Zahnärztlichen Verein in Hamburg. - In: Beibl. DMfZ. - 34 (1894). - S. 73

Port 1897 - /PORT, G.; Rez.:/ Moty: La carie dentaire dans l'armée. (Arch. de méd. et de pharm. mil. 1896. Févr.). - In: DMfZ. - 15 (1897). - S. 137f.

Port 1900 - /ders.; Rez.:/ Thomas G. Read: The dietetic value of bread. (Brit. Journ. of Dent. Sc. 1899, XLII, Nr. 761.). - In: DMfZ. - 18 (1900). - S. 38

Ranke 1886f. - RANKE, Johannes: Der Mensch. - 2 Bde. - Leipzig: Bibliographisches Institut, 1886f.

Röse 1888 - RÖSE, Carl: Beiträge zur Entwicklungsgeschichte des Herzens. - Med. Diss. - Heidelberg 1888

Röse 1889 - ders.: Beiträge zur vergleichenden Anatomie des Herzens der Wirbelthiere. - In: Morph.Jb. - 16 (1889). - S. 27 - 96, Tafel IV und V

Röse 1891 - ders.: Ueber die Entwicklung der Zähne des Menschen. - In: A.f.mikr.Anat.. - 38 (1891). - S. 447 - 489, (S. 490f. Legende zu den Tafeln XXVII und XXVIII)

Röse 1892 - ders.: Entgegnung auf die Erwiderung von Dr.med. Weil, München (vgl. Märzheft dieser Monatsschrift). - In: DMfZ. - 10 (1892). - S. 172

Röse 1892 I - ders.: Ueber die Entwickelung des menschlichen Gebisses. - In: Verh.dtsch.odont.Ges.. - 3 (1892). - S. 79 - 89 (Diskussion bis S. 96)

Röse 1892 II - ders.: Ueber die Zahnentwicklung der Reptilien. - In: DMfZ. - 10 (1892). - S. 127 - 149

Röse 1892 III - ders.: Ueber die Entstehung und Formabänderung der menschlichen Molaren. - In: Anat. Anz.. - 7 (1892). - S. 392 - 421

Röse 1892 IV - ders.: Zur Phylogenie des Säugetiergebisses. - In: Biol. Centralblatt. - 12 (1892). - S. 624 - 638

Röse 1892 V - ders.: Über die Zahnleiste und die Eischwiele der Sauropsiden. - In: Anat.Anz.. - 7 (1892). - S. 748 - 758

Röse 1892 VI - ders.: Über die Zahnentwicklung der Beuteltiere. - In: Anat.Anz.. - 7 (1892). - S. 639 - 650; S. 693 - 707

Röse 1892 VII - ders.: Ueber die Zahnentwickelung der Krokodile. - In: Verhandlg. der Anat. Gesellsch. auf der 6. Versammlg. in Wien, vom 7. - 9. Juni 1892. /Ergänzungsheft zum VII. Jg. (1892) des Anat.Anz./. - S. 225 - 227

Röse 1892 VIII - ders.: Über Zahnbau und Zahnwechsel der Dipnoer. - In: Anat.Anz.. - 7 (1892). - S. 821 - 839

Röse 1893 - ders.: Ueber die erstrebenswerthe Ausbildung unserer deutschen Zahnärzte. - In: Beibl. DMfZ. - 33 (1893). - S. 26 - 35

Röse 1893 I - ders.: Ueber die schmelzlosen Zahnrudimente des Menschen. - In: Verh.dtsch.odont.Ges.. - 4 (1893). - S. 100 - 120 (Diskussion bis S. 129)

Röse 1893 II - ders.: Ueber die erste Anlage der Zahnleiste beim Menschen. - In: Anat.Anz.. - 8 (1893). - S. 29 - 32

Röse 1893 III - ders.: Ueber einen Fall von Zerreissung der Arteria und des Nervus mandibularis infolge einer Zahnextraction. - In: M.m.W.. - (1893) 44. - Sonderdruck (7 S.)

Röse 1893 IV - ders.: Ueber die Verwachsung von retinirten

Zähnen mit dem Kieferknochen. - In: Anat.Anz.. - 8 (1893). - S. 82 - 89

Röse 1893 V - ders.: Modelle zur Demonstration der Entwicklung der Zähne des Menschen. - In: Verh. dtsch.odont.Ges.. - 4 (1893). - S. /15/ 16 - 21

Röse 1893 VI - ders.: Ueber die Zahnentwicklung vom Chamaeleon. - In: Anat.Anz.. - 8 (1893). - S. 566 - 577

Röse 1893 VII - Über die Zahnentwickelung von Phascolomys Wombat. - In: Sitzgsber.kgl.preuß.Akad. Physik. - Math. - 38 (1893). - S. 749 - 755

Röse 1894 - RÖSE, Carl: Ueber die Zahnverderbniss in den Volksschulen. - In: Ö.-U.V.f.Z.. - 10 (1894) 4. - Sonderdruck (28 S.)

Röse 1894 I - ders.: Ueber die Zahnentwicklung der Crocodile. - In: Morph. Arbeiten. Hrsg. Gustav Schwalbe. - 3 (1894). - S. 195 - 228

Röse 1894 II - ders.: Ueber den Zahnbau und Zahnwechsel von Elephas indicus. - In: Morph. Arbeiten. Hrsg. Gustav Schwalbe. - 3 (1894). - S. 173 - 191

Röse 1894 III - ders.: Ueber die Zahnentwicklung der Fische. - In: Anat.Anz.. - 9 (1894). - S. 653 - 662

Röse 1895 - ders.: Die Zahnpflege in den Schulen. - Hamburg und Leipzig: Leopold Voss, 1895. - (Sonder-Abdruck aus Zschr. für Schulgesundheitspflege)

Röse 1895 I - ders.: Das Zahnsystem der Wirbeltiere. - In: Ergeb. Anat. u. Entwicklungsgeschichte. Hrsg. Merkel und Bonnet. - 4 (1895). - S. 542 - 591

Röse 1895 II - ders.: Ueber die Zahnentwicklung von Chlamydoselachus anguineus. Garm. - In: Morph. Arbeiten. Hrsg. Gustav Schwalbe. - 4 (1895). - S. 193 - 206

Röse 1895 III - ders.: Überreste einer vorzeitigen prälactealen und einer vierten Zahnreihe beim Menschen. - In: Ö.-U.V.f.Z.. - (1895). - (zit. nach Port: Index der deutschen zahnärztlichen Literatur und zahnärztliche Bibliographie /bis 1902/. - Heidelberg: Heidelberger Verlagsanstalt, 1910. - S. 150)

Röse 1895 IV - ders.: Die Zahnpflege in den Schulen. Zweite Auflage. - Hamburg und Leipzig: Leopold Voss, 1895. - (Sonderdruck aus: Zschr. Schulgesundheitspflege. - 8 (1895). - S. 65 - 87)

Röse 1895 V - ders.: Beiträge zur Zahnentwicklung der Schwanzmolche. - In: Morph. Arbeiten. Hrsg. Gustav Schwalbe. - 4 (1895). - S. 178 - 192

Röse 1896 - ders.: Der Einfluss der Bodenbeschaffenheit auf den Bau der menschlichen Zähne. - In: DMfZ. - 14 (1896). - S. 26 - 33

Röse 1896 I - ders.: Ueber die Zahnverderbniss der Musterungspflichtigen in Bayern. - Wien: Selbstverlag, 1896. - (Sonderdruck aus: Ö.-U.V.f.Z.. - 12 (1896) 4. - 64S.)

Röse 1896 II - ders.: Das Erkrankungsverhältniss der einzelnen Zähne des menschlichen Gebisses. - In: Ö.-U.V.f.Z. - 12 (1896) 3. - Sonderdruck (19 S.)

Röse 1897 I - ders.: Ueber die verschiedenen Abänderungen der Hartgewebe bei niederen Wirbeltieren. - In: Anat.Anz.. - 14 (1897). - S. 21 - 31; S. 33 - 69

Röse 1897 II - ders. und BARTELS, O.: Ueber die Zahnentwicklung des Rindes. - In: Morph. Arbeiten. Hrsg. Gustav Schwalbe. - 6 (1897). - S. 49 - 118

Röse 1900 - ders.: Kapitel aus der Zahnhygiene. - In: ALBRECHT, Hans: Verhandlungen der 39. Jahresversammlung des Central-Vereins Deutscher Zahnärzte am 23. und 24. April 1900 in Berlin. - In: DMfZ. - 18 (1900). - S. 264 - 276; S. 313 - 319. - bes. S. 267 - 274

Röse 1900 I - ders.: Anleitung zur Zahn- und Mundpflege. - 3. Aufl. - Jena: Gustav Fischer, 1900

Röse 1901 - ders.: Ueber zahnärztliche Schuluntersuchungen. - In: Bericht über die 38. Versammlung des Zahnärztlichen Vereins für Niedersachsen am 3. Februar 1901 zu Hannover. - In: DMfZ. - 19 (1901). - S. 229 - 244. -bes. S. 231 - 239

Röse 1902 - ders.: Ueber zahnhygienische Forschungen. - In: DMfZ. - 20 (1902). - S. 520 - 531

Röse 1902 I - ders.: In wieweit ist Ekströms Kritik an der schwedischen Sammelstatistik über Zahncaries berechtigt? - In: Dtsch. Beilage zu Reflektor. - 3 (1902). - Sonderdruck 8 S.

Röse 1903 - ders.: Ueber zahnhygienische Schuluntersuchungen. - In: D.z.W.. - (1903) 38. - Sonderdruck (14 S.)

Röse 1904 - ders.: Zahnverderbnis und Beruf. - In: DMfZ. - 22 (1904) 5. - Sonderdruck (22 S.)

Röse 1904 I - ders.: Arbeiten aus der Zentralstelle für Zahnhygiene in Dresden. - In: DMfZ. - 22 (1904). - S. 129 - 135

Röse 1904 II - ders.: Die Zähne der Dalarner und Gotländer. - In: DMfZ. - 22 (1904). - Sonderdruck (14 S.)

Röse 1904 III - ders.: Zahnverderbnis und Militärtauglichkeit. - In: DMfZ. - 22 (1904) 3. - Sonderdruck (23 S.)

Röse 1904 IV - ders.: Zahnverderbnis und Zensur. - In: DMfZ. - 22 (1904) 6. - Sonderdruck (14 S.)

Röse 1904 V - ders.: Der günstige Einfluss des harten Brotes auf die Gesunderhaltung der Zähne. - In: DMfZ. - 22 (1904) 8. - Sonderdruck (16 S.)

Röse 1905/06 - ders.: Beiträge zur europäischen Rassenkunde und die Beziehungen zwischen Rasse und Zahnverderbnis. - In: A.f. Rassenbiol.. - 2 (1905) 5/6. und 3 (1906) 1. - Sonderdruck (202 S.)

Röse 1905 I - ders.: Zahnverderbnis und Speichelbeschaffenheit. - In: DMfZ. - 23 (1905) 12. - Sonderdruck (42 S.)

Röse 1905 II - ders.: Die Wichtigkeit der Mutterbrust für die körperliche und geistige Entwicklung des Menschen. - In: DMfZ. - 23 (1905) 3. - Sonderdruck (48 S.)

Röse 1906 - ders.: Über die Rückbildung der seitlichen Schneidezähne des Oberkiefers und der Weisheitszähne im menschlichen Gebisse. - In: DMfZ. - 24 (1906). - Sonderdruck (34 S.)

Röse 1906 I - ders.: DIe Verbreitung der Zahnverderbnis in Deutschland und den angrenzenden Ländern. - In: DMfZ. - 24 (1906) 6. - Sonderdruck (18 S.)

Röse 1907 - ders.: Zahn- und Mundpflege. - Berlin: Deutsches Zentral-Komitee zur Bekämpfung der Tuberkulose, 1907

Röse 1908 - ders.: Erdsalzarmut und Entartung. - In: DMfZ. - 26 (1908) 1-6. - Sonderdruck (156 S.)

Röse 1912 - ders.: Die Grundursachen der Zahnverderbnis und die Endziele der Zahnhygiene. - In: Politisch-anthropologische Revue. - 11 (1912) 8. - Sonderdruck (9 S.)

Röse 1912 I - ders.: The Fundamental Causes of Dental Deterioration, and the Supreme Aims of Dental Hygiene. In: Cosmos. - (1912) 11. - Sonderdruck (8 S.)

Röse 1912 II - ders.: Die Einwirkung von Erdsalzen, Natronsalzen und kohlensäurehaltigem Wasser auf die Ausscheidung und Zusammensetzung des Harns. - In: Balneologische Zeitung. - (1912). - Sonderdruck (42 S.)

Röse 1912 III - ders.: Schlingsucht und naturgemässe Kautätigkeit. - In: D.z.W. - (1912) 31. - Sonderdruck (15 S.)

Röse 1914 - ders.: Eiweißüberfütterung und Basenunterernährung. - Wien: Selbstverlag, 1914. - (Sonderdruck aus: Ö.-U.V.f.Z.. - 30 (1914) 3.)

Röse 1914 I - ders.: Eine Grundursache der Harnsäureübersättigung beim Menschen. - In: Zeitschrift für physikalische und diätetische Therapie. - 18 (1914). - Sonderdruck (12 S.)

Röse 1915 - RÖSE, Carl: In welcher Form sollen wir Kalzium verabreichen? - In: Ärztl.R.. - (1915) 2. - Sonderdruck (8 S.)

Röse 1917 - ders.: Ueber die harntreibende Wirkung verschiedener Kalksalze. - In: M.m.W.. - (1917) 10. - S. 312 - 315

Röse 1920 - ders.: Germanendämmerung? Ist der drohende Untergang der germanischen Rasse unabwendbar? - Sontra: Verlag Frei-Deutschland, 1920

Röse 1925 - ders.: Eiweiß-Ueberfütterung und Basen-Unterernährung. - Zweite, völlig umgearbeitete und erweiterte Auflage. - Dresden: Emil Pahl, 1925

Röse 1934 - ders.: Vierjährige Ernährung an der Grenze des Eiweißmindestbedarfes. - In: Z.f.exper.Med.. - 94 (1934). - S. 579 - 595

Röse 1936 - ders.: Brot oder Kartoffel. - In: Forrog-Bl. - 3 (1936). - S. 76f.

Röse 1937 - ders.: Zur Eiweißfrage. - In: Zeitschrift für Volksernährung. - 12 (1937). - S. 125 - 128

Röse 1938 - ders.: Tomatensaft als Kurmittel. - In: Hippokrates. - (1938). - S. 985 - 987

Röse 1939 - ders.: Im 75. Lebensjahr bei schmaler, eiweißarmer Kost auf Mönch und Jungfrau. - In: Hippokrates. - (1939). - S. 296f.

Röse; Berg 1918 - ders. und BERG, Ragnar: Ueber die Abhängigkeit des Eiweissbedarfs vom Mineralstoffwechsel. - In: M.m.W.. - 65 (1918). - S. 1011 - 1016

Rubner 1913 - RUBNER, Max: Wandlungen in der Volksernährung. - Leipzig: Akademische Verlagsgesellschaft, 1913

Rubner 1914 - ders.: Über moderne Ernährungsreformen. - München und Berlin: R. Oldenbourg, 1914

Schaeffer-Stuckert 1894 - SCHAEFFER-STUCKERT: Bericht vom zahnärztlichen Weltcongress in Chicago. Nach dem Dental Cosmos berichtet. - In: DMfZ. - 12 (1894). - S. 22 - 29

Schaeffer-Stuckert 1899 - SCHAEFFER-STUCKERT: Unsere heutige Kenntniss von der Entwickelung der Zähne. - In: DMfZ. - 17 (1899). - S. 497 - 513

Schmidt 1893 - SCHMIDT, L.: Bericht über die Verhandlungen der 32. Jahresversammlung des Central-Vereins deutscher Zahnärzte, abgehalten am 4., 5. und 6. April 1893 in Leipzig. - In: DMfZ. - 11 (1893). - S. 217 - 243

Schmidt 1931 - SCHMIDT, Heinrich: Philosophisches Wörterbuch. - 8. Aufl. - Leipzig: Alfred Kröner, 1931. - (Kröners Taschenausgabe, Bd. 13)

Schnettler 1945 - SCHNETTLER, Elmar Saxulf: Die rassenbiologischen Anschauungen Carl Röse's. - Med. Diss. - Berlin 1945

Schwalbe 1894 - SCHWALBE, Gustav: Ueber Theorien der Dentition. - In: Verh.anat.Ges.. - 9 (1894). - S. 5 - 45

Schwalbe 1903 - ders.: Ueber eine umfassende Untersuchung der physisch-anthropologischen Beschaffenheit der jetzigen Bevölkerung des Deutschen Reiches. - In: Correspondenzblatt der deutschen Gesellschaft für Anthropologie, Ethnologie und Urgeschichte. - 34 (1903). - S. 73 - 83 (S. 84 Diskussion)

Schwalbe; Pfitzner 1891 - ders. und PFITZNER, W./ilhelm/: Varietäten-Statistik und Anthropologie. Zweite Mitteilung. In: Anat.Anz.. - 6 (1891). - S. 573 - 590

Schwalbe; Pfitzner 1894 - dieselben: Varietäten-Statistik und Anthropologie. Dritte Mittheilung. - In: Morph. Arbeiten. Hrsg. Gustav Schwalbe. - 3 (1894). - S. 459 - 490

Sömmerdaer Zeitg. 1939 - Hofrat Carl Röse 75 Jahre alt. -

In: Sömmerdaer Zeitung. - 75 (1939). - S. 3

Steiner 1933 - STEINER, Otto: Gesundheitsstatistik, Sozial-Hygiene, Konstitutionslehre, Erbbiologie, Rassenforschung und die deutsche Zahnärzteschaft. - In: Z.M.. - 24 (1933). - Sp. 1367 - 1372

Steinmetz 1917 - STEINMETZ, Stefan: Zeitgemäßes Mehl und Brot. - Freiburg: Paul Lorenz, 1917

Stuck 1939 - STUCK, Ernst: Die Ausschaltung der Juden aus der deutschen Zahnheilkunde. - In: Z.M.. - 30 (1939). - S. 84

de Terra 1905 - de TERRA, Maximilian: Überblick über den heutigen Stand der Phylogenie des Menschen in bezug auf die Zähne. - In: DMfZ. - 23 (1905). - S. 177 - 184; S. 209 - 240

Topinard 1888 - TOPINARD, Paul: Anthropologie. - 2. Ausgabe. - Leipzig: Eduard Baldamus, 1888

Ulrich 1923 - ULRICH, Hermann: Die besten deutschen Geschichtswerke. - Leipzig: Koehler & Volckmar, 1923. - (Kleine Literaturführer, Bd. 3)

Universitätsnachrichten 1894 - Universitätsnachrichten (Dr. C. Röse). - In: DMfZ. - 12 (1894). - S. 499

Vereinsnachrichten 1894 - Vereinsnachrichten /Der Verein badischer Zahnärzte/. - In: Beibl. DMfZ. - 34 (1894). - S. 57f.

Voerckel 1898 - VOERCKEL, G. und WEBER, B.: Ueber die Zahn- und Mundpflege bei den Volksschulkindern. - In: DMfZ. - 16 (1898). - S. 105 - 117

Vogel 1935 - VOGEL, Martin: Eiweiß-Mindestbedarf und Basengehalt der menschlichen Nahrung. - In: Leib und Leben. - 3 (1935). - S. 326f.

Walkhoff 1907 - WALKHOFF, Otto: Die diluvialen Kieferfunde von Krapina. - In: DMfZ. - 25 (1907). - S. 97 - 104

Wellauer 1892 - WELLAUER, F.: Caries der Zähne. - In: Handbuch der Zahnheilkunde. Hrsg. Julius Scheff jun.

- II. Band, 1. Abth. - Wien: Alfred Hölder, 1892. - S. 163 - 242

Wiedersheim 1919 - WIEDERSHEIM, Robert: Lebenserinnerungen. - Tübingen: J.C.B. Mohr (Paul Siebeck), 1919

Wolff 1897 - WOLFF, M.: Die Mundpflege der Schuljugend. - In: LIPSCHITZ, M.: Bericht über den XII. Internationalen usw. siehe Lipschitz 1897. - S. 449 - 451

Woltmann /1905/ - WOLTMANN, Ludwig: Kulturelle Geschichte als Rassenkampf. (= Ludwig Woltmann, Politische Anthropologie. Eine Untersuchung über den Einfluß der Descendenztheorie auf die Lehre von der politischen Entwicklung der Völker. Eisenach und Leipzig: Thüringische Verlags-Anstalt 1905, S. 145 - 159.) In: Der Darwinismus. Die Geschichte einer Theorie. Hrsg. Günter Altner. - Darmstadt: Wiss. Buchgesellschaft, 1981. - (Wege der Forschung, Band CDIL). - S. 134 - 149

Zahnärztl. Mitt. 1939 - Hofrat Dr.med. Karl Röse feiert seinen 75. Geburtstag. - In: Z.M.. - 30 (1939). - S. 331f.

Zahnärztl. Mitt. 1944 - Süßkind contra Röse. - In: Z.M.. - 35 (1944). - S. 43

von Zittel 1895 - ZITTEL, Karl A./lfred/ von: Grundzüge der Palaeontologie (Palaeozoologie). - München und Leipzig: R. Oldenbourg, 1895

von Zittel 1899 - ZITTEL, Karl Alfred von: Geschichte der Geologie und Paläontologie bis Ende des 19. Jahrhunderts. - München und Leipzig: R. Oldenbourg, 1899. - (Geschichte der Wissenschaften in Deutschland. Neuere Zeit. 23. Bd.)

Zuckerkandl 1909 - ZUCKERKANDL, Emil: Mikroskopische Anatomie. - In: Handbuch der Zahnheilkunde. Hrsg. Julius Scheff. I. Band. - 3. Aufl. - Wien und Leipzig: Alfred Hölder, 1909. - S. 1 - 239

III. Sekundärliteratur

Bleker 1983 - BLEKER, Johanna: Die Stadt als Krankheitsfaktor. Eine Analyse ärztlicher Auffassungen im 19. Jahrhundert. - In: Med.hist.J.. - 18 (1983). - S. 118 - 136

Bramwell 1985 - BRAMWELL, Anna: Blood And Soil. Richard Walter Darrê and Hitler's 'Green Party'. - Kensal House, Abbotsbrook: The Kensal Press, 1985

Gesch. der Naturwissenschaften 1983 - Geschichte der Naturwissenschaften. Hrsg. H. Wußing. - Leipzig: Edition, 1983

Guggenbichler 1988 - GUGGENBICHLER, Norbert: Zahnmedizin unter dem Hakenkreuz. Zahnärzteopposition vor 1933; NS-Standespolitik 1933 - 1939. - Frankfurt a.M.: Mabuse-Verlag, 1988

Hertelendy-Michel 1963 - HERTELENDY-MICHEL, Ingeborg: Carl Röse (1864 - 1947). Leben und Wirken unter besonderer Berücksichtigung seiner zahnärztlichen Tätigkeit. - In: Zahnärztl. Mitt.. - 53 (1963). - S. 64 - 72; S. 101 - 104

Heussi 1949 - HEUSSI, Karl: Kompendium der Kirchengeschichte. - Tübingen: J.C.B. Mohr (Paul Siebeck), 1949

Hillam 1990 - HILLAM, Christine: The Roots of Dentistry. - London: British Dental Association, 1990

Hoffmann-Axthelm 1985 - HOFFMANN-AXTHELM, Walter: Die Geschichte der Zahnheilkunde. - 2. Aufl. - Berlin u.a.: Quintessenz Verlags-GmbH, 1985

Jahnke 1966 - JAHNKE, Jürgen: Alfred Kunert - Breslau. Ein bedeutender Zahnarzt und Ernährungsforscher. - Med.dent. Diss. - Köln 1966

Kästner /1989/ - KÄSTNER, Ingrid: Zur Geschichte der morphologischen Hirnforschung und ihrer Bedeutung für die klinische Praxis. - Unveröff. Ms. - 1989. - 33 S.

Krauße 1984 - KRAUSSE, Erika: Ernst Haeckel. - Leipzig: B.G. Teubner, 1984. - (Biogr. hervorragender

Naturwissenschaftler, Techniker und Mediziner, Bd. 70)

Lichtsinn 1987 - LICHTSINN, Hilkea: Otto Ammon und die Sozialanthropologie. - Frankfurt a.M. et al.: Peter Lang, 1987. - (Marburger Schriften zur Medizingeschichte, Bd. 21)

Maretzky; Venter 1974 - MARETZKY, Kurt; VENTER, Robert: Geschichte des deutschen Zahnärztestandes. - Köln: Bundesverband der Deutschen Zahnärzte e.V., 1974

Mason 1961 - MASON, Stephen F.: Geschichte der Naturwissenschaft in der Entwicklung ihrer Denkweisen. Dtsch. Ausg. hrsg. von B. Sticker. - Stuttgart: Alfred Kröner, 1961. - (Kröners Taschenausgabe, Bd. 307)

Nickol; Schenkel 1989 - NICKOL, Thomas; SCHENKEL, Susanne: Zur Entwicklung der Zahnheilkunde in Deutschland von 1933 bis 1945. - In: Medizin unterm Hakenkreuz. - Hrsg. Achim Thom und Genadij Ivanovič Caregorodcev. - Berlin: Volk und Gesundheit, 1989. - S. 307 - 336

Proctor 1988 - PROCTOR, Robert: Racial Hygiene. Medicine under the Nazis. - Cambridge, Mass. und London: Harvard University Press, 1988

Ring 1985 - RING, Malvin E.: Dentistry. An Illustrated History. - New York; St. Louis et al.: Harry N. Abrams and The C.V. Mosby Comp., 1985

Romeick 1968 - ROMEICK, Dietrich: Die Erfurter Zahnärzte von 1587 bis 1967. - Erfurt: Freier Deutscher Gewerkschaftsbund, Kreisvorstand Erfurt-Stadt, Gewerkschaft Gesundheitswesen, Kreisgewerkschaftsgruppe Zahnärzte, 1968

Rothschuh 1952 - ROTHSCHUH,/Karl/ E./duard/: Entwicklungsgeschichte physiologischer Probleme in Tabellenform. - München und Berlin: Urban und Schwarzenberg, 1952

Rothschuh 1953 - ders.: Geschichte der Physiologie. - Berlin u.a.: Springer-Verlag, 1953. - (Lehrbuch der Physiologie in zusammenhängenden Einzeldarstellungen, Hrsg. Wilhelm Trendelenburg und Erich Schütz)

Rothschuh 1983 - ders: Naturheilbewegung. Reformbewegung. Alternativbewegung. - Stuttgart: Hippokrates Verlag, 1983

Schwann 1984 - SCHWANN, Hannelore: Friedrich Louis Hesse (1849 - 1906). Wegbereiter einer universitären und sozialen Zahnheilkunde. - Leipzig: Johann Ambrosius Barth, 1984. - 1984. - (Sudhoffs Klassiker der Medizin, N.F. 4)

Stölting 1987 - STÖLTING, Erhard: Anthropologie. - In: Wissenschaften in Berlin: Begleitbd. zur Ausstellung "Der Kongreß denkt". - Berlin West: Mann, 1987. - Bd. 2. Disziplinen. - S. 129 - 133

Theopold 1983 - THEOPOLD, Wilhelm: Paul Julius Möbius (1853 - 1907). - In: Med.hist.J.. - 18 (1983). - S. 100 - 115

Uschmann 1959 - USCHMANN, Georg: Geschichte der Zoologie und der zoologischen Anstalten in Jena 1779 - 1919. - Jena: Gustav Fischer, 1959

Vogel 1985 - VOGEL, Christian: Ethische Überlegungen zur Anthropologie und Ethnologie. - In: Verantwortung und Ethik in der Wissenschaft. Symposium der Max-Planck-Gesellschaft Schloß Ringberg/Tegernsee, Mai 1984. - Stuttgart: Wissenschaftliche Verlagsgesellschaft, 1985. - S. 115 - 136

Weindling 1989 - WEINDLING, Paul: Health, race and German politics between national unification and Nazism, 1870 - 1945. - Cambridge et al.: Cambridge University Press, 1989

Weingart u.a. 1988 - WEINGART, Peter; KROLL, Jürgen; BAYERTZ, Kurt: Rasse, Blut und Gene. - Frankfurt a.M.: Suhrkamp, 1988

Wurm 1989 - WURM, Helmut: Ernährungskonstitutionen, die Geschichte gemacht haben. - In: Würzburger med.

hist.Mitt.. - 7 (1989). - S. 259 - 290

Zimmermann 1953 - ZIMMERMANN, Walter: Evolution. Die Geschichte ihrer Probleme und Erkenntnisse. - 2. Aufl. - München und Freiburg: Karl Alber, 1953. - (Orbis-Band II/3)

Zuhrt 1986 - ZUHRT, Rainer: 100 Jahre Zahnärztliches Institut. - In: 100 Jahre Stomatologie an der Berliner Universität. (Beiträge zur Geschichte der Humboldt-Universität zu Berlin, Nr. 14). - Berlin 1986. - S. 6 - 22

Personalbibliographie zu CARL RÖSE

Anmerkung:

Als Grundlage der Zusammenstellung dienten die "Internationale Bibliographie der Zeitschriftenliteratur /begründet von Felix Dietrich. - Leipzig, 1897 - 1944. Abt. A. Bibliographie der deutschen Zeitschriftenliteratur mit Einschluß von Sammelwerken. - 1897 - 1944. - Bd. 1 - 37." und der "Index der deutschen und ausländischen zahnärztlichen Literatur und zahnärztliche Bibliographie / Port - Hesse / bis 1902 und Jg. 1903 - 1934.". Der autoptisch überprüfte Teil der Bibliographie ergibt sich im wesentlichen durch den Vergleich mit den Schriften RÖSEs, die im Literaturverzeichnis enthalten sind. Hinsichtlich der verwendeten Abkürzungen der Zeitschriftentitel gilt die Anmerkung zum Literaturverzeichnis (vgl. oben S. 193).

1888

Beiträge zur Entwicklungsgeschichte des Herzens. - Med.Diss. - Heidelberg 1888

1889

Beiträge zur vergleichenden Anatomie des Herzens der Wirbelthiere. - In: Morph.Jb. - 16 (1889). - S. 27 - 96, Tafel IV und V

1891

Ueber die Entwicklung der Zähne des Menschen. - In: A.f. mikr.Anat. - 38 (1891). - S. 447 - 489, (S. 490f. Legende zu den Tafeln XXVII und XXVIII)

1892

Über Zahnbau und Zahnwechsel der Dipnoer. - In: Anat.Anz. - 7 (1892). - S. 821 - 839

Ueber die Zahnentwicklung der Reptilien. - In: DMfZ. - 10 (1892). - S. 127 - 149

Ueber die Zahnentwickelung der Krokodile. - In: Verhandlg. der Anat. Gesellsch. auf der 6. Versammlg. in Wien, vom

7. - 9. Juni 1892. /Ergänzungsheft zum VII. Jg. (1892) des Anat.Anz./. - S. 225 - 227

Über die Zahnleiste und die Eischwiele der Sauropsiden. - In: Anat.Anz. - 7 (1892). - S. 748 - 758

Beiträge zur Zahnentwicklung der Edentaten. - In: Anat.Anz. - 7 (1892). - S. 495 - 512

Über rudimentäre Zahnanlagen der Gattung manis. - In: Anat. Anz. - 7 (1892). - S. 618 - 622

Über die Zahnentwicklung der Beuteltiere. - In: Anat.Anz. - 7 (1892). - S. 639 - 650; S. 693 - 707

Zur Phylogenie des Säugetiergebisses. - In: Biol. Centralblatt. - 12 (1892). - S. 624 - 638

Ueber die Entstehung und Formabänderung der menschlichen Molaren. - In: Anat.Anz. - 7 (1892). - S. 392 - 421

Ueber die Entwickelung des menschlichen Gebisses. - In: Verh.dtsch.odont.Ges. - 3 (1892). - S. 79 - 89 (Diskussion bis S. 96)

Ueber die Zahnentwicklung des Menschen. - In: Schw.V.f.Z. - 2 (1892). - S. 133 - 153

Über die v. Koch'sche Versteinerungsmethode. - In: Anat.Anz. - 7 (1892). - S. 512 - 519

Zur Histologie der Zahnpulpa. - In: DMfZ. - 10 (1892). - S. 41 - 50

Entgegnung auf die Erwiderung von Dr.med. Weil, München (vgl. Märzheft dieser Monatsschrift). - In: DMfZ. - 10 (1892). - S. 172

1893

Ueber die Zahnentwicklung vom Chamaeleon. - In: Anat.Anz. - 8 (1893). - S. 566 - 577

On the development of the teeth in the Chamaeleon. - In: Cosmos. - 35 (1893). - S. 1111 - 1120

Ueber das rudimentäre Jacobson'sche Organ der Crocodile und

des Menschen. - In: Anat.Anz. - 8 (1893). - S. 458 - 472

Ueber die Nasendrüse und die Gaumendrüsen von Crocodilus porosus. - In: Anat.Anz. - 8 (1893). - S. 745 - 751

Über die Zahnentwickelung von Phascolomys Wombat. - In: Sitzgsber. kgl. preuß. Akad. Physik. - Math. - 38 (1893). - S. 749 - 755

Ueber das Jacobson-Organ von Wombat und Opossum. - In: Anat. Anz. - 8 (1893). - S. 766 - 768

Ueber die Verwachsung von retinirten Zähnen mit dem Kieferknochen. - In: Anat.Anz. - 8 (1893). - S. 82 - 89

Ueber die erste Anlage der Zahnleiste beim Menschen. - In: Anat.Anz. - 8 (1893). - S. 29 - 32

Ueber die schmelzlosen Zahnrudimente des Menschen. - In: Verh.dtsch.odont.Ges. - 4 (1893). - S. 100 - 120 (Diskussion bis S. 129)

Modelle zur Demonstration der Entwicklung der Zähne des Menschen. - In: Verh.dtsch.odont.Ges. - 4 (1893). - S. /15/ 16 - 21

Ueber einen Fall von Zerreissung der Arteria und des Nervus mandibularis infolge einer Zahnextraction. - In: M.m.W. - 40 (1893)44. - S. 830 - ? - Sonderdruck (7 S.)

Zur Histogenese und Histologie der Knochen- und Zahngewebe. - In: Z.Wbl. - (1893)313. - S. 1; 314. - S. 9; 315. - S. 17; 316. - S. 25; 317. - S. 33

Contributions to the histogeny and histology of bony and dental tissues. - In: Cosmos. - 35 (1893). - S. 1189 - 1202; S. 1273 - 1285

Ueber die Nervenendigungen in den Zähnen. - In: DMfZ. - 11 (1893). - S. 58 - 60

Ueber die Nicht-Existenz der sogenannten Weil'schen Basalschicht der Odontoblasten. - In: Anat.Anz. - 8 (1893). - S. 272 - 285

Das Gold als Füllungsmittel. - In: Z.Wbl. - (1893)332. - S. 161 - ?; 334. - S. 169 - ?; 335. - S. 178 - ? - Sonderdruck (18 S.)

Über die Anwendung des Thymols bei Pulpitis. - In: Oe.-U. V.f.Z. - 9 (1893)1. - Sonderdruck (4 S.)

Ueber das Pental als Anaestheticum. - In: Verh.dtsch.odont. Ges. - 4 (1893). - S. 130f.

Ueber Kieferbrüche und Kieferverbände. - Jena: Gustav Fischer, 1893

Über die Muskelwirkung bei gespaltenem Gaumen. - In: Zieglers Archiv für pathologische Anatomie. - (1893). - (zit. nach DMfZ. - 21 (1903). - S. 477)

Ueber die Wirkung der Muskulatur bei angeborener Gaumenspalte. - In: Centralbl.f.Path. - 4 (1893). - S. 1009 - 1015

Ueber eine Modifikation in der Herstellung von Kautschuk-Obturatoren. - In: Z.Wbl. - (1893)306. - S. 361

Ueber eine Modification in der Herstellung von Kautschuk-Obturatoren. - In: Oe.-U.V.f.Z. - 9 (1893). - S. 18 - 24

Hygiene der Zähne, ein wichtiges Glied der allgemeinen Gesundheitslehre. - In: M.m.W. - 40? (1893?)47.

Zahnheilkunde und Gesammtheilkunde. - In: J.f.Z. - (1893). - S. 159 - ?

Zahnheilkunde und Gesammtheilkunde. - In: Med. Reform. - (1893)47. - Sonderdruck (12 S.)

Ueber die erstrebenswerthe Ausbildung unserer deutschen Zahnärzte. - In: Beibl. DMfZ. - 33 (1893). - S. 26 - 35

Hygiene und Kosmetik. - In: Deutsche Revue. - 18 (1893). - S. 309 - 329

1894

Ueber die Zahnentwicklung der Fische. - In: Anat.Anz. -

9 (1894). - S. 653 - 662

Ueber die Zahnentwicklung der Kreuzotter (Vipera berus L.). - In: Anat.Anz. - 9 (1894). - S. 439 - 451

Ueber die Zahnentwicklung der Crocodile. - In: Morph. Arbeiten. Hrsg. Gustav Schwalbe. - 3 (1894). - S. 195 - 228

Ueber den Zahnbau und Zahnwechsel von Elephas indicus. - In: Morph. Arbeiten. Hrsg. Gustav Schwalbe. - 3 (1894). - S. 173 - 191

(Alfred Gysi und Carl Röse:) Sammlung von Mikrophotographien zur Veranschaulichung der mikroskopischen Structur der Zähne des Menschen. - Zürich: Selbstverlag von Dr. A. Gysi, 1894

Die Zahnverderbniss unter den Schulkindern Freiburgs. - In: "Der Hausfreund". Unterhaltende Sonntagsbeilage zum Freiburger Tagblatt, Nr. 15, 24. Juni 1894. - (zit. nach DMfZ. - 12 (1894). - S. 289)

Ueber die Zahnverderbniss in den Volksschulen. - In: Ö.-U.V.f.Z. - 10 (1894)4. - Sonderdruck (28 S.)

Eine neue Zahnfleischschere. - In: Z.Wbl. - (1894)363. - S. 410

Ueber die chirurgische Behandlung unregelmässiger Zahnstellungen nach Bryan. - In: Z.Wbl. - (1894)364. - S. 415

Zahnarzt und Zahnkünstler. - In: M.d.V.deutsch. Zahnkünstl. - (1894)2.

Zahnarzt und Zahnkünstler. - In: J.f.Z. - 8 (1894?)32. - S. 233 - ?

1895

Ueber die Zahnentwicklung von Chlamydoselachus anguineus. Garm. - In: Morph. Arbeiten. Hrsg. Gustav Schwalbe. - 4 1895). - S. 193 - 206

Beiträge zur Zahnentwicklung der Schwanzmolche. - In: Morph. Arbeiten. Hrsg. Gustav Schwalbe. - 4 (1895). - S. 178 - 192

Überreste einer vorzeitigen prälactealen und einer vierten Zahnreihe beim Menschen. - In: Ö.-U.V.f.Z. - 11 (1895).

Das Zahnsystem der Wirbeltiere. - In: Ergeb. Anat. u. Entwicklungsgeschichte. Hrsg. Merkel und Bonnet. - 4 (1895). - S. 542 - 591

Die Zahnpflege in den Schulen. 1. und 2. Auflage. - Hamburg und Leipzig: Leopold Voss, 1895. - (Sonderdruck aus: Zschr. Schulgesundheitspflege. - 8 (1895). - S. 65 - 87)

Idealkronen. - In: Z.Wbl. - (1895)419. - S. 13 - ?; 420. - S. 20 - ?

Ueber die Stellungnahme des praktischen Arztes zur Zahnheilkunde. - In: M.m.W. - 42 (1895)2. - S. 34 - ? - Sonderdruck (9 S.)

1896

Ein seltener Fall von Zahnretention. - In: Schw.V.f.Z. - 6 (1896)1. - S. 28 - 32. - dass. Sonderdruck (5 S.)

Der Einfluss der Bodenbeschaffenheit auf den Bau der menschlichen Zähne. - In: DMfZ. - 14 (1896). - S. 26 - 33

Das Erkrankungsverhältniss der einzelnen Zähne des menschlichen Gebisses. - In: Ö.-U.V.f.Z. - 12 (1896)3. - S. 233 - ? - Sonderdruck (19 S.)

Ueber die Zahnverderbniss der Musterungspflichtigen in Bayern. - Wien: Selbstverlag, 1896. - (Sonderdruck aus: Ö.-U.V.f.Z. - 12 (1896)4. - 64 S.)

Directe und indirecte Ursachen der Caries. - In: Schw.V.f.Z. - 6 (1896)2. - S. 115 - 122

In elfter Stunde. - In: Zahnärztl. Rdsch. - (1896). - S. 292f.

1897

zus. mit Bartels, O.: Ueber die Zahnentwicklung des Rindes. - In: Morph. Arbeiten. Hrsg. Gustav Schwalbe. - 6 (1897). - S. 49 - 118

Ueber die verschiedenen Abänderungen der Hartgewebe bei niederen Wirbeltieren. - In: Anat.Anz. - 14 (1897). - S. 21 - 31; S. 33 - 69

/Rez. von:/ Fenchel: Die Zahnverderbnis und ihre Verhütung. - Leopold Voss, Hamburg/Leipzig 1896. - In: Zschr. für Schulgesundheitspflege. - 10 (1897). - S. 458

/Rez. von:/ Otto Torger: Die Hygiene des Mundes, insbesondere die Pflege und Erhaltung der Zähne bei Erwachsenen und Kindern. - J.G. Clavesche k.u.k. Hof- u. Uni.-Buchhandlung, Prag 1895. - In: Zschr. für Schulgesundheitspflege. - 10 (1897). - S. 457

Nachschrift zu dem Aufsatze "Ueber die Zahnverderbnis der Musterungspflichtigen in Bayern". - In: Ö.-U.V.f.Z. - 13 (1897). - S. 224

Was nun? - In: Zahnärztl. Vereinsblatt. - (1897). - S. 177

1898

Ueber den Einfluss der Bodenbeschaffenheit auf die Häufigkeit der Zahnverderbniss. - In: M.m.W. - 45 (1898)3.

1899

Ueber bakteriologische Mundwasser-Untersuchungen. - In: Bericht über die wissenschaftlichen Sitzungen der zahnärztlichen Section der 71. Versammlung Deutscher Naturforscher und Ärzte in München. - In: DMfZ. - 17 (1899). - S. 522 - 527. - bes. S. 525f.

Untersuchungen über Mundwässer. - In: Ö.-U.V.f.Z: - 15 (1899). - S. 415 - 443

Die pflanzlichen Parasiten der Mundhöhle und ihre Bekämpfung. - In: Sitzgsber.Ges.f.Morph.u.Physiol. in München. - 15 (1899). - S. 91 - 121

1900

Einfluss des Sprechens auf die Verminderung der Mundbakterien. - In: Verhandlungen der 24. Versammlung des Zahnärztlichen Vereins für das Königreich Sachsen in Leipzig, am 10. December 1899. - In: DMfZ. - 18 (1900). - S. 202 - 210. - bes. S. 209f.

Spitzenkegel-Zahnbürste. - In: Verhandlungen der 24. Versammlung des Zahnärztlichen Vereins für das Königreich Sachsen in Leipzig, am 10. December 1899. - In: DMfZ. - 18 (1900). - S. 202 - 210. - bes. S. 209

Kapitel aus der Zahnhygiene. - In: Albrecht, Hans: Verhandlungen der 39. Versammlung des Central-Vereins Deutscher Zahnärzte am 23. und 24. April 1900 in Berlin. - In: DMfZ. - 18 (1900). - S. 264 - 276; S. 313 - 319. - bes. S. 267 - 274

Ein Kapitel aus der Zahnhygiene. - In: Korr.f.Z. - (1900). - S. 260

Pflanzliche Parasiten des Mundes und ihre Bekämpfung. - In: Med.Rdsch. - (1900). - S. 556 und 565

Anleitung zur Zahn- und Mundpflege. - 3. Aufl. - Jena: Gustav Fischer, 1900

Instruction in the care of the teeth and mouth. Transl. from the 3rd German edition. - Philadelphia: S.S. White Dental Mfg. Co.; 1900

1901

Zahnhygienische Fragen. - In: Schw.V.f.Z. - 11 (1901). - S. 281

Gibt es Beziehungen zwischen Bodenbeschaffenheit und Zahnkaries; - In: Reflektor. Beilage. - (1901) Oktober

Ueber Zahnhygiene und Beiträge zur Stillungsfrage. - In: Korr.f.Z. - (1901). - S. 334

Verschiedene Ursachen der Zahnverderbnis. - In: Verh.Ges. dtsch.Naturforscher und Aerzte. (73. Versammlg.). - (1901). - S. 505 - 509

Untersuchung über Mundhygiene. - In: Zschr. für Hygiene

und Infectionskrankheiten. - 36 (1901). - S. 161 - 192

Ueber zahnärztliche Schuluntersuchungen. - In: D.z.W. - 4 (1901 - 02)43. - S. 441

Ueber zahnärztliche Schuluntersuchungen. - In: Bericht über die 38. Versammlung des Zahnärztlichen Vereins für Niedersachsen am 3. Februar 1901 zu Hannover. - In: DMfZ. - 19 (1901). - S. 229 - 244. - bes. S. 231 - 239

Anleitung zur Zahn- und Mundpflege. - 6. Aufl. - Jena: G. Fischer, 1901

Jak pielęgnować zęby i usta. przelożyt P. Klein. - Warszawa: Tow. Akc. S. Orgelbranda Synów, 1901

Zwecke und Ziele der Zahnhygiene. - In: D.z.W. - 4 (1901 - 02). - S. 12 - ?

1902

Moderne Mundwasseruntersuchungen. - In: Centralbl.f.Bakt. - (1902). - S. 473 - 476

Ueber zahnhygienische Forschungen. - In: DMfZ. - 20 (1902). - S. 520 - 531

Ueber zahnhygienische Forschungen. - In: D.z.W. - 5 (1902 - 03). - S. 277 - ?

Ueber zahnhygienische Forschungen. - In: Korr.f.Z. - (1902). - S. 354

Ueber zahnhygienische Forschungen. - In: W.z.M. - (1902)12.

In wieweit ist Ekströms Kritik an der schwedischen Sammelstatistik über Zahncaries berechtigt? - In: Dtsch. Beilage zu Reflektor. - 3 (1902). - Sonderdruck 8 S.

1903

Verschiedene Kapitel der Zahnhistologie und Zahnentwicklung. - In: Verh.Ges.dtsch.Naturforscher und Aerzte. (75. Versammlg.). - (1903)2. Teil, 2. Heft. - S. 377

Ueber verschiedene Kapitel der Zahnhistologie und Zahnentwicklung. - In: W.z.M. - (1903). - S. 529

Ueber zahnhygienische Schuluntersuchungen. - In: D.z.W. - 6 (1903)38. - S. 569 - ? - Sonderdruck (14 S.)

Ueber Beziehungen zwischen Zahnkaries und Beruf. - In: Oe.Z.f.Stom. - (1903). - S. 329

Ueber Beziehungen zwischen Zahnkaries und Beruf. - In: Ö.-U.V.f.Z. - 19 (1903). - S. 559

Ueber Beziehungen zwischen Zahnkaries und Militärtauglichkeit. - In: Oe.Z.f.Stom. - (1903). - S. 329

Ueber Beziehungen zwischen Zahnkaries und Militärtauglichkeit. - In: Ö.-U.V.f.Z. - 19 (1903). - S. 559

Die Beziehungen der Karies zu den einzelnen Berufsarten und zur Militärtauglichkeit. - In: W.z.M. - (1903). - S. 646

Wirkungsweise der Gaumen- und Schlundmuskulatur bei angeborener Gaumenspalte. - In: Verh.Ges.dtsch. Naturforscher und Aerzte. (75. Versammlg.). - (1903). - S. 384

Die Wirkungsweise der Gaumen- und Schlundmuskeln bei angeborener Gaumenspalte. - In: W.z.M. - (1903). - S. 598

1904

Arbeiten aus der Zentralstelle für Zahnhygiene in Dresden. - In: DMfZ. - 22 (1904). - S. 129 - 135

Zahnverderbnis und Militärtauglichkeit. - In: DMfZ. - 22 (1904)3. - S. 135 - 150. - Sonderdruck (23 S.)

Zahnverderbnis und Beruf. - In: DMfZ. - 22 (1904)5. - S. 298 - 319 - Sonderdruck (22 S.)

Zahnverderbnis und Zensur. - In: DMfZ. - 22 (1904)6. - S. 347 - 360 - Sonderdruck (14 S.)

Der günstige Einfluss des harten Brotes auf die Gesunderhaltung der Zähne. - In: DMfZ. - 22 (1904)8. - S. 457 - 472. - Sonderdruck (16 S.)

Die Zähne der Dalarner und Gotländer. - In: DMfZ. - 22

(1904). - S. 735 - 748. - Sonderdruck (14 S.)

Zur Pathologie der Kalkarmut. - In: DMfZ. - 22 (1904). - S. 135 - 150

Die Wirkungsweise der Gaumen- und Schlundmuskeln bei angeborener Gaumenspalte. - In: Korr.f.Z. - (1904). - S. 73

Die Wirkungsweise der Gaumen- und Schlundmuskeln bei angeborener Gaumenspalte. - In: Oe.Z.f.Stom. - (1904). - S. 232

1905

Die Wichtigkeit der Mutterbrust für die körperliche und geistige Entwicklung des Menschen. - In: DMfZ. - 23 (1905)3. - S. 129 - 176. - Sonderdruck (48 S.)

Zahnverderbnis und Speichelbeschaffenheit. - In: DMfZ. - 23 (1905)12. - S. 705 - 746. - Sonderdruck (42 S.)

Zahnverderbnis und Speichelbeschaffenheit. - In: Od.Bl. (1905 - 06). - S. 256 - 278

Gesichtsform und Zahnverderbnis. - In: DMfZ. - 23 (1905). - S. 682

Beiträge zur europäischen Rassenkunde und die Beziehungen zwischen Rasse und Zahnverderbnis. - In: A.f.Rassenbiol. - 2 (1905)5/6. - S. 689 - 798 und 3 (1906)1. - S. 42 - 134. - Sonderdruck (202 S.)

Die Großstadt als Grab der Bevölkerung. - In: Ärztl.R. - (1905). - S. 257

Beruf und Militärtauglichkeit. - In: Politisch-anthropologische Revue. - 4 (1905). - S. 124 - 141

1906

Ueber die Durchbruchszeit der Zähne. - In: D.z.W. - 9 (1906). - S. 863

Über die Rückbildung der seitlichen Schneidezähne des Oberkiefers und der Weisheitszähne im menschlichen Gebisse. -

In: DMfZ. - 24 (1906). - S. 225 - 258. - Sonderdruck (34 S.)

Der günstige Einfluss des harten Brotes auf die Gesunderhaltung der Zähne. - In: Od.Bl. - (1906 - 07). - S. 370 - 374

Die Zähne der Dalarner und Gotländer. - In: Od.Bl. - (1906 - 07). - S. 204f.

Die Verbreitung der Zahnverderbnis in Deutschland und den angrenzenden Ländern. - In: DMfZ. - 24 (1906)6. - S. 337 - 354. - Sonderdruck (18 S.)

1907

Zahn- und Mundpflege. - Berlin: Deutsches Zentral-Komitee zur Bekämpfung der Tuberkulose, 1907

Zentralstelle für Zahnhygiene. - In: Wissenschaftlicher Führer durch Dresden. (Der 79. Versammlung dtsch. Naturf. gewidmet). - Hrsg. F. Schaefer. - Dresden: Zahn und Jaensch, 1907. - S. 307

Kupfer im allgemeinen. - In: Verh.Ges.dtsch. Naturforscher und Aerzte. (79. Versammlg.). - (1907)2. Teil; 2. Heft. - S. 448

Oberkieferzyste. - In: Verh.Ges.dtsch. Naturforscher und Aerzte. (79. Versammlg.). - (1907) 2. Teil; 2. Heft. - S. 441

Aufruf zur Sammlung für eine grosse Internationale Miller-Stiftung. - In: D.z.W. - 10 (1907). - S. 933f.

Schlusswort zum Thema: Deutsche und Internationale Miller-Stiftung. - In: D.z.W. - 10 (1907). - S. 1008

1908

Erdsalzarmut und Entartung. - In: DMfZ. - 26 (1908)1-6. - S. 1 - 32; S. 131 - 149; S. 191 - 226; S. 244 - 275; S. 321 - 349; S. 445 - 458. - Sonderdruck (156 S.)

Ueber die Wirkungsweise der Gaumen- und Schlundmuskulatur bei angeborener Gaumenspalte. - Berlin: Julius Springer, /1908/

Ueber die Wirkungsweise der Gaumen- und Schlundmuskulatur

bei angeborener Gaumenspalte. - In: DMfZ. - 26 (1908). - S. 873 - 894

Zur Abwehr. /Polemik gegen Kleinsorgen/. - In: DMfZ. - 26 (1908). - S. 625 - 628

1909

Ueber die mittlere Durchbruchszeit der bleibenden Zähne des Menschen. - In: DMfZ. - 27 (1909). - S. 553 - 570

Ueber Kupferamalgam. - In: DMfZ. - 27 (1909). - S. 282 - 289

1912

Die Grundursachen der Zahnverderbnis und die Endziele der Zahnhygiene. - In: Politisch-anthropologische Revue. - 11 (1912)8. - Sonderdruck (9 S.)

The Fundamental Causes of Dental Deterioration, and the Supreme Aims of Dental Hygiene. In: Cosmos. - 54 (1912)11. - Sonderdruck (8 S.)

Schlingsucht und naturgemässe Kautätigkeit. - In: D.z.W. - 15 (1912)31. - S. 593 - 598; S. 658f. - Sonderdruck (15 S.)

Die Einwirkung von Erdsalzen, Natronsalzen und kohlensäurehaltigem Wasser auf die Ausscheidung und Zusammensetzung des Harns. - In: Balneologische Zeitung. - 23 (1912). - S. 293 - 300; S. 307 - 326; S. 333 - 349. - Sonderdruck (42 S.)

Einwirkung der Kalksalze auf Ausscheidung und Zusammensetzung des Harns. - In: Veröffentlichungen der Zentralstelle für Balneologie. - (1912). - S. 1 - 32

1913

Invalidität und Zahnersatz /??/. - In: D.z.W. - 16 (1913). - S. 702

Einwirkung der Kalksalze auf Ausscheidung und Zusammensetzung des Harns. - In: Zschr. für Balneologie, Klimat. u. Kurorthygiene. - 6 (1913). - S. 91 - 102; S. 133 - 136

Eiweißminimum in der menschlichen Ernährung. - In: Verh.

Ges.dtsch. Naturforscher und Aerzte. (85. Versammlg.). - (1913) 2. Teil, 2. Heft. - S. 228

Eiweißmininum in der menschlichen Ernährung. - In: A.f. physikal.-diätet. Therapie. - 15 (1913). - S. 342

1914

Eine Grundursache der Harnsäureübersättigung beim Menschen. - In: Zeitschrift für physikalische und diätetische Therapie. - 18 (1914). - S. 513 - 525. - Sonderdruck (12 S.)

Eiweißüberfütterung und Basenunterernährung. - Wien: Selbstverlag, 1914. - (Sonderdruck aus: Ö.-U.V.f.Z. - 30 (1914)3. - S. 264 - 293; S. 403 - 409)

Kritiker, richte Dich selbst! /Eine Polemik mit Zahnarzt Kloser/. - In: DMfZ. - 32 (1914). - S. 60 - 64

1915

(E. Abderhalden; G. Ewald; A. Fodor; C. Röse:) Versuche über den Bedarf an Eiweiss unter verschiedenen Bedingungen. - In: A.f.(ges.) Physiol. - 160 (1915). - S. 511 - 521

In welcher Form sollen wir Kalzium verabreichen? - In: Ärztl.R. - 25 (1915)2. - S. 9 - ? - Sonderdruck (8 S.)

Pflanzt frostharte Walnüsse. - In: Deutsche Obstbauzeitung. - (1915). - S. 122

1916

Einiges über Obst. - In: Z.R. - (1916). - S. 325

1917

Ueber die harntreibende Wirkung verschiedener Kalksalze. - In: M.m.W. - 64 (1917)10. - S. 312 - 315

1918

zus. mit Ragnar Berg: Ueber die Abhängigkeit des Eiweissbedarfs vom Mineralstoffwechsel. - In: M.m.W. - 65 (1918). - S. 1011 - 1016

Rassenhygienische Landsiedlungen? - In: Neues Leben. Mschr. f. deutsche Wiedergeburt. - 13 (1918). - S. 61 - 66

1920

Germanendämmerung? Ist der drohende Untergang der germanischen Rasse unabwendbar? - Sontra: Verlag Frei-Deutschland, 1920

1925

Eiweiß-Ueberfütterung und Basen-Unterernährung. - Zweite, völlig umgearbeitete und erweiterte Auflage. - Dresden: Emil Pahl, 1925

Anbau von Arzneipflanzen - ein zweischneidiges Schwert. - In: Landwirtsch.Wschr.f.d. Provinz Sachsen. - 27 (1925). - S. 960

1929

Soll man bei Hohlwarzen an der Stillfähigkeit verzweifeln? - In: Der Arzt. Zschr.f.wiss. Naturheilkunde. - 1 (1929). - S. 140

1930

Halbrohkost in der Krankenstube. - In: Der Arzt. Zschr.f. wiss. Naturheilkunde. - 2 (1930). - S. 110

Was muß der Arzt von Bodendüngung wissen? - In: Der Arzt. Zschr.f.wiss. Naturheilkunde. - 2 (1930). - S. 107 - 111

Ackerbau, Düngung, Volksernährung. - In: Wölfer's landwirtschaftl. Zeitung. - 26 (1930). - S. 374

1931

Alpine Höchstleistungen bei minimaler Eiweißzufuhr. - In: Schw.m.W. - 61 (1931). - S. 537 - 540

Dämpft Gemüse und Kartoffeln. - In: Der praktische Ratgeber im Obst- und Gartenbau. - (1931)30. - S. 359

1934

Vierjährige Ernährung an der Grenze des Eiweißmindestbedarfes. - In: Z.f.exper.Med. - 94 (1934). - S. 579 - 595

Erdsalzarmut und Entartung. - In: Physiatrie. Naturärztl.

Rdsch. - 6 (1934). - S. 74 -77

1935

Beziehungen zwischen Eiweißmindestbedarf und Basengehalt der menschlichen Nahrung. - In: Z.f.exper.Med. - 96 (1935). - S. 793 - 798

Das Märchen vom Eiweißmangel bei den Zittauer Webern. - In: Forrog-Bl. - 2 (1935)

1936

Brot oder Kartoffel. - In: Forrog-Bl. - 3 (1936). - S. 76f.

1937

Zur Eiweißfrage. - In: Zeitschrift für Volksernährung. - 12 (1937). - S. 125 - 128

1938

Tomatensaft als Kurmittel. - In: Hippokrates. - 9 (1938). - S. 985 - 987

1939

Im 75. Lebensjahr bei schmaler, eiweißarmer Kost auf Mönch und Jungfrau. - In: Hippokrates. - 10 (1939). - S. 296f.

Auswahl von Literatur zu Leben und Werk von RÖSE

Vogel, Martin: Eiweiß-Mindestbedarf und Basengehalt der menschlichen Nahrung. - In: Leib und Leben. - 3 (1935). - S. 326f.

Brauchle, Alfred: Der Zahnarzt Hofrat Dr.med. Carl Röse. Die Bedeutung des Trinkwassers. - In: ders.: Naturheilkunde in Lebensbildern. - Leipzig: Phil. Reclam jun., 1937. - S. 326 - 334

Escher, O.: Hofrat Dr.med. Carl Röse zum 50jährigen Promotions-Jubiläum am 15. Mai 1938. - In: Z.M. - 21 (1938). - S. 372 - 376. - (mit Porträtfoto S. 372 und Auswahlbibliographie S. 375)

Dff.: Hofrat Dr.med. Karl Röse feiert seinen 75. Geburtstag. - In: Z.M. - 30 (1939). - S. 331f. - (mit Faksimile einer Handschrift von Röse S. 331)

Stuck /Ernst,/: Hofrat Dr.med. C. Röse, Gebesee, zum 80. Geburtstag. - In: Z.M. - 35 (1944) April. - S. 66f. - (mit Porträtfoto S. 66)

Schnettler, Elmar Saxulf: Die rassenbiologischen Anschauungen Carl R ö s e 's. - Med. Diss. - Berlin /17.3./ 1945

Hertelendy-Michel, Ingeborg: Carl Röse (1864 - 1947). Leben und Wirken unter besonderer Berücksichtigung seiner zahnärztlichen Tätigkeit. - In: Zahnärztl. Mitt. - 53 (1963). - S. 64 - 72; S. 101 - 104. - (mit Porträtfoto S. 65)

Romeick, Dietrich: Die Erfurter Zahnärzte von 1587 bis 1967. - Erfurt: Freier Deutscher Gewerkschaftsbund, Kreisvorstand Erfurt-Stadt, Gewerkschaft Gesundheitswesen, Kreisgewerkschaftsgruppe Zahnärzte, 1968. - bes. S. 103 - 113. - (mit Porträtfoto S. 104 und Abbildungen der Goldmedaille des Central-Vereins deutscher Zahnärzte /1905/ und der Verdienstmedaille der Deutschen Gesellschaft für Zahn-, Mund- und Kieferheilkunde /1936/ auf S. 110)

Heidel, C./aris/-P./etra/ und G./ünther/ Heidel: Zu Carl Röses wissenschaftlichen Verdiensten um die Kariesätiologie und die soziale Zahnheilkunde. - In: Stomatol. DDR. - 34 (1984). - S. 173 - 179

Hoffmann-Axthelm, Walter: Die Geschichte der Zahnheilkunde. - 2. Aufl. - Berlin et al.: Quintessenz Verlag, 1985. - bes. S. 361f. - (mit Porträtfoto S. 361)

Pfeiffer, Kerstin und Pfeiffer, Rüdiger: Die soziale Zahnheilkunde in Deutschland und ihre Hauptvertreter. - In: der artikulator. - (1990)33. - S. 25 - 27. - bes. S. 26

Personenregister

Anmerkung:

Das Register verzeichnet die im Text und in den Anmerkungen vorkommenden Personennamen. Nicht berücksichtigt wurden die Namen der Autoren von zitierten Literaturstellen und adjektivisch verwendete Eigennamen (z.B. 'das VOITsche Kostmaß').

Danksagung

Herrn Prof. Dr.phil.habil. A. THOM gilt mein Dank für die freundliche Überlassung des Themas und die bei dessen Bearbeitung gewährten Freiräume.
Ich danke Herrn Dr.med.dent. D. ROMEICK in Erfurt für mehrfache Beratung, besonders aber dafür, daß er seine wertvolle Materialsammlung großzügig und unkompliziert für die Auswertung zur Verfügung stellte. Ohne ihn wäre diese Arbeit nicht zustande gekommen.
Frau Dr.phil. A. HOMMEL und Herr Dr.phil. F. LEMMENS haben mir mit der kritischen Durchsicht des Manuskripts wichtige Hilfe geleistet, für die ich ihnen sehr dankbar bin.
Herzlich danke ich meiner Frau, die mit Interesse und Nachsicht das Entstehen der Arbeit begleitet und schließlich die Reinschrift übernommen hat.

Thesen zur Dissertation A

Das wissenschaftliche Werk des Arztes und Zahnarztes Carl Röse (1864 - 1947)

Dem Wissenschaftlichen Rat der Universität Leipzig eingereicht von

Dipl.-Stomat. Thomas Nickol

angefertigt am
Bereich Medizin der Universität Leipzig,
Karl-Sudhoff-Institut für Geschichte der Medizin und der Naturwissenschaften

April 1991

Einzelne Teile des wissenschaftlichen Werks von CARL RÖSE (1864 - 1947) sind bereits mehr oder weniger gründlich untersucht worden. So würdigten ihn BRAUCHLE (1937, 1944) als Theoretiker der Naturheilkunde, SCHNETTLER (1945) als Rassenforscher, HERTELENDY-MICHEL (1963) und HOFFMANN-AXTHELM (1935) als originellen zahnärztlichen Wissenschaftler sowie C.-P. HEIDEL und G. HEIDEL (1984) als frühen Vertreter der sozialen Zahnheilkunde in Theorie und Praxis. Mit der vorliegenden Arbeit sollen die Linien, welche die Komponenten des Gesamtwerks untereinander verbinden, dargestellt und bisher unberücksichtigte Aspekte, wie RÖSEs Beschäftigung mit Fragen der Gebißmorphologie, ergänzt werden.
Durch die Einordnung der Arbeiten von RÖSE in die wissenschaftlichen Zusammenhänge seiner Zeit werden über die Bewertung seines Werks hinaus wenig beachtete Tendenzen auf einigen Gebieten der zahnheilkundlichen Grundlagenforschung verdeutlicht. Mit der Einbeziehung von RÖSEs Ernährungs- und Rassenforschungen ist die Arbeit nicht nur ein Beitrag zur Geschichte der Zahnheilkunde, sondern auch

zur Geschichte der Medizin in der ersten Hälfte des zwanzigsten Jahrhunderts.
Die vorliegende Arbeit ist hauptsächlich das Ergebnis der Untersuchung zeitgenössischer Literatur, wobei besonders die Jahrgänge der "Deutsche/n/ Monatsschrift für Zahnheilkunde" von 1890 bis 1907 umfassend ausgewertet wurden. Daneben wurden Originalien berücksichtigt, die zum größten Teil zu einer privaten Sammlung gehören, die von Herrn Dr. ROMEICK in Erfurt angelegt und für die wissenschaftliche Bearbeitung zur Verfügung gestellt wurde.

1. RÖSE, der den größten Teil seiner vorklinischen Ausbildung in Jena absolviert hatte, stand am Anfang seiner wissenschaftlichen Tätigkeit ganz unter dem Einfluß der von ERNST HAECKEL (1834 - 1919) geprägten Entwicklungslehre. HAECKEL sah in der Theorie von CHARLES DARWIN (1809 - 1882) einen Ansatz für die monistische und damit materialistische Erklärung der Entstehung des Lebens. Als Beleg für diese Vorstellung bemühte sich HAECKEL um einen Nachweis für die Kontinuität der Stammesentwicklung von primitiven Lebewesen bis zum Menschen. In dieser Entwicklungsreihe gab es Lücken, für deren Auffüllung keine fossilen Überreste zur Verfügung standen. Durch Anwendung des sog. biogenetischen Grundgesetzes, das die drei Wissenschaftsgebiete Paläontologie, Embryologie und vergleichende Anatomie miteinander verband, versuchte er, fehlende Zeugnisse zu ergänzen.

2. Ein Problem war die Untersuchung der Stammesgeschichte der Säugetiere. Zu seiner Lösung schienen nach dem Stand der Entwicklungswissenschaften in den ausgehenden achtziger und frühen neunziger Jahren des neunzehnten Jahrhunderts morphologische Untersuchungen der Wirbeltierzahnsysteme Wesentliches beitragen zu können.

3. RÖSE hatte schon in seinen ersten, der Morphologie des

Herzens gewidmeten wissenschaftlichen Arbeiten HAEKKELs biogenetisches Grundgesetz angewendet. Die dabei gesammelten Erfahrungen übertrug er auf die Interpretation eines Befundes bei der mikroskopischen Untersuchung der menschlichen Zahnentwicklung im Verlauf der Embryogenese. RÖSE deutete die Verschmelzung ursprünglich separater Anlagen für die Höcker menschlicher Molaren als Möglichkeit für die stammesgeschichtliche Ableitung der mehrhöckrigen Säugetierbackzähne von Gruppen primitiver Kegelzähne, aus denen sich das Gebiß reptilienartiger Vorfahren zusammensetzte. Diese sog. Konkreszenztheorie hätte zur Stützung der monophyletischen Stammbaumvorstellung HAECKELs beitragen können, die zum Fundament dessen monistischer Philosophie gehörte.

4. Nach einer kurzen Phase, in der RÖSE intensiv an der weiteren Begründung der Konkreszenztheorie arbeitete, nahm er von dieser Abstand. Die Ursachen dafür lagen weniger in den Ergebnissen seiner entwicklungsgeschichtlichen Forschungen als in dem Einfluß, welchen die von Wissenschaftlern aus einem Kreis um den Freiburger Zoologen AUGUST WEISMANN (1834 - 1914) vertretenen neodarwinistischen Anschauungen auf RÖSE ausübten, der von 1892 bis 1895 als erster zahnärztlicher Dozent an der dortigen Universität tätig war. Unter diesem Einfluß vollzog sich bei RÖSE die grundsätzliche weltanschauliche Wandlung von einem Vertreter des materialistischen Monismus zum Anhänger idealistischer Vorstellungen. Diese Veränderung wirkte sich auf seine weitere wissenschaftliche Tätigkeit, die Wahl seiner Themen und die Art ihrer Bearbeitung aus.

5. Noch in der Freiburger Zeit begann RÖSE mit statistischen Untersuchungen zur Kariesmorbidität. Daß er sich einer für sein Fachgebiet relevanten Möglichkeit der Erfassung biometrischer Daten zuwandte, steht vermut-

lich im Zusammenhang mit der auch auf anderen Gebieten der zeitgenössischen Biowissenschaften nachweisbaren Tendenz zur Anfertigung statistischer Arbeiten, wie den großen anthropometrischen Erhebungen, die der zum Kreis um WEISMANN gehörende OTTO AMMON (1842 - 1916) in RÖSEs unmittelbarer Umgebung durchführte.

6. Während gleichzeitige statistische Untersuchungen der Kariesmorbidität von deutschen und ausländischen Autoren hauptsächlich eine Argumentationsgrundlage für Forderungen zur Einrichtung einer sozialzahnheilkundlichen Praxis, besonders der Schulzahnpflege, schaffen sollten, war dieser Aspekt für RÖSE von Anfang an von untergeordneter Bedeutung. Er hielt seine Erhebungen für eine Möglichkeit zur Untersuchung von Ursachen für die Entstehung der Zahnkaries. RÖSEs Arbeiten entsprachen jedoch nicht dem Stand der zeitgenössischen statistischen Wissenschaft, nach dem dieser Ansatz für die Behandlung eines multikausalen Problems, wie es die Kariesätiologie bekanntermaßen darstellte, bei kritischer Betrachtung von vornherein als untauglich hätte erscheinen müssen.

7. Durch willkürliche Deutung seiner Ergebnisse kam RÖSE zu der Überzeugung, daß für die Entstehung der Karies weniger der an den freien Oberflächen der Zähne sich vollziehende chemisch-parasitäre Prozeß als die ungünstige Struktur der Hartsubstanzen entscheidend sei. Diese Strukturmängel führte RÖSE auf ein Defizit in der Kalkzufuhr mit der Ernährung zurück.

8. Bei der Fortsetzung seiner statistischen Erhebungen an der Dresdener "Centralstelle für Zahnhygiene", die RÖSE von 1900 bis 1909 leitete, entwickelte er sein Konzept von einer "Pathologie der Erdsalzarmut". Danach sollte die unzureichende Zufuhr von Mineralstoffen mit der Nahrung zu einer allgemeinen Entartung führen, für welche die Zahnkaries nur ein Sym-

ptom war. Diese Hypothese stellte eine Kariesprophylaxe in Frage, wie sie durch mundhygienische Maßnahmen und durch die Früherkennung und -behandlung der Karies im Rahmen der Schulzahnpflege zu Beginn unseres Jahrhunderts praktiziert wurde.

9. Über die "Pathologie der Erdsalzarmut" und unter dem Einfluß der Lehren ärztlicher Vertreter der Naturheilkunde, besonders derjenigen von HEINRICH LAHMANN (1860 - 1905), kam RÖSE zur Bearbeitung der Frage nach der Bedeutung der Mineralstoffzufuhr für die Höhe des Eiweißbedarfs in der menschlichen Ernährung. Einen Ausgangspunkt bildete die von den meisten Ernährungsreformern vertretene, jedoch unterschiedlich begründete Ansicht von der Schädlichkeit des Fleischverzehrs für die menschliche Gesundheit. Diese Schädlichkeit meinte RÖSE durch eine einseitige, vorwiegend lacto-vegetabile Diät vermeiden zu können. Die darin enthaltenen Mineralstoffe sollten den Eiweißbedarf so weit senken, daß zu seiner Deckung die hauptsächlich aus Milch und Kartoffeln stammenden Proteinmengen ausreichten.

10. Mit der Hoffnung, seine Ernährungslehre zur Grundlage einer allgemeinen Reform machen zu können, bewies RÖSE, daß er das Wesen der menschlichen Ernährung verkannte, die nicht nur physiologische, hygienische und volkswirtschaftliche, sondern vor allem schwer zu beeinflussende kulturelle Aspekte hat.

11. Bei seinen Untersuchungen zur Kariesstatistik der "Centralstelle für Zahnhygiene" hat RÖSE auch anthropometrische Daten erhoben und ausgewertet. Er interpretierte sie im Sinne der von AMMON vertretenen Sozialanthropologie, die einen Beweis für die natürliche Begründung der Gesellschaftsstruktur im deutschen Kaiserreich abgeben sollte. RÖSE brachte in dieses Konzept die Fiktion einer Gefahr durch zunehmende körperliche und geistige Entartung der Menschen auf Grund zivilisatorischer Ein-

flüsse ein. Während AMMON bestehende Zustände rechtfertigen wollte, drängte RÖSE auf Reformen zur Vermeidung angeblicher Zivilisationsschäden.

12. Die Verbindung der sozialanthropologischen Theorien AMMONs mit der radikal antisemitischen Rassentheorie HOUSTON STEWARD CHAMBERLAINs (1855 - 1927) brachte RÖSE den Idealen der Nordischen Bewegung nahe. Für diese Richtung engagierte er sich in den zwanziger Jahren. In entsprechenden schriftlichen Äußerungen vertrat RÖSE einen aggressiven Antisemitismus.

MARBURGER SCHRIFTEN ZUR MEDIZINGESCHICHTE

Band 1 Reinhard Gursch: Die Illustration Ernst Haeckels zur Abstammungs- und Entwicklungsgeschichte. Diskussion im wissenschaftlichen und nicht-wissenschaftlichen Schrifttum. 1981.

Band 2 Heiner Langenfeld: Die Ankylostomiasis im Ruhrgebiet. Ein Beitrag zur Geschichte der Medizinischen Parasitologie. 1981.

Band 3 Andreas Körtgen: Die Gesundheit des Fürsten. Diätetische Vorschriften für eine herausgehobene Menschengruppe von der Antike bis zum Anfang des zwanzigsten Jahrhunderts. 1982.

Band 4 Rudolf Schumacher: Die Musik in der Psychiatrie des 19. Jahrhunderts. 1982.

Band 5 Peter Krebsz, Irmgard Müller und Armin Geus: Bibliographie zur Medizingeschichte Hessens. 1983.

Band 6 Uwe Runge: Johann Moritz David Herold (1790-1862). Leben und Werk. 1983.

Band 7 John L. Heller: Studies in Linnaean Method and Nomenclature. 1983.

Band 8 Christian Hertle: Historische Aspekte der Tetanustherapie und der Immunisierung gegen Tetanus bis zum Ende des Ersten Weltkrieges. 1984.

Band 9 Stephan Falk: Die Geschichte der Molekularbiologie im Spannungsfeld zwischen reiner und angewandter Forschung. 1984.

Band 10 Bernd Stuhldreier: Medizinische Beobachtungen und Erkenntnisse des englischen Schiffarztes Thomas Spencer Wells (1818-1897) während einer Mittelmeerreise 1852/53 an Bord der *Modeste*. 1984.

Band 11 Rainer Krügel: Friedrich Martius und der Konstitutionelle Gedanke. 1984.

Band 12 Werner Beyl: Arnold Dodel (1843-1908) und die Popularisierung des Darwinismus. 1984.

Band 13 Johannes Krähe: Die Diskussion um den ärztlichen Kunstfehler in der Medizin des neunzehnten Jahrhunderts. Zur Geschichte eines umstrittenen Begriffes. 1984.

Band 14 Udo Hagelgans: Jocob Moleschott als Physiologe. 1985.

Band 15 Jürgen Jansen: Medizinische Kasuistik in den *Miracula sancte Elyzabet*. Medizinhistorische Analyse und Übersetzung der Wunderprotokolle am Grab der Elisabeth von Thüringen (1207-1231). 1985.

Band 16 Werner Sackmann: Biographische und bibliographische Materialien zur Geschichte der Mikrobiologie und zur bakteriologischen Nomenklatur. 1985.

Band 17 Otto Döhner: Krankheitsbegriff, Gesundheitsverhalten und Einstellung zum Tod im 16. bis 18. Jahrhundert. Eine historisch-medizinsoziologische Untersuchung anhand von gedruckten Leichenpredigten. 1986.

Band 18 Kristina Goder: Zur Einführung synthetischer Schlafmittel in die Medizin im 19. Jahrhundert. 1985.

Band 19 Ute Linke: Beobachtungen von Schiffsärzten der Royal Navy über die häufigsten Erkrankungen zur See, dargestellt an ausgewählten Bordjournalen des beginnenden 19. Jahrhunderts. 1987.

Band 20 Willy Pelz: Zellenlehre. Der Einfluß Hugo von Mohl's auf die Entwicklung der Zellenlehre. 1987.

Band 21 Hilkea Lichtsinn: Otto Ammon und die Sozialanthropologie. 1987.

Band 22 Wolfgang Rauch: 'AVANGA. Ein Beitrag zur traditionellen Medizin im polynesischen Königreich Tonga. 1987.

Band 23 Frank Spahr: Die Ausbreitung der Cholera in der britischen Flotte im Schwarzen Meer während des Krimkrieges im August 1854. Eine Auswertung von Schiffsarztjournalen der Royal Navy. 1989.

Band 24 Friedrich Hauß: Von der Zwangsjacke zur Fördergruppe: Geistig Behinderte in der Geschichte der Psychiatrie. Medizinhistorische Untersuchung über das sich wandelnde Krankheitsverständnis anhand von Psychiatrielehrbüchern ab 1850. 1989.

Band 25 Andreas Hillert: Antike Ärztedarstellungen. 1990.

Band 26 Heinrich A. K. Elsner: Geschichte des Instituts für Pathologie der Bergbau-Berufsgenossenschaft an den Berufsgenossenschaftlichen Krankenanstalten "Bergmannsheil Bochum" - Universitätsklinik - 1. Okt. 1919 - 31. Dez. 1985. Mit einem Exkurs von Heinz-Jürgen Blanck-Lubarsch: Ergänzungen zur Autobiographie von Otto Lubarsch. 1990.

Band 27 Bernhard Herrmann: Arbeiterschaft, Naturheilkunde und der Verband Volksgesundheit (1880-1918). 1990.

Band 28 Claudia Wiesemann: Josef Dietl und der therapeutische Nihilismus: Zum historischen und politischen Hintergrund einer medizinischen These. 1991.

Band 29 Annegret Kiefer: Das Problem einer "jüdischen Rasse": Eine Diskussion zwischen Wissenschaft und Ideologie (1870-1930). 1991.

Band 30 Peter Pogány-Wnendt: Das mechanistische Denken in der modernen Medizin im Spiegel ihrer geschichtlichen Entwicklung: Hieronimus David Gaub (1705-1780). 1991.

Band 31 Thomas Nickol: Das wissenschaftliche Werk des Arztes und Zahnarztes Carl Röse. (1864-1947). 1992.

For the avoidance of doubt, input of the whole or any part of this publication
into any generative artificial intelligence model, chatbot, program, software or technology
is expressly prohibited without the prior written consent of the publisher.

Printed by
CPI books GmbH, Leck

FSC
www.fsc.org
MIX
Papier | Fördert gute Waldnutzung
FSC® C083411

Kolibri 360 GmbH
Ferdinand-Jühlke-Straße 7
99095 Erfurt, Deutschland
produktsicherheit@kolibri360.de